Teaching Clinical Reasoning

診断推論のバックステージ

ワンランクアップのための診断推論教育11の要点

Editors
Robert L. Trowbridge Jr., MD, FACP
Joseph J. Rencic, MD, FACP
Steven J. Durning, MD, PhD, FACP

Series Editor
Jack Ende, MD, MACP

訳◆**志水太郎**
獨協医科大学病院総合診療科　診療部長
獨協医科大学病院総合診療教育センター　センター長

ACP TEACHING MEDICINE SERIES

メディカル・サイエンス・インターナショナル

Authorized translation of the original English edition,
Teaching Clinical Reasoning, First Edition
Edited by Robert L. Trowbridge, Joseph J. Rencic, and Steven J. Durning

Copyright © American College of Physicians, Inc. 2015
All rights reserved.

This translation is published by arrangement with American College of Physicians, Inc.

This translation publication was commissioned by Medical Sciences International, Ltd., which bears sole responsibility for its accuracy. The American College of Physicians, Inc., is not responsible for the accuracy of this translation derived from the English version of this publication and will not be held liable for any errors or omissions that occur in the translation.

© First Japanese edition 2016 by Medical Sciences International, Ltd., Tokyo

Printed and bound in Japan.
MEDSI Japanese translation, non exclusive, licensed territory: worldwide.

私を愛しいつも笑顔にさせてくれる私の妻ニーナ，
そして子どものジュリア，ロビーそしてヘンリーへ。
そして私の支えとなるすべてを与えてくれる私の両親に。
- R. Trowbridge

私の両親，ジョセフとメアリー・レンシック。
彼らの犠牲なくしては私は生を得ず，また今の私はありません。
私の妻，ヴァーシャと私の子ども，サーチャとミーナ。
彼らの愛とサポートが私を支えてくれました。
- J. Rencic

私の妻クリステンと，私の2人の息子，アンドリューとダニエル。
彼らの揺るぎない愛とサポートに。
アドバイスと勇気を与えてくれる私の両親と義理の両親に。
- S. Durning

献辞

努力と専門性を結集させてこの本をもたらした筆者らの才能，献身，そして忍耐に敬意を表します。また，医療に従事することを名誉としながらも臨床推論の仮説に挑戦し続け，また私たちの臨床推論の方向性を正し続けてくれる数多くの医学生，レジデント，スタッフ，そして患者らに感謝します。

訳者序文

臨床推論というと，読者の皆様はどのようなものをイメージされるでしょうか．多くの方は診断推論のように，いわゆる診断学で扱われるような内容をイメージされるかもしれません．本書で触れられているように臨床推論を診断推論と治療推論に分けるとすれば，本書は Clinical Reasoning（臨床推論）と銘打ちつつも，中身は Diagnostic Reasoning（診断推論）に特化してフォーカスが当てられています．

診断医学（Diagnostic Medicine）という分野に耳馴染みのある方はまだ少ないかもしれません．この分野は，診断推論を含む「患者が悩む症状や所見の原因を，医師の洞察力・思考力・行動力を武器に，さまざまな角度から解明していく技術について扱う総論的な医学の領域」と説明すればよいでしょうか．臓器別専門医が多数を占める日本では，この総論的な分野である診断医学を関心の第 1 におく医師は多くありません．一方，診断は患者ケアの羅針盤・方針決定を握る決勝点の役割を担うことから，どの医師にとっても重要な臨床的技術です．そのため，あらゆる訴えの患者を初診で診察する臨床医，また医学生，初期研修医や後期研修医の臨床教育に携わる指導医には，診断推論のアプローチを中心とした診断医学には理解と習熟が必要であり，この分野のさらなる発展があれば，医療全体の質の向上に寄与することが期待されます．

日本における診断医学は現在どのような状況でしょうか．全国各地を回って診断教育の現状を観察していると，ていねいな病歴やフィジカル，検査前確率を重視した検査オーダー，症候論をベースにした推論などの診断アプローチはオーソドックスかつ重要であると全国的に認識されている一方，その鍛錬は系統的ではなく，日本においてもいまだゼロベースからの個人の努力によるところが大きいという印象です．患者の訴えから問題点をクリアに洗い出し，そこから仮説を立てそれの妥当性を検証して診断を詰めていくという診断のアプローチの実践と教育の部分を含め，現場レベルではまだまだ教育プロセスの補強が必要です．私も 2012 年に，本書でも登場するシステム 1 や 2 の診断思考の応用型である Pivot and Cluster Strategy（PCS）[1]や，Vertical-Horizontal Tracing（VHT），System 3 diagnostic process [2]を扱った論文をはじめ，2014 年にこれらの原則的な概念をまとめた『診断戦略』[3]という本を出版して診断思考の実用的戦略の明示を試みるなど，診断医学領域における活動を行って参りました．この『診断戦略』に込めた現場で実用できる診断の「型」や原則を軸に訓練し実践すれば，自信をもって診断力を向上させることができる助けになると考えています．前述のとおり診断医学はこれまで 1 つの独立した医学領

域としては認知されていませんでしたが，日本では，この領域にキャリアの中心をおく人々も増えてきました。日本発の新しい動きで世界をリードしていけば，すでに確立された多くの医学領域とは別の角度から医療に貢献することが期待されます。実際に現在私がいる獨協医科大学病院総合診療科のチームは Diagnostic Medicine の名前をチームの国際正式名称に冠し(Diagnostic and Generalist Medicine)，また部門内に D3M(Dokkyo Division of Diagnostic Medicine)という診断に特化したチームも組織していますが，今後このようなチームが増えてくる可能性も高いかもしれません。

　この本は診断医学における基本知識を学ぶうえで有用と思います。「バックステージ」とタイトルに銘打ったように，この本では診断推論教育を行う「舞台裏」にあるさまざまな理論や事例が豊富に紹介されています。本書で想定される中心的な読者層は，診断推論を実際に教え始めてその背景や理論を深めたい後期研修医や指導医らではないかと思います。より早期の段階の学習者には少し背伸びした内容かもしれません。というのも，本書に書かれているような舞台裏やバックグラウンドを知ることは，臨床推論を教えるよりも前の段階では学習の優先順位が高くはなく，その前段階ではむしろ自らの実践を重視して，診断戦略をはじめとした現場での実践的診断の型や原則を軸に実臨床やジャーナルのケーススタディーで経験値を積み上げるほうがよいと考えるからです。診断の経験を積み，診断の教育に携わり始めてからさらなるステップアップとして理論的バックグラウンドを学んで教育の裏づけを強化したいときに，座してこの本を開く，というステップがよいのではないかと思います。

　この本の具体的な使い方ですが，序文に各章のサマリーが紹介されています。章によっては臨床医にとって馴染みが薄く，時に理解が容易でないものもあるかもしれません。必ずしも1章から読み進めなければならないわけではありませんので，興味をもたれたところ，または重要と思われたところから読み進めていただくのがよいと思います。また，各章の頭にはキーポイントとしてそれぞれの章のまとめがありますので，こちらだけ全章お読みいただいて本書を俯瞰されるのもよいと思います。さらに，多くの章末には訳者のコラムも書き下ろしました。日米の診断医学の比較や考え方などの参考になるかもしれません。こちらもきっとお楽しみいただけると思います。

　この本の他にない特徴は，米国医学界の層の厚さが可能にした診断医学教育についての基本的事項の総説集ともいうべき内容が，編者の3先生方(Dr. Robert L. Trowbridge, Jr., Dr. Joseph J. Rencic, Dr. Steven J. Durning)を筆頭に，Dr. Mark L. Graber や Dr. Gurpreet Dhaliwal といった米国を代表する診断医学領域の医師らにより11章にわたり詳述されていることです。このような診断教育の背景をまとめた本は(マンパワーの事情などにより)しばらくは日本からは出ないかもしれません。読者の皆様の明日からの診断，そして診断教育にこの本が少しでも役立つことを願っています。

翻訳に当たっては，本書をご紹介いただいたメディカル・サイエンス・インターナショナルの佐々木由紀子氏に非常にお世話になりました．翻訳やタイトル，挿絵などデザインについても細心のアドバイスとご協力を賜りました．心から感謝申し上げます．

志水太郎

---

1) Shimizu T, Tokuda Y. Pivot and cluster strategy : a preventive measure against diagnostic errors. Int J Gen Med 2012；5：917-21． PMID：23204855
2) Shimizu T, Tokuda Y. System 3 diagnostic process : the lateral approach. Int J Gen Med 2012；5：873-4． PMID：23109811
3) 志水太郎．診断戦略：診断力向上のためのアートとサイエンス．医学書院，2014 年．

Teaching Medicine シリーズについて

本シリーズ "Teaching Medicine" は，米国内科学会（American College of Physicians：ACP）の主要なイニシアチブ（新しい試み）を象徴しています。本シリーズは ACP 会員を対象に意図されていたものですが，同時に医療従事者全体も対象としています。内科医や家庭医，各種専門医，外科スタッフ，ナースプラクティショナー，フィジシャンアシスタント……，と医学教育に携わるまさにすべての方々に，その職業の最上の特権の1つ，つまり学習者や患者を指導し彼らの生き方に違いを生み出すという機会を追求するうえで本シリーズが有用である，とお気づきいただけるものです。本シリーズは以下の7冊の本で構成されています。

・Theory and Practice of Teaching Medicine
　この本の著者〔ジャック・エンデ（Jack Ende）〕による編集です。医学生がどのように（医師になる方法を）学ぶか，医学教育者がどのように教えるか，そして彼ら（教育者）がのようによりよく教えることを学ぶか，ということを考察しています。

・Methods for Teaching Medicine
　ケリー M・スケッフ（Kelley M. Skeff），ジョーゼット A・ストラトス（Georgette A. Stratos）による編集です。この（「医学を教える」という）基礎を踏まえていますが，医学教育者が実際に用いる方法に焦点が当てられています。また，グループ内で学びを深めるテクニックを幅広く探求しています。著者らは，指導について理解するための概念的な枠組み，指導指針の展望，特定の指導法を選ぶ際のサポート要素（講義と小人数グループディスカッションの比較など），そして，指導者やアテンディング，講師，ディスカッションリーダー，ワークショップリーダーのほか，医師の生涯教育プログラムを運営するコース・ディレクターに向けた実践的アドバイスを紹介しています。

・Teaching in Your Office, Second Edition
　パトリック C・アルガイア（Patrick C. Alguire），ドーン E・デウィット（Dawn E. DeWitt），リンダ E・ピンスキー（Linda E. Pinsky），ギャリー S・フェレンチック（Gary S. Ferenchick）による編集です。内科学を教える多くの方にとっては馴染み深い内容となるでしょう。こちらは本シリーズの一環として再版されたものです。これまでと同様に，オフィス（診療室）にいる指導者が，医学生や研修医を外来の診療現場に受け入れる準備をするうえで，またはすでに診療所で指導に携わっている指導者がどのように指導内容を改善できるかということを学ぶうえで，唯一の最も有用な情報源となっています。

・Teaching in the Hospital
　ジェフ・ウィーゼ（Jeff Wiese）による編集です。特定の状況における指導の難しさや振り返りについて書かれています。入院患者を診る従来の伝統的な内科医らと同じく，ホ

スピタリストらも本書が提供する洞察に満ちたアドバイスに関心をもつでしょう。このアドバイスでは，どのように回診を行い，医学生や研修医の学びをサポートするかということに加え，よく遭遇する入院患者の状態のいくつかに関して，回診内容をどのようにまとめ，方向づけるかについても焦点が当てられています。

・Mentoring in Academic Medicine
ホーリー J・ハンフリー(Holly J. Humphrey)による編集です。医学教育の延長線上にある職業的能力の向上について書かれており，学生や研修医，ファカルティ自身がそれぞれ抱える問題や，特定の集団の職業的能力向上に関する問題についても触れています。この本では，メンターやロールモデルが重要な貢献を果たすことについて詳細に探究しています。

・Leadership Careers in Medical Education
ルイス・パンガロー(Louis Pangaro)による編集です。クラークシップのディレクターやレジデンシー・プログラム・ディレクター，医科大学の学部長や部門の教育リーダーとしてのキャリア，そしてリーダーシップのスキルのみならず，内科学教育機関の組織や運営について深い理解を必要とするキャリアを追求している，もしくは考慮している医学系のファカルティに向けて書かれたものです。この本では，カリキュラムのデザインや評価を含めた教育のリーダーシップの理論や実践について追究し，内科領域で最も活躍する多くのリーダーたちの洞察に富んだ横顔を紹介しています。

・診断推論のバックステージ：ワンランクアップのための診断推論教育 11 の要点
（Teaching Clinical Reasoning）
本シリーズの締めくくりになります。ロバート L・トロウブリッジ Jr.(Robert L. Trowbridge Jr.)，ジョセフ J・レンシック(Joseph J. Rencic)，スティーブン J・ダーニング(Steven J. Durning)による編集。臨床医学のなかで最も興味をそそる疑問の 1 つで，医学教育においても重要なものとなる「医学的知識以外に，臨床の専門家として何が最も重要か？」という疑問について探究しています。この問いと関連し，医学教育者にとって最も密接な関係のある疑問として「ある学習者が十分な医学知識をもっているものの，患者ケアにはその知識を応用できない場合，指導者はどのようにその人を『診断』するか？」ということや，「指導者がどのように効果的に介入できるか？」ということが挙げられます。この本では，臨床指導者や，臨床推論を学生や研修医のカリキュラムに導入する責任の立場にいるプログラム・ディレクターに内省や実践的アドバイスを提供しながら，これらの疑問について探究しています。

ジャック・エンデ(Jack Ende), MD, MACP
2015 年，フィラデルフィアにて

はじめに

Robert L. Trowbridge Jr., MD, FACP · Joseph J. Rencic, MD, FACP · Steven J. Durning, MD, PhD, FACP

21世紀の医師は，数多くの診療分野を幅広く多様に網羅する能力を備えていなければなりません。基礎と臨床のいずれにおいても広く深い知識が必要となります。現代医学の高度専門言語を駆使しつつ複雑で曖昧な概念を患者に説明するという，しっかりとしたコミュニケーションスキルを担保することが要求されます。また，チームを導きつつ，その一員としても業務を遂行しなければなりません。多くの場合は，技術面や手技面で卓越した能力を保持している必要があります。そのような能力のなかでさえ，医師が高度な任務を行ううえで臨床推論以上に重要となる能力はおそらく存在しないでしょう。

臨床推論には，広義に医師として期待されるほぼすべての認知タスクが含まれます。つまり，潜在癌のスクリーニングのアプローチとして何が最適かという判断から，各患者についての一次的な疾患予防策の考案，症状や身体所見の評価，ある患者にとって最適な治療プランの評価に至るまですべてが含まれることになります。臨床推論を明確に教えることが難しいと考える人々は，本書のタイトル（"Teaching Clinical Reasoning"）をおこがましく感じるかもしれませんし，価値ある書物とは臨床推論を教えることではなく学ぶことに焦点が当てられているものだと考えられるかもしれません[1]。このようなご意見に対して，医学を教えるすべての者は意図する・しないにかかわらず，数千年もの間，私たちは臨床推論について教えてきた，と答えることができるでしょう。認知，教育，診断における専門性についての理論的・経験的知識は，すでに臨床推論の指導者たちを導くだけの価値ある形となる水準まで達している，と私たちは信じています。

臨床推論の定義

私たちは臨床推論を「患者の情報を集めて解釈するため，医療行為の利益とリスクを検討するため，また，患者の健康改善を目的とした診断・治療のプランを決めるうえでの患者の嗜好を理解するために，患者や環境と医療従事者が意識的かつ無意識に相互に交流することによる認知および非認知プロセス」と定義しています。この定義では，推論や思考の現代的な理解を，身体的・環境要因に劇的に影響される意識的・潜在意識的プロセスの両方として組み込もうとしています。それには，患者の環境や嗜好に合わせた診断や治療プランを確立する必要があります。

本書の焦点：診断推論

一方，本書の目的について，私たちは臨床推論の焦点を，診断の確立と「**診断推論**」の確

立に絞りました。ここでさらに明確に焦点を絞るため，私たちは診断推論のみに言及することを選びました。working diagnosis（現在最も疑って診断の妥当性を検証している診断）をつけることは必ずしも実用的ではなく，また時に可能ですらないこともあることを知りつつも，この診断推論という臨床推論の一面には，仮診断を確立するのに役立つ情報を集めて分析するプロセスが含まれています。診断推論に関する文献の本質的な部分は心理学や専門家について，また教育についての文献から生じているのに対し，治療推論に関しては伝統的に医療判断学や決断分析の世界において数学的要素に強く焦点を当てながら述べられてきました。医療判断学については優れた本が数多く執筆されています[2]ので，それらと重複することは望みません。また，治療推論について触れ，その推奨事項の多くを治療推論の指導に応用することも可能ですが，この本で明示した推奨は診断推論の指導に関連しています。

本書の目的および内容

教育や臨床推論，臨床医学の専門家たちによって執筆された本書の狙いは，臨床推論の指導と学習に関する現時点での知識を整理し，学習者と臨床家の臨床推論能力を鍛えるための手引きを提供することであり，さまざまな見方を通して複数の視点からアプローチを行っています。臨床家はどのように推論し，そのプロセスがどのように失敗しうるのか，推論をどのように判断し，初学者とエキスパート両方の能力を高めるにはどのようにするのがベストなのかなど，学ぶことはまだ数多く存在しています。現時点で理解されているレベルでは臨床推論指導のゴールドスタンダードは存在しません。そこで本書では，指導者が自らのゴールに基づいて選べるような選択肢のメニューを読者に提供することにしました。

本書は，1章「臨床推論と診断エラー」での診断についての一般的な考察から始まります。これにより医学における臨床推論の重要性が確立され，臨床推論の指導は臨床経験による受動的な副産物というよりも，むしろ医学教育の中心に据えるべきものであることが理解できるでしょう。この章では，不適切な診断に寄与しうる多くの要素についての議論を含め，現時点での誤診率や診断エラーによる医学的影響についても詳細に触れています。

臨床推論の現在の理論を理解することはその重要な基礎になると私たちは確信しています。そこで2章「臨床推論の指導で考慮すべき理論的概念」では，臨床推論プロセスの現時点での知識や，その理解がどのように臨床推論の指導に役立つかについて触れつつ，臨床推論の基礎事項について示します。さらに，臨床推論の指導に大きく関与する背景特異性の概念を強調しました。

臨床推論のカリキュラムが医学部や大学院での医学教育に組み込まれているという報告はほとんどありませんが，これは臨床推論を評価することが難しいということとも換言できます。臨床推論の指導のほとんどは，経験豊富な臨床家の指導のもと医学生や研修生に

臨床経験を単に提供するという，場当たり的で標準化されていないアプローチに依存しています。指針に従った臨床経験は臨床推論を学ぶうえで依然として不可欠であり，臨床推論のサイエンスにおける最近の進歩を踏まえた，より標準化されたカリキュラムのアプローチが必要だと考えます。そこで 3 章「臨床推論のカリキュラム作成」では，臨床推論の指導モデルを構築するいくつかのアプローチをまとめています。前章で触れた理論のカリキュラムを根づかせる重要性を考察し，異なるレベルの学習者に対して適切な内容を示しました。さらに，一般的なカリキュラムの作成過程につきもので，あるいは臨床推論に特有な，カリキュラム作成上のハードルについても述べました。

認知エラーはごく頻繁に起こります。4 章「よくある認知エラーに対する教育的アプローチ」ではこの現象について触れ，認知エラーについて語るうえで指導者がとるアプローチをまとめています。この議論で焦点が当たるのは「学習者を診断する」という概念です。学習者を診断することは，各学習者の臨床推論をレベルアップさせる教え方を選ぶ基本につながります。この章ではさらに，経験豊富な者もそうでない者も，特定レベルの学習者にそれぞれ適切と考えられる介入法についても触れました。

臨床推論は患者をケアするという観点から主にベッドサイドで教えられます。残念ながら，臨床家であり教育も行う現場の指導者の多くは，彼ら自身がそのエキスパートであったとしても，臨床推論を指導する教育的技術に十分に気づいていないのかもしれません。5 章「一般的な指導技術」では，数多くの技術に加え，その理論的基盤，指導技術の臨床推論学習へのインパクトについても詳細に触れました。著者らは，すべてのレベルの学習者に適用できる技術について記述し，特にこれらの指導を実践するうえで各臨床家が直面する難しさについても言及しました。

「学習者を診断する」概念は，6 章「臨床推論の評価」でも再び取り上げました。臨床推論プロセスの評価は，そのプロセスについての理解が限られているため，いまだに難しいものとなっています。かつて臨床推論の評価は臨床現場の指導者に委ねられていて，なかには学習者を診断の正確さのみを基準に評価していた場合もあったと考えられます。しかし，背景特異性の重要性を含め，臨床推論をどのように行うかについてより微細かつ詳細に理解することで，教室内でも臨床現場でも使用できる臨床推論の評価法を複数開発するに至りました。臨床推論の評価手段として最も妥当で信頼のおける方法はいまだ不明ですが，進歩もありました。この章では，各評価プログラムのそれぞれの要素の詳細について記述するとともに，それらをどのように実行すべきかについても記述しています。

前述のように，臨床家であり教育も行う医師の多くは，優れた臨床推論能力を備えていても，臨床推論を指導する基盤となる理論や語彙，教義についてはほとんど知識がないという場合もあります。臨床推論の指導を充実させるために，特に臨床推論を学ぶ方法や臨床推論の評価を進化させる方法として，ファカルティは診断のプロセスをより深く理解していなければなりません。7 章「ファカルティ・ディヴェロップメントと普及」では，多忙な臨床・教育に従事する医師が参加する際のファカルティ・ディヴェロップメントプログラム作成の青写真を紹介しました。そして，限られた参考文献のなか指導者に臨床推論

を教える際に，これらの実習がどのように適応されうるかに焦点を当てました．

ファカルティが臨床推論の指導力を向上させていくなかで，自らの臨床推論の向上にも関心がある一方，そのための明確な手段をもちえない指導者も多く存在します．8章「臨床推論の生涯学習」では，各臨床家が自らの能力向上に用いることのできるいくつかのアプローチについて述べています．質の高い訓練に基づいたこれらの実践的技術は，日常臨床でみられる学びの機会の多くを十分に活用することができます．そして，これらの臨床の機会は比較的容易に実現できるものです．

その一方で，学習者が苦労しながらも，臨床推論能力が期待されるレベルに達しないという場合も多くあります．教育者は，そのような学習者に対してどのようにアプローチしていいのか戸惑うこともあるでしょう．特に，診断に至るまでの過程が不透明であることが多く，学習者が抱える問題の本質がはっきりとみえにくい場合もあります．9章「臨床推論の改善」は，認知エラーと評価に関する章のコンセプトに基づいており，苦悩する学習者に共通する問題へのアプローチを紹介しています．この章では，学習者が苦労しやすい臨床推論の実例をいくつか挙げながら，推論能力向上のためにそれぞれ個別の提案をしています．

ここまでで私たちは，臨床家がどのように推論するのかをよりよく理解できるようになるでしょう．しかし一方，臨床推論の指導や評価，指導の改善について明らかになっていないことはいまだ数多くあります．10章「臨床推論教育のイノベーションと将来の方向性」では，臨床推論の知識を深めるために指導・評価法をさらに探究していく必要があることを認識しつつ，興味深く革新的な指導法や評価法について詳細に記述することとしました．

結び

本書では，医学教育に携わるすべてのレベルの指導者をサポートすることを狙いとし，また，経験値が異なる学習者，特に臨床実習前の医学生や臨床実習生・研修医，現役の臨床家にとって最も有益となる指導のテクニックについて記述することを試みました．また本書では，「学習者」という言葉を頻用していますが，紹介した指導技術の多くは，経験豊富な臨床家を含め，あらゆる経験値の臨床家にとって有用でしょう．

また，各章の間で重複がみられる場合があります．不要な重複はなるべく避けるよう努めましたが，本書を最初から最後まで読むことができない読者も多いという可能性を考慮し，重要なトピックについては複数の章で繰り返し触れています．それを踏まえて各章には総括的な「復習ポイント」を含め，多くの章では臨床現場にいる多忙な指導者のために重要点を強調した，実用的な「指導のコツ」も記述しました．本書の最後には一般的な(臨床推論にかかわる)用語集も含まれています．最後に，本書のオンライン情報(www.acponline.org/teachingbooks)にも，数多くの補足資料を掲載しています．これらには，臨床推論カリキュラムの例や実用的な指導のコツ，本書で考察した評価法，ファカル

ティ・ディベロップメント・ワークショップの概要などが含まれています。

　臨床推論の理解が深まりつつある現状を考慮し，私たちは今回の試みが臨床推論を現場の実情に反映させ，日常的に臨床推論を行い，指導する立場の先生方に実用的なガイダンスを提供する素晴らしい機会になると確信しています。臨床推論について指導し，学ぶ「正しい」方法は1つだけとはいえそうにありませんが，臨床推論を指導し評価するうえで，本書が現在すでに使用されている方法も提示するだけでなく，新たな方法の探究を促すようなものにもなることを願っています。

文献

1. **Kassirer J, Kopelman R, Wong J.** Learning Clinical Reasoning. 2nd ed. Baltimore, MD: Lippincott Williams & Wilkins; 2010.
2. **Sox H, Higgins M, Owens D.** Medical Decision Making. Hoboken, NJ: John Wiley and Sons; 2013.

執筆者一覧

Anthony R. Artino Jr., PhD
Associate Professor of Medicine,
　Department of Medicine
Uniformed Services University of the
　Health Sciences
Bethesda, Maryland

Gurpreet Dhaliwal, MD
Professor of Medicine
University of California, San Francisco
San Francisco
Veterans Affairs Medical Center
San Francisco, California

Steven J. Durning, MD, PhD, FACP
Professor of Medicine and Pathology
Uniformed Services University of the
　Health Sciences
Bethesda, Maryland

D. Michael Elnicki, MD, FACP
Professor of Medicine, Department of
　Medicine
University of Pittsburgh
Pittsburgh, Pennsylvania

Mark L. Graber, MD, FACP
Senior Fellow, RTI International
President, Society to Improve Diagnosis
　in Medicine

Eric Holmboe, MD, MACP
Accreditation Council for Graduate
　Medical Education
Chicago, Illinois

Jennifer R. Kogan, MD, FACP
Associate Professor of Medicine
Director of Undergraduate Education,
　Department of Medicine
Perelman School of Medicine at the
　University of Pennsylvania
Philadelphia, Pennsylvania

Jeffrey S. La Rochelle, MD, MPH, FACP
Associate Professor of Medicine,
　Department of Medicine
Uniformed Services University of the
　Health Sciences
Bethesda, Maryland

Valerie J. Lang, MD, FACP
Associate Professor of Medicine
University of Rochester Medical Center
Rochester, New York

Cynthia H. Ledford, MD, FACP
Associate Professor of Clinical Medicine
　and Clinical Pediatrics
Associate Vice Chair for Education,
　Department of Medicine
Assistant Dean of Evaluation and
　Assessment, College of Medicine
Ohio State University
Columbus, Ohio

L. James Nixon, MD, MHPE
Professor of Medicine and Pediatrics
Vice Chair for Education, Department
　of Medicine
Division of General Internal Medicine
University of Minnesota Medical School
Minneapolis, Minnesota

Temple A. Ratcliffe, MD, FACP
Assistant Professor of Medicine
Uniformed Services University of the
　Health Sciences
Bethesda, Maryland

James B. Reilly, MD, MS, FACP
Internal Medicine Residency Program
　Director
Allegheny Health Network
Pittsburgh, Pennsylvania
Assistant Professor of Medicine
Temple University School of Medicine
Philadelphia, Pennsylvania

Joseph J. Rencic, MD, FACP
Associate Professor of Medicine, Tufts University School of Medicine
Internal Medicine Residency Associate Program Director, Tufts Medical Center
Boston, Massachusetts

Lambert Schuwirth, MD, PhD
Professor for Innovative Assessment, Department of Educational Development and Research, Maastricht University, The Netherlands, and
Distinguished Professor of Medical Education, Chang Gung University, Taoyuan, Taiwan

Dario M. Torre, MD, PhD, MPH, FACP
Associate Professor of Medicine, Department of Medicine
Drexel University College of Medicine
Philadelphia, Pennsylvania

Robert L. Trowbridge Jr., MD, FACP
Assistant Professor of Medicine
Tufts University School of Medicine
Boston, Massachusetts
Department of Medicine
Maine Medical Center
Portland, Maine

Joan M. Von Feldt, MD, MSEd
Professor of Medicine
University of Pennsylvania
Philadelphia, Pennsylvania

目次

Section 1　臨床推論を教えるために ─────────── 1
1　臨床推論と診断エラー ──────────────── 3
2　臨床推論の指導で考慮すべき理論的概念 ─────── 15

Section 2　臨床推論を教えるための理論を学ぶ ──── 31
3　臨床推論のカリキュラム作成 ─────────── 33
4　よくある認知エラーに対する教育的アプローチ ─── 51
5　一般的な指導技術 ───────────────── 75
6　臨床推論の評価 ───────────────── 111

Section 3　臨床推論を教えるうえで考慮すべきこと ── 147
7　ファカルティ・ディヴェロップメントと普及 ──── 149
8　臨床推論の生涯学習 ──────────────── 181
9　臨床推論の改善 ───────────────── 195
10　診断推論教育のイノベーションと将来の方向性 ── 219
11　臨床推論を教える：ここからどこへ向かうのか？ ── 239

用語集　245

索引　249

さらに情報を得たい場合は，
www.acponline.org/teachingbooks をご参照ください．

Section 1
臨床推論を教えるために

1 臨床推論と診断エラー

Robert L. Trowbridge Jr., MD, FACP・Mark L. Graber, MD, FACP

　ロリー・スタウトンはニューヨーク市に住む12歳の少年です。バスケットボールでボールに飛びついたときに小さな切り傷を負い，その後に体調を崩しました。一見，大したことのなさそうな，この腕の傷のほんの数日後，腹痛と発熱，嘔吐が出現しました。小児科医と救急診療科のスタッフに診てもらいましたが，ロリーと彼の両親は，当時その地域で流行していた感冒ウイルスによる感染であると告げられ，保存的加療で輸液と鎮痛薬で帰宅となりました。しかし，ロリーにはいくつかウイルス感染の診断とは一致しない特徴がみられていました。バイタルサインの異常や「しみだらけの」皮膚，白血球数の増加などです。しかし，血液検査の結果が得られたのは，彼が救急診療科から帰宅した後でした。それから数日のうちに，ロリーは重症レンサ球菌感染症で死亡しました[1]。

　複数の医師や他の医療従事者に診てもらっていたはずのこの12歳の少年の死は，「なぜ？」という大きな疑問を投げかけています。敗血症性ショックを起こして死に至る前になぜ，彼を診察した医師全員が彼の感染症を見誤ったのか？ 診断をつけようとした際になぜ，その推論を誤ったのか？ 診断を行う際，臨床推論が役に立たなかったのはなぜなのか？ 現時点では「なぜ，臨床推論が重要なのか」という質問に対して，「患者の命がかかっているかもしれないから」とシンプルに答えることができます。この話はセンセーショナルにみえるかもしれませんが，臨床推論を誤ったことにより，病気に罹患したり死亡したりするケースは稀ではありません[2]。臨床推論の複雑性を探求していくと，そのようなエラーの原因についての洞察が得られるでしょう。

> **重要ポイント**
> - 診断エラーはありふれていて，非常に多くの合併症や死亡数につながっている。
> - 診断エラーの原因は複数あることが多く，それはシステムエラーと認知エラーの両方によることが多い。
> - 臨床医の臨床推論能力が向上すれば，診断エラーやそれによる害の発生が抑えられる可能性がある。

　実際，現場の医師にとって，臨床診断を行うことほど困難な仕事はないでしょう。経験豊富な医師や未熟な医師いずれにとっても，可能性のある診断名の純粋な数の多さだけでも，その診断のプロセスは難しくなります。国際疾病分類（International Classification of Diseases：ICD）の第10版には，12,000以上もの異なる診断名が挙げられており，新たな疾患も毎年発見されています[3]。しかし可能性のある診断の数は，診断を得ることを複雑にしている小さな局面の1つにしかすぎません。たとえば，正しい診断を行うのに必要なデータの多くは得るのが難しい場合もあります。効果的かつ目的を絞った病歴のスキルも習得には

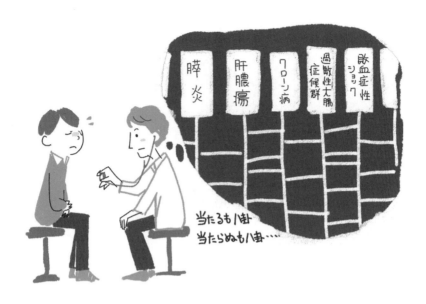

何年もかかります．身体診察上最も重要な所見の多くは医師のテクニックに依存し，献身的に技能を磨いた者だけがそれらの所見をもとに診断できる技術を身につけています[4,5]．臨床検査や画像診断も有用ですが，時間がかかり，数多くの短所が存在します．たとえば，1つの疾患に対してきわめて有用な検査が，関連性の深い疾患に対してはほぼ役に立たないという場合もあります．さらに，矛盾していることも多い複数のデータソースに折り合いをつけるのはきわめて難しい作業です．診察では1つの疾患が強く疑われたのに，それを「確認する」ための画像診断では，完全に別の病態プロセスが指摘される場合などがその例です．

上記のすべての変数を診断プロセスに統合するだけでも，ヒトの認知力は限界まで引き伸ばされます．さらに，すべての中心は患者であり，正しい診断を立てることが大きな賭けになるということが診断をさらに複雑にします．臨床医は，診断を誤ったり，診断を見逃したりすると患者本人がどうなってしまうかを考えて，プレッシャーを感じるものです．診断が正しくなければ，治療もわからなくなり，予後も不透明になります．さらに，ありとあらゆるバイアスや，無意識にもっているその医師の傾向性，思考に影響を及ぼすような先入観を伴って患者と接してしまうこともあるでしょう．特定の患者に対して正の感情や負の感情を抱いてしまう場合もあれば，特定の疾患に対して慎重になったり逆に敏感になったりして診断プロセスの客観性が歪んでしまう場合もあります[6]．これらすべての要因がすでに複雑なプロセスをさらに難しくして，エラーが蔓延し，最悪の場合は患者に被害が及んでしまう可能性も出てきます．

これらすべての難関を踏まえたうえで，現時点での精度で医師が正しい診断に至る確率は，知覚系診断の専門家（放射線科医，病理医，皮膚科医）の場合は95〜98％で，プライマリ・ケア専門の医師の場合は85％以上と推定されることは特筆すべきことです[2,7-9]．それでも，この確率をさらに改善することはできるのか，という疑問が残ります．もし，救急診療科や内科・外科の病棟，プライマリ・ケアの診療所における全体的な診断エラー率が10〜15％であるのなら，

典型的な医療機関では，毎日のように患者が誤診の被害にあうということになります。そればかりか，ロリー・スタウトンのケースのように，たった1つの誤診が最悪の事態をまねいてしまうようなこともあります。どの失敗でもそうであるように，スタウトンに行われたケアを後知恵的に非難することは簡単です。しかし，そのような誤診がパフォーマンスの低い医師に限られていることでもなければ，珍しいというわけでもありません。能力が高くまじめで思いやりがあったとしても，すべての医師が推論を誤ることがあるのです[10,11]。

臨床推論を指導する根拠

医療行為についての臨床推論の重要性や，推論プロセスそのものの難しさ，そして特に最適とはいえない現時点の診療レベルを踏まえると，臨床推論が医学教育において重点的に扱われるべきであることは明白です。しかし，現時点で医学部や大学院での医学教育のレベルに比べ相対的に，この分野についての系統立った教育は不足しています。これまでは，経験豊富な教師による指導のもと臨床経験を積み重ねていれば，臨床推論能力を涵養するには十分であると信じられてきました。学習者におけるクリティカルシンキング（批判的思考）の発達に焦点が当てられるようになり，20世紀の後半には問題解決型の学習として，広く適用されるようになりました[12-14]。しかし，この教育法は結果が伴わず縮小されてきています[15]。その結果はある意味，優れた推論は背景特異的である（パフォーマンスは臨床的内容や環境に依存しており，1つの状況で成功したことが，他の状況で必ずしも「再現できる」わけではない）という概念に起因している可能性があります。臨床推論のカリキュラムや，臨床推論をどのように指導し評価するかを教えるファカルティ・ディヴェロップメントのプログラムを設けている大学は基本的に，ほとんどありません。大学院の医学教育プログラムでも同様に，臨床推論の系統立った教育はありません。米国の卒後医学教育認可評議会（Accreditation Council for Graduate Medical Education：ACGME）が「革新的」パラダイムにシフトし，この分野に大きな注目が集まる可能性もありますが，その変化は今のところ実現に至っていません[16]。

さらに当然のことながら，現場の臨床医が臨床推論能力を高めることに焦点を当てた生涯教育の機会というのはほとんどありません。このコンセプトについて，学術誌に臨床問題解決の症例が記載されていたり，国内の会議場でそのようなセッションがもたれていたりしても，それ以外の機会というのはわずかです[17]。ファカルティの臨床推論能力に重点をおかなければ，その内容に関する指導力にも影響が出てしまうことは明らかです。

臨床推論を改善するケース：診断エラー

臨床推論の指導がなぜそれほどに重要なのかを十分に理解するには，現時点で診断の正確性を制限するもの，つまり，タイムリーに正しい診断が特定される頻度についてさらに深く考察しなければなりません。診断エラーについて異なる定義がいくつか提唱されていますが，その差は小さくとも重要なものです。診断エラーを表す最もわかりやすい定義は，臨床医が診断に必要な情報を自由に使える

形ですべてもっていたにもかかわらず，診断が遅れたり（診断の遅れ），異なっていたり（誤った診断名），診断をし損ねた（診断がつかなかった）状況[7]，というものです。この定義は，単純明快という点では優れていますが，「ゴールドスタンダード」が必要で，患者に害が及ばないような診断エラーはとるに足らないものだ，と多くが主張するように，患者の被害を考慮していません。もう1つの定義では，診断エラーを，診断プロセスの機会を逃すこと[18]とみなしています。既存の情報をもとに早い段階で正しい診断が得られたはずの機会を逃した場合や，もしくは少なくとも，既存の情報に鑑みてさらなる評価を行うべきであった場合がそうです。3つめの定義は，診断の行為を多面的で多領域に及ぶプロセスであると捉え，エラーを，複雑で入り組んだそのプロセスのどこかで破綻が生じること[19]，とみなしています。これらの定義はすべて，患者の転機が改善する見込みがある診断プロセスの早い時期で正しい診断がついていれば，という前提ですが，いずれも長所があり，重要な特徴を伴っています。

　診断エラーを定義することが難しいことは，そのようなエラーを特定する難しさの裏返しともいえます。エラーの存在を判断するということは，その診断を「すべき」であった（少なくとも吟味する必要があった）と，振り返りをする時点での既存情報をもとにした確信がなければならないため，主観的です。これらのエラーの多くは後から特定され，そのような分析は後知恵バイアスの影響をきわめて受けやすくなっています[2]。振り返りをする者は通常，エラーが起きたことや被害が生じたことを把握しているため，その診断がなされる「べき」であったかどうかを客観的に評価するのが困難です。また，診断エラーの評価では，患者ケアの背景を後から正確に再現することもきわめて難しいといえます。したがって，エラーや，それをもたらした原因を特定するということは，不正確な主観的プロセスにしかすぎません。

　診断プロセスの評価がこれほど困難であるにもかかわらず，診断エラーによる医療システムへの影響は明白です。最も重要なのは，診断が破綻すると，患者の被害が甚大になるということです。米国内だけでも，診断エラーによる死亡例は毎年4万～8万件であると推定されています[20,21]。検死データの調査でも，これらのエラーの甚大な規模やその影響が裏づけられており，検死解剖をした症例の5～20%では，生前に認知され治療を受けていれば患者は死に至らずに済んだ診断であったことが明らかになっています[22]。患者の安全性に関する研究でも同様の数値が示されており，その1つでは，入院患者に発生した有害事象の17%は診断プロセスのミスによるものでした[23]。

　診断プロセスにおけるエラーによって，患者の満足度も大きく左右されます。実際には患っていなかった障害の治療を受けさせられていたことや，早い段階もしくはより治療可能な段階で重要な診断が得られていたかもしれないことを知るのは，患者にとってきわめて辛いことです。診断エラーに関与した臨床医もまた心理的なダメージを負うでしょう。患者ケアにおいて診断は医師の役割の中心ともいえるもので，その領域でミスを認めることは非常に困難です。これは特に，内科医や小児科医など，「考えることが作業」という認知力を基本とした専門家にいえることかもしれません。そして最後に，すべての臨床医がミスをする可能性があると理解していても，ある誰かの認知エラーが患者に重大な被害をもたらしたと知ることは1人の臨床医がつぶれてしまうことにもなりかねません。

診断エラーによる経済的な影響も見過ごすことはできません。最も基盤となるレベルでは，診断エラーが複数の患者集団における不法行為賠償請求の原因として最多に挙げられている要素の1つとなっていることが挙げられます。実際に賠償請求のデータでは，診断エラーに支払われる金額が，患者の安全性を求める運動について大きな注目が寄せられる外科的エラーや処方のエラーに対するものよりも多いことが示されています[24,25]。医療過誤への賠償請求は診断エラーにかかる金銭的費用には到底及びません。たとえば，重篤な疾患の診断が遅れると，それにかかる医療費が膨れ上がります。早期大腸癌と診断され手術で治った患者は，転移に至るまで診断が遅れた患者よりもはるかに出費が少なくて済むのです。もっといえば，診断を誤り，別の病気を疑って，不要で費用のかかる検査をすることになるかもしれません。肺塞栓症の診断を誤ったばかりの臨床医が再びミスを犯すことを恐れすぎるあまり，ウイルス性の上気道感染症の症状が明らかな別の患者に対して，不必要な検査を行ってしまうということもあるでしょう。

診断エラーの原因

　診断プロセスの複雑性を踏まえると，診断エラーの原因は多因子的で，確認が難しいのは驚くべきことではないといえます。いくつかの異なる分類法が提唱されていますが，そのすべてにおいて，ミスは医療システムとヒトの認知の両方のレベルで起きることが多いと説明されています。実際に，ほとんどのエラーは複数の原因によるものです。たとえば，内科医の集団を対象としてエラーを調査したところ，それぞれの事象に平均で6つの要素が関与していたことが明らかになりました[2]。

　広範囲に及ぶさまざまなシステム問題が診断エラーを引き起こす，もしくはその原因に関与する場合もあります[2,7]。組織レベルでの問題はきわめて多く，コミュニケーションの難しさを反映しています。たとえば，前立腺特異抗原（prostate-specific antigen：PSA）の増加やマンモグラムの異常所見などの重要な臨床検査結果や画像診断結果が検査を依頼した医師に伝わらないことがあり，本来は回避できたはずの癌の診断の遅れが出てしまう場合です。特定の臨床検査を行ううえで，それなしには検査が完全には行われないというような承諾が必要だという重要なルールや手順を，臨床医が知らない場合もあります。また，専門医間や入院・外来診療現場の間でケアの分裂・対立化が起これば，重要データの紛失が起こりやすくなり，患者がある1つのケア現場や医師のもとから他の場所へと移動する際に，診断が遅れたり見逃されたりするということもあります。

　組織的な問題がコミュニケーションの領域を超える場合もあります。診断を早めるのに必要な画像診断サービス，たとえば，硬膜外転移による脊髄圧迫を疑う場合の磁気共鳴画像（magnetic resonance imaging：MRI）が時間外や週末での診療では受けられず，時間が勝負となる診断に遅れが生じるというような例です。その機関で定められた生産性に関する規定によって，臨床医が適切に病歴をとったり十分に診察を行ったりするのに必要なだけの時間が得られないということもあるでしょう。同様に，専門家に紹介したり画像診断を行ったりする前に，保険会社が厄介で不可解な前査定プロセスを要求するような外的干渉が生じる場合もあります。

稀に，技術的な問題が診断エラーを引き起こすこともあります．たとえば，血液生化学検査の機械が，血清カルシウム値が実際には上昇しているのに正常と読み違えたり，グルコメータによる測定が不良で，患者が誤って高血糖にされてしまったりするというのがその例です．同様に，コンピュータ断層撮影（computed tomography：CT）の機械が故障して画像の質が落ち，診断所見が曖昧になってしまうこともあります．しかし，このような技術的問題は，組織的問題と比べてはるかに少ないといえます．

このように，システムベースのエラーは多くみられますが，そのほとんどには臨床医サイドの誤った認識に関する要素も含まれています．臨床推論スキルを向上させることにより，そのような多くのエラーを予防できる可能性が高まります．認知エラーとその予防は，臨床推論を指導するうえで重要な点といえます[6,26]．また，認知ベースの問題とシステムベースの問題のかかわりを理解するには，ヒューマン・ファクター・インタラクションの専門知識が必要であることが次第に知られるようになりました．たとえば，騒音がひどく，スタッフ不足の部署で働く多忙な救急医が，ベッドがないため廊下で診察しなければならず，心雑音を聞き逃したりするのがその例です．しかし，困難であるからという理由で，そのようなエラーを臨床推論スキルの向上によりどのように防げるか，熟考する機会を逃すべきではありません．

臨床推論の判別および診断エラーの回避

臨床推論での優れたパフォーマンスを推奨することと，診断エラーを回避することの違いを見極めることは価値のある思考課題です．これらの概念は大きく重複していますが，逆にその違いは主に，この2つの「領域」の由来が異なるということです．臨床推論のアカデミックな扱いは，教育的で専門的かつ心理学的な

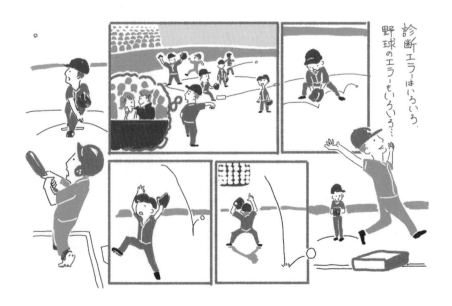

文献に深く根差しています。これらの領域は、臨床推論プロセスに関する私たちの多くの知識の基盤となりました。一方、これよりもさらに注目され、特異的で比較的新しい原理である診断エラーの回避は、患者の安全性を求める運動に由来しています。診断エラーは、患者安全について国際的関心を高めた（1999年の）オリジナルのIOM（Institute of Medicine）の報告書では焦点が当たっていませんでしたが、診断精度の重要性は過去10年あまりで劇的に広く認知されてくるようになりました[27]。診断における認知プロセスの重要性は明らかであるとされながらも、患者の安全性を求める運動による診断エラー削減の動きは、各臨床医のパフォーマンスよりもむしろ、システムの改善に集約されてきました。

　認知ベースの要素とシステムベースの要素を区別することにより、診断エラーの「根本的な原因」を定めるプロセスは単純化されますが、この区別は人の手によるもので、物事の真相は簡略化されすぎてしまいます。一見、臨床医による認知パフォーマンスのみが関与しているようにみえる多くの概念は、実際にはどちらの要素にも属しています。臨床判断サポートのためのさまざまな情報はその具体例で、これらのツールは「システム」の情報ですが、適切な診断を引き出す認知プロセスを強化する目的で使用されます。システムベースの要素と認知ベースの要素の区別は、社会認知的理論の出現でより整合性がとれるようになります。社会認知的理論とは、状況性やヒューマン・ファクター研究などを含む社会認知的理論であり、これらは臨床医のパフォーマンスに対して患者の要素や環境的な要素が与えるインパクトを強調している理論です[28,29]。したがって、2つの領域のいずれもが進展することで、おそらく差は縮まり続け、遂には完全に消えるでしょう。機械の故障や、資源の少ない現場で特定の検査が行えないなどの状況に基づく臨床検査結果の誤報告のように、従来は「システムの問題」とされてきた事柄でさえ、社会的認知理論のような臨床推論の拡張モデルのなかで扱われるようになるかもしれません。

臨床推論指導の障壁

　医療を実践するうえで臨床推論や診断エラーの回避は中心とすべきにもかかわらず、臨床推論に関する明確な議論を医学部と大学院両方の医学教育カリキュラムに組み込むには大きな障壁が存在します。なかでも、カリキュラムの時間不足は大きな問題です。従来、医学教育は医学知識の普及に重点がおかれており、その大部分は過去数十年のうちに膨大な量となりました。この慣習的な教育上の優先事項と競合しているのは、従来のカリキュラムでは考慮されていなかった他の複数の領域における医師のスキル向上へのシフトです。医師に対する一連のスキル拡大が声高に求められるようになり、過去10年間のうちに、意思決定の共有や緩和ケア、高齢者医療、国際保健における新たな取り組みがすべて台頭し支持されてきたため、医学教育にも大きな影響がもたらされてきました[30,31]。ここに臨床推論の系統的な教育が加わることになれば、これらの領域やさらに新たに台頭してきた教育的優先事項と競合しなければならなくなります。

　臨床推論を正式なカリキュラムに加えることのもう1つの大きな障壁は、臨床推論の力を指導する最善の方法について統一見解が得られていないことです[14,32]。「医師がどのように考えるか」についての関心の高まりや、心理学や専

門知識，教育的文献に反映される進歩があったにもかかわらず，臨床推論をいかに効果的に指導するかということについての厳密な調査はさほど行われてきませんでした。しかし，コーチやメンターの指導のもとで得られる臨床的経験や慎重な実習による利益は明らかで，これらは現場で働く臨床医のほとんどが，少なくとも部分的に自らの推論力を鍛えた手段といえます[14]。そのため，系統立った形での教育は不要であり，新米の臨床医が経験豊富な医師の指導のもと，単に「1万時間の経験」を積む機会を与えるだけで十分だと主張する意見もあります。しかし，そのような意見では，経験にはさまざまな種類があること，臨床行為についての省察の時間が不足していること，そして，学習者や研修者の最初の「1万時間」の作業が非認知的で時にはつまらなくもあること，などについて考慮されていません。これらはすべて臨床推論の成長を減じてしまうものです。

仮に，臨床推論能力を向上させると証明された教育法が開発されたとしても，臨床推論を専門的に指導するファカルティが不足していれば，依然として大きな障壁が残ります[33]。彼らの多くは認知心理学や診断プロセスの用語体系に精通していません。自らも正式な訓練を受けていない教科をどのように教えるかということを教師に指導するのは容易なことではないでしょう。これは，単によく知らない根本的な理論を教えること以上に難しいことかもしれません。教育を担当する臨床医のなかには，「料理本の医学（cookbook medicine）」と軽んじられ「医学のアート」の基盤が不足しているといわれるEBM（evidence-based medicine：根拠に基づく医療）と密接に関連する科目を指導することについて抵抗を示す人もいるでしょう。

より系統的な臨床推論教育を確立するうえでの最後の障害は，指導の効果や学習者自身のパフォーマンスについて評価する明確な手段が不足していることです[34]。臨床推論プロセスを評価するためのゴールドスタンダードは存在せず，転帰（診断精度など）のみを評価すると，学習者にフィードバックできることが制限されます。さらに，臨床推論のパフォーマンスは背景特異的で，複数の背景で広くサンプリングを行わずに個人の臨床推論の全体を確認することは困難です。しっかりとした評価法がなければ，プログラムにとっても個人にとっても，パフォーマンスについてフィードバックを返すことは容易ではありません。これは，臨床推論のプログラムやテクニックを考えて実行を試みる教育者にとって，重要な示唆であることは確かです。

診断の未来

診断プロセスの複雑性やヒトの認知力の限界が明らかになるにつれ，診断プロセスの見方も大きく変わる可能性があります[19]。診断における臨床チームの役割がおそらくより強調されるようになり，患者はそのプロセスに，より特異的かつ目に見える形で参加するようになるでしょう。「診断の達人」のモデルから離れ，他者や臨床サポートシステムからのインプットによる臨床的な洞察を統合するエキスパートとして臨床医を目指す動きが出てくるかもしれません[35]。非典型の症状を呈する例や稀な疾患についての経験は，シミュレーションを通して教えられることで実際の診療を長期間行うことを代用できるかもしれません。世界全体の医療費の問題や，さらに高度で費用のかかる診断法の開発によって，医師が診

断評価や，安全かつ効率的に診断を確立する最適な方法について慎重に考えなければならなくなる場合もあるでしょう。しかしこのような変化の可能性があっても，各臨床医が臨床推論のエキスパートであることの重要性が下がることは決してありません。それどころか臨床医は，膨大に増えたデータや情報を前にして臨床的にどのように推論するかということについて，さらに専門性を高める必要があります。

現在の研修プログラムでは，広い知識ベースを獲得し，身体診察のアートを学び，診断について妥当な考察を行えるよう情報を統合する能力に，適切に焦点が当てられています。しかしその能力だけでは十分とはいえません。臨床推論能力の向上を追求すると，いつ診療のスピードを落とすか，どの時点で助けを求めるかを知り，必要であれば診断を急がず待つ，というような機転の利く医師を輩出することも要求されます。

さらに基本的なレベルでは，医学とは，患者と臨床医の間の対話であり，関係であるといえます。システムの変化や診断補助により診断の信頼性が高まる可能性はありますが，臨床医が情報を入手する力や正しい診断に至る推論の力は，臨床医とは何を意味するのかを定義するうえで基盤となり続けるでしょう。学習者を指導しこの能力を授けることは，医学教育者の責任であることは明らかです。

文献

1. **Dwyer J.** An infection, unnoticed, turns unstoppable. New York Times. 11 July 2012.
2. **Graber ML, Franklin N, Gordon R.** Diagnostic error in internal medicine. Arch Intern Med. 2005;165:1493-9.
3. International Classification of Diseases, 10th Revision (ICD-10-CM-PCS). Atlanta: Centers for Disease Control and Prevention; 2014.
4. **Verghese A, Charlton B, Cotter B, Kugler J.** A history of physical examination texts and the conception of bedside diagnosis. Trans Am Clin Climatol Assoc. 2011;122:290-311.
5. **Bordage G.** Where are the history and the physical? CMAJ. 1995;152:1595-8.
6. **Croskerry P.** The importance of cognitive errors in diagnosis and strategies to minimize them. Acad Med. 2003;78:775-80.
7. **Berner ES, Graber ML.** Overconfidence as a cause of diagnostic error in medicine. Am J Med. 2008;121(5 Suppl):S2-23.
8. **Berner ES, Miller RA, Graber ML.** Missed and delayed diagnoses in the ambulatory setting. Ann Intern Med. 2007;146:470; author reply 470-1.
9. **Graber ML.** The incidence of diagnostic error in medicine. BMJ Qual Saf. 2014;22 Suppl 2:ii21-ii27.
10. **Elstein A.** Clinical reasoning in medicine. In: Higgs J, ed. Clinical Reasoning in the Health Professions. Oxford: Butterworth-Heineman; 1995:49-59.
11. **Graber M, Gordon R, Franklin N.** Reducing diagnostic errors in medicine: what's the goal? Acad Med. 2002;77:981-92.
12. **Albanese MA, Mitchell S.** Problem-based learning: a review of literature on its outcomes and implementation issues. Acad Med. 1993;68:52-81.
13. **Koh GC, Khoo HE, Wong ML, Koh D.** The effects of problem-based learning during medical school on physician competency: a systematic review. CMAJ. 2008;178:34-41.
14. **Norman G.** Building on experience—the development of clinical reasoning. N Engl J Med. 2006;355:2251-2.
15. **Onyon C.** Problem-based learning: a review of the educational and psychological theory. Clin Teach. 2012;9:22-6.

16. **Swing SR, Beeson MS, Carraccio C, Coburn M, Iobst W, Selden NR, et al.** Educational milestone development in the first 7 specialties to enter the next accreditation system. J Grad Med Educ. 2013;5:98-106.
17. **Henderson M, Keenan C, Kohlwes J, Dhaliwal G.** Introducing exercises in clinical reasoning. J Gen Intern Med. 2010;25:9.
18. **Singh H, Meyer AN, Thomas EJ.** The frequency of diagnostic errors in outpatient care: estimations from three large observational studies involving US adult populations. BMJ Qual Saf. 2014. doi:10.1136/bmjqs-2013-002627.
19. **Schiff GD.** Diagnosis and diagnostic errors: time for a new paradigm. BMJ Qual Saf. 2014;23:1-3.
20. **Leape LL, Berwick DM, Bates DM.** Counting deaths due to medical errors-in reply. JAMA. 2002;288:2405.
21. **Newman-Toker DE, Pronovost PJ.** Diagnostic errors—the next frontier for patient safety. JAMA. 2009;301(10):1060-2.
22. **Shojania KG, Burton EC, McDonald KM, Goldman L.** The autopsy as an outcome and performance measure. Evid Rep Technol Assess (Summ). 2002;1-5.
23. **Brennan TA, Leape LL, Laird NM, Hebert L, Localio AR, Lawthers AG, et al.** Incidence of adverse events and negligence in hospitalized patients. Results of the Harvard Medical Practice Study I. N Engl J Med. 1991;324:370-6.
24. **Studdert DM, Mello MM, Gawande AA, Gandhi TK, Kachalia A, Yoon C, et al.** Claims, errors, and compensation payments in medical malpractice litigation. N Engl J Med. 2006; 354:2024-33.
25. **Weeks WB, Foster T, Wallace AE, Stalhandske E.** Tort claims analysis in the Veterans Health Administration for quality improvement. J Law Med Ethics. 2001;29:335-45.
26. **Trowbridge RL, Dhaliwal G, Cosby KS.** Educational agenda for diagnostic error reduction. BMJ Qual Saf. 2014;22 Suppl 2:ii28-ii32.
27. **Institute of Medicine.** To Err Is Human: Building a Safer Healthcare System. Washington, DC: Academy of Sciences; 1999.
28. **Durning SJ, Artino AR.** Situativity theory: a perspective on how participants and the environment can interact: AMEE guide no. 52. Med Teach. 2011;33:188-99.
29. **Henriksen K, Brady J.** The pursuit of better diagnostic performance: a human factors perspective. BMJ Qual Saf. 2013;22 Suppl 2:ii1-ii5.
30. **Horowitz R, Gramling R, Quill T.** Palliative care education in U.S. medical schools. Med Educ. 2014;48:59-66.
31. **Radwany SM, Stovsky EJ, Frate DM, Dieter K, Friebert S, Palmisano B, Sanders M.** A 4-year integrated curriculum in palliative care for medical undergraduates. Am J Hosp Palliat Care. 2011;28:528-35.
32. **Bowen JL.** Educational strategies to promote clinical diagnostic reasoning. N Engl J Med. 2006;355:2217-25.
33. **Eva KW.** What every teacher needs to know about clinical reasoning. Med Educ. 2005;39:98-106.
34. **Ilgen JS, Humbert AJ, Kuhn G, Hansen ML, Norman GR, Eva KW, et al.** Assessing diagnostic reasoning: a consensus statement summarizing theory, practice, and future needs. Acad Emerg Med. 2012;19:1454-61.
35. **Lucey CR.** Medical education: part of the problem and part of the solution. JAMA Intern Med. 2013;173:1639-43.

訳者コメント

ヒト vs. 最高の診断マシーン，どちらが優れている？

各頭脳ゲームやシミュレーションなどで，人工知能がヒトに勝ったという報告が後を絶たない。同様に，頭脳戦ともいえる診断という一連の行動において，それでは機械はヒトに勝るのだろうか？ ある患者に起こっている現象に出合ったとき，その後の診断をつけるプロセスは2つのステップに分けられると考えられる。それは，情報収集のステップと，集めた情報を実際に考えて診断名を絞っていく，または導き出していくステップである（もちろん現実的には，この2つのステップは完全に時間的な前後関係で切り分けられるわけではなく，たとえば，病歴を聞きながら直観的に診断を行う，など同時並行に行われることもよくある）。仮に，診断がアルゴリズム化され，高度で精度の高い診断アルゴリズムが存在したとする。これは上述の診断プロセスの後半の，集めた情報を処理するプロセスだが，仮にその精度の高いシステムを突き詰めたとすれば，入れた情報が正しければすべて正しい解答（診断名）を生み出すほどのものになるだろう。

一方，前半のプロセス，つまり情報を集めてくるプロセスはどうだろうか？ 情報を集めるうえでの基本は，病歴や身体診察による主観的・客観的情報である。仮に情報収集を機械に任せるとしても，相手はヒトである。病歴については特にクリアで微細な病歴を集めて再現することが，果たしてどこまで機械に可能だろうか？ 病歴の技術にはいまだ言語化しにくいアートが多く存在し，それは「間合い」だったり「雰囲気」だったりと言語化・定量化できない要素を含んでいる。これら「人間らしいコミュニケーション法」を経験的に自由かつ微細にコントロールできるヒトはやはり機械に比して分があると思われるため，診断という一連の行為は機械任せにするわけにはいかないかもしれない。また，話を聞き，診察をして情報を集め，そして（たとえ機械の力を借りながらでも）行った診断を患者に伝え，共同でshared decision makingしていくという医療の形がすべて機械と患者の間で行われていたらどうだろうか？ 機械がどこまでもヒトの能力に肉薄し，それを超える日が来るかもしれないが，どこまでを任せ，どこまでを任せないかという決定はヒトがする決断である。

2 臨床推論の指導で考慮すべき理論的概念

Temple A. Ratcliffe, MD, FACP・Steven J. Durning, MD, PhD, FACP

臨床推論を成功させることは医師のパフォーマンスで必須といえます。臨床推論の定義や説明にはさまざまなものがありますが，臨床推論には，医師が現場の情報を観察し，収集し，分析するための認知作業が必要であり，それが患者の特定の状況や好みを考慮した医療行為につながるという見解では一致しています[1,2]。臨床推論のような複雑な議論はすべて，定義や特徴，理論的概念を定めることから始めなければなりません。これらの重要な要素がまさに，「臨床推論」の理解を難解にしている点でもあります。その1つの理由としては，私たちが現在行っている臨床推論の概念化は，多くの研究分野や多様な見解から発生してきたものであることが挙げられます。「臨床推論」を意味するさまざまな用語が，その多くが関連性はあるものの概念的には異なる現象であるにもかかわらず，互いに言い換えが可能なものとして使われています。

本章では読者の臨床推論の指導や学習に役に立つように，多様な分野からいくつかの理論的概念を簡潔にまとめていきます。網羅的に説明することが目的でなく，ここでは私たちが今日の臨床推論の理論，研究，そして実践について最適だと信じている理論的概念を選んでいます。この複雑な事象を理解するうえで私たちがどこにいるのかを把握する一助となるように，いくつかの時代の主な発見に焦点を当てながら，まずは臨床推論の過去の概略を振り返ることから始めていきます。

重要ポイント

- 臨床推論についての私たちの理解は，心理学や専門技術，教育などのさまざまな分野の理論によってもたらされている。これらの分野により臨床推論の指導の支援が可能になる。
- 多くの学者が現在臨床推論を，認知的・非認知的領域のいずれをも有し，また，個人的要素ではなく社会的要素であるとみなしている。
- 背景特異性とは，内容的には症状が同一である（またはほぼ同一）と思われる2人の患者に会うときの医師のパフォーマンスの個人差を意味し，これが臨床推論の指導をさらに難解にしている。
- 教育施設は，学習者が質の高い訓練を行う機会を最大化できるよう，学習環境を再構成する必要があるかもしれない。
- 二重プロセス理論は，臨床推論のカリキュラムでは，非分析的・分析的推論の両方を確立することに焦点を当てるべき，と示唆している。

次に，認知的および非認知的，個人的および社会的な多くの理論について触れ，現代の理論的発見や挑戦（背景特異性の問題など）について検討します。短く要約して締めくくるとともに，私たちの視点からこの分野に関する次のステップについての概要をまとめます。そして，本章を通して実用的な例もいくつか紹介します。また，読者には，本章の概念をさらに深く理解するため4章と5章を

しっかり読んでいただくことをお勧めします。

臨床推論の現在に至る経緯

臨床推論とその評価(**6章**参照)については，過去数十年間にわたり，主流となった仮説と並行して多くのアプローチが探究されてきました．本章では，これらのテーマの最重要部分と，その基盤としてそれぞれの時代をつくり上げてきた理論的観点について概要をまとめます．

一般的な問題解決の時代

1960年代，学者たちは，臨床推論を極めるということは問題解決のエキスパートになることであり，その技量は，初心者と比べて明らかに優れている専門技術であると信じていました[3]．この考え方は，教育的文献で広まっていた見解と時を同じくして起こりました．臨床推論とはある種の問題解決であると信じられていて，問題解決とは一般的に指導可能なスキルであり，特定の問題の内容(1人の患者の疾患の状態など)にかかわらず，優れたパフォーマンスにつながるものとみなされていました．しかし結局，この考え方には問題があることが明らかになりました．

たとえば，認定専門医の候補者の評価にこれまで米国で用いられていた患者管理の問題(Patient Management Problems)[4,5]や，その他の「長いケース(long case)」の検証では，1つの問題または症例で得られたスコアが，必ずしもその後の問題に関するパフォーマンスを予測するものではないことが証明されました[6]．これらの患者管理の問題では，症例間の個人のパフォーマンスの信頼度または再現性が0.1〜0.3の範囲(参考までにいうと，信頼のおける評価の目標は少なくとも0.6〜0.8)でした[6]．これは，1人のエキスパートの症例間の相関性が低かったことを意味しています．さらに，同じ症例についてのエキスパート間の相関性も低い，という結果が得られました．診断というパフォーマンスにおけるこの症例間の変動性から，内容特異性(症例の診断などの臨床パフォーマンスは特定の症例の内容と関連している)という概念が生まれました．現在では，実際のパフォーマンスの変動性は，各症例の内容の違いを超えたものであると理解されています(症例の内容に加え，他の要素がどのように診断推論のパフォーマンスに影響しうるかを説明することで，内容特異性の概念を基盤として背景特異性が成り立つことが示されています)．

問題解決が，さまざまな問題や患者の状態に対して等しく応用できる一般的スキルであると考えられていた当時，これらの発見は意外ともいえるものでした．しかし，よく考えてみると，これは意外なことなのでしょうか？　優秀な診断医として認知され，一般的な問題解決能力が非常に優れていると期待されている医師に，患者ではなく車の機械的な問題の診断にチャレンジさせることを想像してみてください．一般常識からいっても，明らかに内容は重要です．特定の状況下の優れた医師のパフォーマンスは知識のほかにも，本人の経験や最近の睡眠パターン，そして，患者特有の状況，つまり背景的なことによっても変わってくる場合があります[7,8]．これらの考察から，臨床推論が単に一般的な問題解決能力またはその特性である，という考えは棄却されました．

知識の体系化という専門技術

患者管理の問題やその他の評価法について最初の検討(およびその後の弱点の判明)が行われた後,臨床推論アセスメントの研究は新たな時代へと移りました。スキルや特性としての臨床推論能力(一般的な問題解決能力など)に焦点を当てる代わりに,研究者らは知識の習得や体系化に注目しました。コンピュータや人工知能が登場したのとほぼ同時期に,プログラミングの論理に影響を受けた情報処理モデルが医学教育に応用されました。その目標は臨床推論プロセスのモデルを提供し,それについての理解を深めることでした[9]。情報処理理論により,知識の体系化(知識がいかに記憶のなかに体系化されるかなど)の研究が進みました[10]。情報処理理論では,この知識がコンピュータプログラムの整理されたモデリングに似ているほど,臨床推論の効率が上がり診断の成功につながることが示唆されました。新たに登場したこの理論は,疾患スクリプト理論(ある疾患にみられうる臨床症状や所見についての心理的なイメージ)[11]や,認知負荷理論(コンピュータ同様,脳にも,情報に順応してそれを処理する能力に限界があるということ)[3]の研究と同時に出現しました。言い換えれば,概念としての情報処理理論は,記憶のなかの知識表現に基づく数々の理論や,記憶のなかに知識を取り込み,保持し,それを呼び出すことを導くプロセスの数々と同時に出現しました。

このことから,焦点は指導可能な一般的スキルとしての臨床推論から,作業の限界や短期記憶に注目し,記憶のなかに知識を取り込み,蓄え,体系化し,それを呼び出すことを導くプロセスを充実させることへと移行しました。そして,知識を体系化すること,もしくは,1つの情報の手堅さや情報同士のつながりを獲得して体系化するという専門技術が,臨床推論評価の研究で広く用いられる枠組みとなりました[3]。しかし,知識の体系化や獲得に注目することは,背景特異性の根本的な発見をそのまま説明することにはなりません。ある人物が,特定の症状や所見,疾患についての知識や,それに関する質問に答えるだけの知識体系を有していたとして,なぜ,その知識を類似症例,さらには全く同じ症例に当てはめることができなかったのでしょうか? この疑問に答えるためには,背景特異性を説明しうる新たな理論的な視点が必要です。特筆すべきは,知識の体系化に焦点が当たっているという制約があるにもかかわらず,異なる情報処理理論の数々が今日もなお,理論的見解として主流になっているということです。

「状態」としての臨床推論的専門技術:背景特異性および状況理論

背景特異性に由来する難しさに対して,おそらく部分的にでも,研究者は問題解決に取り組む者(または診断する者),個人の能力の枠だけでなく,環境や他の参加者(患者や家族など),そして解決する問題(患者の症例)と本人のかかわりにも目を向け始めました。状況理論などの社会的認知理論がこの研究から浮かび上がりました。状況的認知では,認知または思考は,それぞれの患者との出会いの特異性のなかに存在する(または位置づけられる)とされています[12]。これによると,患者との出会いはいくつかの要素,つまり個人(患者,医師,他の医療スタッフ)と環境またはシステムに分けられます。この理論では,これらの要素が相互作用して転帰(この場合は臨床推論による診断)が生じるということであり,推論は医師の頭のなかだけで起こるものとはみなされていません。状況的認知(および他の状況理論)には症例の内容以外の要素が含まれるため,背景特異性を

探る方法を手に入れることになります。この状況的観点から専門技術に関する問題を再検討する研究が行われ，最近では，特性(1つの分野の一般的「スキル」とみなされる専門技術)としてではなく，むしろ状態(状況によって左右されるもの)として専門技術を捉えるようにもなっています[1]。言い換えれば，専門技術を状態という枠に収めることは，専門技術が患者や医師，診察の環境的要素(特定の状況)に特有のものである，と論じることになります。状況理論は，認知的に独立した立場の臨床医という従来の見方を，他の医療従事者や患者，環境など，診断能力に大きく影響を与える存在と交流する臨床医という見方に変えました。

臨床推論の理論的観点

それでは，臨床推論へのアプローチを形成するに至った特定の認知理論について検討してみましょう。これらの理論は，教育心理学や認知心理学，教育，専門技術，注意力，努力に関する文献から生まれてきました。

診断における専門性および専門家のパフォーマンス

臨床推論と関連した理論的概念のいくつかは専門技術に関する文献に由来しています。それらの概念の1つに，専門家のパフォーマンスは，一定の作業を効率的かつ効果的に行うための認知プロセスを観察し管理する大量の経験や知識，技術を蓄える力によるところが多い，という概念があります[13]。さらに専門技術は，その領域の内容に関する知識とも密接に結びついています。つまり，専門家のパフォーマンスには(情報処理理論でも述べたとおり)内容特異性についての豊富な知識の基盤が必要だ，ということです。このことは，実際の臨床のなかで医学生や研修医だけでなく現場の医師への指導や評価の方法にも適用できるでしょう。この観点から，知識の基盤に関する試験〔米国医師国家試験(United States Medical Licensing Examination：USMLE)や専門医試験〕が実施され続けていますが，それはその試験が臨床推論のパフォーマンスと関連しうることが理由だからです[14,15]。内容特異的な知識は必要ですが，一方それだけでは十分ではない，ということもいえます。それならば，他に何が必要なのでしょうか？　その答えの1つは，質の高い訓練を行うことかもしれません。

質の高い訓練の理論では，専門家のパフォーマンスはある活動の各要素で継続した(1万時間以上)熱心な取り組みをする結果もたらされるとされ，その活動は少なくともはじめのうちはコーチやメンターの指導のもと行われることになります。この理論では，臨床推論における専門家のパフォーマンスは，個人が特定の事柄(予想される状況の範囲で患者を診断し治療すること)について，努力(慎重な観察 vs. 単純な観察)によって，学習者に対し実質的なフィードバックを与える指導者による指導のもと(少なくともはじめのうちは)取り組むことで生じるもの，とされています。優れたパフォーマンスを習得するための1つの手段としての質の高い訓練については，運動競技や音楽，チェスなどのさまざまな分野でも言及されています[16]。

研修中の医師教育では，質の高い訓練の理論は何を意味するのでしょうか？　表2-1は，質の高い訓練の理論ならびに本章で触れたその他の理論の観点から，

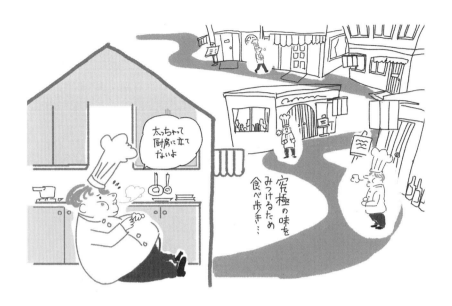

　臨床推論を教える際の指導内容として考えられるものを一覧にしたものです。医学生が臨床推論に求められる要素(例：病歴，身体所見，検査結果の解釈)について質の高い訓練を行い，それを臨床現場で患者の評価に応用しなければならないことは明らかです。そして，スキルを向上させるため，そのパフォーマンスについて経験豊かな指導医からのフィードバックを得ることが必要となります。訓練を受ける者にとっては，このプロセスが難しく感じられるかもしれません。しかし，専門的な臨床推論を行えるようになるための近道は存在しません。そのため，専門技術の質の高い訓練の観点からは，大量の知識は必要であるものの，優れたパフォーマンスには十分でないといえます。優れたパフォーマンスを行うためには，知識のほか実践(質の高い訓練)も必要になります。

　医学教育の観点から，質の高い訓練の理論には潜在的な意味合いがあります。俯瞰的な視点からは，医学部や大学院，そして医師の生涯教育において甚大な影響があります。たとえば，米国では，過去10年あまりの大学院における医学教育の学習時間の改正では，医学生が患者に費やす時間も，患者との交流の性質も大きく変わりました。質の高い訓練の観点から，これらの変更(学習時間が減少し，患者との交流やファカルティによる指導の時間が切り詰められたこと，など)の結果，「指導時間」が減り，それにより質の高い訓練も削減されたかどうか，を問うことが重要です。一方，近年注目されている医科大学における縦断的カリキュラムの経験(縦断的に組み込まれた臨床実習)は質の高い訓練の理論と一致しており，数週間ごとに指導者が替わるのとは対照的に，限られた数の経験豊富な指導者で大きな効果が生み出されることが期待されています[17]。このように，質の高い訓練の理論では，より個人的なレベルにおいて，医学教育の意味合いが大きくなります(実際の詳細については**8章**を参照)。

　質の高い訓練の理論における重要な教えの1つとして，活動の各要素で熱心な訓練を行うことが挙げられます。臨床推論の要素はすでに述べられているとおり，数多く存在し普遍的に皆が一致した理解をもっているわけではありません。

表 2-1　臨床推論の指導に応用できる理論およびその例

質の高い訓練	●縦断的な指導 ●どの臨床行為を練習するかを特定（内容・状況に依存） ●診断をする際に，関連する所見とそうでない所見を見分けたり，典型的な症状とそうでない症状を区別したりするのに役立つ ●共通の原因や概念の全容を重視する ●今後の実習の改善に向けて，こまめにフィードバックが与えられる
知識の体系化（スクリプト理論）	●課題を比較対照させる 　・例：拡張機能障害は収縮期とどのように異なるか？ ●患者症例のプロトタイプを作成する 　・例：急性間質性腎炎を伴う患者の症状はどのようなものか？ ●症状のキーフィーチャー（重要な特徴）を変更する 　・例：それによって研修医の鑑別診断がどのように変わるか？ ●アルゴリズム・フローチャートを作成する ●考えを口にする
二重プロセス	●非分析的戦略と分析的戦略について明確に指導する ●学習者に分析的思考と非分析的思考の両方を使用するように促す
認知負荷	●学習者に考える時間を与える 　・例：意図的に間隔をあける ●重要概念について複数回異なる方法で議論する ●同一の問題や診断に何度も戻る ●成功した例を挙げる（「解決した」症例など） ●プロトタイプから始め，徐々に複雑にしていく ●徐々に確実性を上げていく ●フィードバックを制限する（学習者を追い詰めない）
モチベーションと感情（例：統制価値理論）	●学習環境を最適化する 　・例：極度の疲労や睡眠不足を減らす ●臨床実習を最適かつ適切なものとする 　・例：適切なサポートを提供する 　　　徐々に単独で行わせる（責任を増やす） ●学習に感情をこめる 　・例：意味深い「ストーリー」（患者について，など）を話す ●学習者が診断や治療にコミットするように励ます 　・例：注意を喚起し，情動を高揚させる
状況理論	●包括的な理論として，上記のすべての推奨事項が該当する

　それでも医学教育者の間では，臨床推論のある一面についてはコアとなる要素であるとして合意に至っています。

例：
呼吸困難を主訴とした心不全の既往をもつ成人患者へのアプローチでは，診察を適切に行い，それを解釈することが，正しい診断に至るために最重要といえます。特に，一部の診察（頸静脈圧を正しく測定する，肝頸静脈逆流を調べる，心臓の第 3 音を聴診する，など）は，初心者や中級レベルの学習者には難しいものですが，この検査が正しい診断の鍵となることも多くあります。これらの要素を特定することにより，あるいはこの場合では臨床推論プロセスにおける小項目を特定することにより，フィードバックや指導が伴った直接

的で特定の努力が必要な訓練に力が注がれることになります．入院患者ケアにおける訓練では，目標となるこのような要素を1つ以上明らかにするのに2～4週間を要することもあります．このように，質の高い訓練を行うことで，指導者は学習者が，将来，類似症例に遭遇した際に役立つ「道具箱」をつくり上げる手助けを行うことができます．

認知理論
二重プロセス理論

二重プロセス理論は，推論に使われる2つ（二重）のプロセスを意味します．この理論は最近，ダニエル・カーネマン（Daniel Kahneman）による著作「ファスト&スロー（Thinking, Fast and Slow）」で広く知られるようになりました．カーネマンは，経済理論に二重プロセス理論を応用しました（彼はこれによりノーベル賞を受賞）．簡単にいえば，二重プロセス理論では，2つのプロセス，つまり，速い思考と遅い思考が存在する，と定義されています．速い思考（非分析的推論でⅠ型，システム1思考としても知られ，いずれも同義語）は素早く，潜在意識下で，典型的には努力を要さずに行われる思考と考えられています．この非分析的理論は，パターン認識（一見したところの暫定診断）ならびにヒューリスティクスを意味します．ヒューリスティクスは，認知的な近道，もしくは経験則で努力を必要としないものです[3,18]．パターン認識の最もわかりやすい例は視覚的な（医学文献では皮膚科学分野が多い）ものですが，パターン認識は五感のすべてから発生します．パターン認識（非分析的理論）の例としては，動悸（単独では幅広い鑑別診断に関与する症状である）を伴う患者を診察して，すぐにグレーヴス（Graves）病〔バセドウ（Basedow）病〕の特徴またはパターン（眼球突出や安静時の微小な振戦，甲状腺肥大を伴う動悸，など）であるとわかることなどが挙げられます．また，肥満成人の多飲症および多尿症が2型糖尿病によるものであると，ただちに潜在的認知を行うことも，パターン認識のもう1つの例といえます．発熱と頭痛，精神状態の変化を呈する患者が髄膜炎であることや，発熱および関節の1か所に急性の腫脹がみられる患者が化膿性関節炎であると困難なく思いつくことが，経験から得たヒューリスティクスの思考です．

一方，遅いまたは分析的な思考（Ⅱ型またはシステム2の思考であると知られる）は，労力を要する意識的なものであると考えられています．分析的推論の例としては，肺塞栓症が疑われる患者にベイズ（Bayes）的アプローチを使用したり〔ウェルズ（Wells）スコアで事前確率を推定し，CTアンジオ（computed tomographic angiography）で陽性所見を得る尤度比を適用して事後確率を求めるなど〕，患者の酸塩基の状態を調べたりする〔アニオンギャップを求める，ウィンター（Winter）の計算を行う，delta-delta gapを求めるなど〕こと，などが挙げられます．

二重プロセス理論では，これらのプロセスが，タスクの性質に応じてどちらもさまざまな割合で臨床推論に使用されるとしています．特に非分析的推論では，限られた作業記憶のなかで認知プロセスのスペースに余裕ができます．診断における専門性は，ある意味，分析思考から非分析的思考への移行に依存すると考えられます．この移行には質の高い訓練が必要であると考えられるため，一般的スキルというよりむしろ，適応現象としての専門技術を理解することにつながります[16]．これらの概念については以下で詳細に触れます．

例：
臨床推論の指導における一般通念では，かつて，初学の学習者は省察（または分析的推論を優先し使用する）しながら，「ゆっくり」症例全体を考察するほうがプラスとなる，とされてきました。そうすることで，初心者が陥りやすいバイアスを避けられる可能性があると考えられたためです。しかし，この領域の研究は，パターンを探すことと分析的に省察する（症例のどの局面がパターンに当てはまらないかを考える）ことを両方行うよう学習者を指導することが最適なアプローチであることを示唆しています[19]。重要なのは，非分析的思考も分析的思考も，学習者を認知エラーに至らせる場合があるということです。これについては，4章にて詳細に触れます。

認知負荷理論

二重プロセス理論と同様に認知負荷理論も情報処理理論である一方，ヒトの限られた認知構造の性質に焦点を当てています。つまり，それは短期作業記憶が1回に処理できる情報の数が限られているという，再現性のある事実です[20]。認知負荷理論の原理では，なぜ，電話番号が7桁なのかが説明されます。これは短期作業記憶にとどめられるのは，分野にもより，7±2または4±2の情報のみであるためです。この制限を克服するには，記憶の「塊」の情報をより大きなユニット（セマンティック・クオリファイアーとカプセル化からスクリプトへ，詳細をのちに記述）に収めて，保管やアクセスを楽にすることです。チャンキングには長期作業記憶（long-term working memory：LTWM）が用いられますが，これは短期作業記憶とは反対に，容量に制限はありません。これにより，経験豊富な臨床医は限られた診察のなかでより多くの情報を得て，効果的かつ効率的に（十分に余裕をもって）患者の診断や治療に至ることができます。

例：
脳をコンピュータのようなものだともう1度仮定してみましょう。作業記憶は特定の時間（7±2）でファイル容量の限られたプロセッサー（RAMなど）です。これらの7±2のファイルや文書はそれぞれ1～2文ほどの情報である場合もあれば，（チャンキングやLTWMの使用により）1章全体であったり本であったりする場合もあります。文書が2～3文の文章なのか1冊の本なのかにかかわらず，同容量の認知スペース・作業記憶・RAMが使用されます。それは，LTWMは容量が無制限であると信じられているためです。優秀な上級医が部屋に入るやいなや複雑な診断を行い，患者やその家族の要望に（余裕をもって）応えることができるのはそのためです。つまり，その医師は「文書」として記録されていた大量の情報を利用しているか，作業記憶の制限を超えていない程度の作業記憶スペースを利用しているのです。知識の体系化または「チャンキング」については，次のセクションで詳細に触れます。

カプセル化とセマンティック・コンピテンシー

セマンティック・クオリファイアーとは，抽象的で二元的であることが多い用語で，患者の情報を分類，整理してまとめるために，症状や徴候の意味，病理的過程，または疾患を狭め，特定することに有用です[21,22]。セマンティック・クオリファイアーの効果的な使い方は，**セマンティック・コンピテンシー**と呼ばれています。

例：
過去2年間，深く息を吸い込むと悪化する，鋭く刺すような突然の胸痛を3回にわたり発症したエピソードをもつ42歳の男性を，「再発性の急性胸膜炎性胸痛を呈する42歳男性」と表現すること(共通の特徴を明確に表す再発性，急性，胸膜炎性という3つのセマンティック・クオリファイアーを使用)。

　それぞれの用語(チャンク)には大量の情報が含まれており，セマンティック・クオリファイアーを用いることで学習者は疾患スクリプト(病気の「ストーリー」やその症状のメンタルイメージ)をより明確にとらえることができます。ある研究では，チャンキングを理解しているにもかかわらず，セマンティック・クオリファイアーの使用を医学生に指導することは，診断精度の向上につながりませんでした[23]。この結果は，認識されたセマンティック・クオリファイアーと関連する診断を単にリストアップするだけでなく，それについての詳細な知識が正しい診断を行ううえで重要であることを示唆しています。セマンティック・クオリファイアーと関連づけて，カプセル化とは，一連の臨床症状および/または所見を病態生理学的概念もしくは症候群にまとめることを意味します[24]。たとえば，**うっ血性心不全**とは，起坐呼吸や発作性夜間呼吸困難，頸静脈圧上昇，心臓の第3音などの症状や徴候を特徴とする心機能障害をカプセル化したものです。一連の臨床所見を症候群としてカプセル化している経験豊富な臨床医は，他のデータに費やすことができる短期作業記憶の貴重な容量をより多く使用することができます。カプセル化および，セマンティック・クオリファイアーの使用は，ともに知識のチャンキングに関連していると考えられています。理論上は，学習者がチャンクを形成することができるよう，指導者はこれらのカテゴリーや用語について指導するのがよいでしょう。チャンクとして最高の形はスクリプトで，これはスキーマの一種でもあります(表2-2)。

表2-2　異なるレベルの臨床的知識のチャンキング

用語	定義	例
セマンティック・クオリファイアー	通常は二元性で抽象的な記述子	急性 vs. 慢性，単発 vs. 多発
カプセル化	スキーマや疾患スクリプトとなりうる潜在的な病態生理学的メカニズム	心不全，敗血症，病態生理学的原因(虚血性，出血性など)のラベリング
チャンク	情報や知識を集めて組み合わせたものの総称。大きさも構造も大きく異なり，現在進行で知識や経験が増えていくことに影響される	セマンティック・クオリファイアー(急性 vs. 慢性など)から詳細な疾患スクリプト(模範例)までと幅広い
スキーマ	チャンクをより大きく整理して，定義を明確にしたもの	レストランに入るときに何を予想するか(ウェイター，支払いなど)
疾患スクリプト	スキーマの特定の形(医学的内容)	レンサ球菌性咽頭炎(咳を伴わない滲出性咽頭炎，発熱およびリンパ節腫脹)

スキーマとスクリプト理論

スキーマとは，情報を整理し解釈するのに有用な心理的構造です。大きな情報の塊によって構成されており，医学では通常，疾患スクリプト理論のトピックのなかで使用されています。診断上の疾患スクリプト（一種のスキーマ）は，特定の診断に関する症状や所見の情報を幅広く含んでいると考えられています。また，スクリプトは動的であり，経験によって形づくられ，臨床行為を通して継続的に洗練されたものになるとも考えられています。

疾患スクリプトは以下のように，臨床推論で使用される際に理論化されます。医師が最初に患者を診察する際に，言葉による刺激，または言葉によらない刺激が，さまざまな（潜在的な）診断上の疾患スクリプトの作成を促進します。労力を要さない（速い思考または非分析的な）このプロセスは，**スクリプトの活性化**と呼ばれています（スクリプトの活性化は労力を要する分析的思考でも起こりうることに留意）。1つのスクリプトだけが活性化するような場合（例として胸膜炎性胸痛の心膜炎など）もあり，そのような場合は正しい診断に至るものと考えられます。他の多くの場合には，複数のスクリプトが活性化されるため，理論的には，さまざまな疾患スクリプトを労力をもって（または労力を使わずに）比較対照し，最も可能性の高い診断を選ぶことになります（**スクリプトの確定**）。もちろん，初めての診察ではスクリプトが活性化されない場合，または，ただちにすべて除外してしまうような場合もあり，スクリプト以外の方法による診断に逆戻りすることもあります。

例：
スクリプト理論は，臨床推論において学習者のエラーを「診断する」枠組みを提供するために用いられてきました[25]。スクリプト活性化のプロセスに沿って段階を踏むことにより，指導医は，学習者がどこでつまずいているのかを知ることができるでしょう。このアプローチにはメリットがあるかもしれません。一方，読者は，スクリプト理論で起こる心理的なプロセスのほとんどは，ある意味無意識のうちに行われていると認識する必要があると思います。事後（学習者による症例提示後など）に学習者の臨床推論を分解すると，バイアスが明らかになったり，潜在的な思考プロセスをたどることができなかったりする場合があります。したがって，プロセスを明確な段階に分けて学習者を診断することは，プロセスの近似であるか，またはプロセスのモデルであるといえます。これらの詳細な考察については4章を参照してください。

背景特異性の問題

これまで論じてきたすべての理論は，主に個人に基づいたものであるにすぎず，医師（意思決定者）に焦点を当てているものです。前述のように，これらの理論は学習者にとって有用な方法を提供してくれる可能性がありますが，それぞれの理論に従って実践することに1つ問題があるとすれば，それは背景特異性の現象です[8]。背景特異性は，この分野（およびそれ以外の分野）においていくつかの社会理論をもたらしており，患者や医師，その他の人々，ならびに実習や設定の間でのかかわり合いや，それが学習者の臨床推論にいかに影響するかについて，以前よりも注目されるようになりました。したがってその基盤となる理論では，医師だけではなく，医師がどのように患者やその他の環境とかかわり合うかについ

ても強調されています。この観点から臨床推論を教えるということは，学習者を指導する以上のこと，つまり，医療システムや文化のほかにも，特定の状況下におけるチームや環境，参加者同士のかかわり合いにまで目を向ける必要があると考えられます。これについては，社会理論に関する以下のセクションで詳細に論じます。

非認知理論

比較的最近になって知られるようになったのは，非認知的な個人的特性が認知に影響するということです。しかし，特性を認知的・非認知的と分類するのは，研究目的の単純化またはカテゴリー化であり，神経生物学に基づくものではありません。たとえば，記憶に対する感情の影響力の例（プロトタイプの非認知的な例）として，2011年の9/11に何をしていたかを考えてみてください。おそらく，何をしていて，なぜそうしていたかを明確に述べることができるでしょう（まるで昨日のことのように）。昨日の午前9:03に何をしていましたか？　詳細に答えることはできないのではないでしょうか（ちなみに，9:03は世界貿易センタービルに2機目の飛行機が墜落した時間でした）。感情を組み入れることで学習力が上がることがあり，一方，学習や記憶の妨げともなります。また，質の高い訓練を行う裏にはモチベーションがあることは明確です。強いモチベーションがなければ，人は1万時間も訓練に労力を費やして専門技術を身に着けようとは思わないでしょう。

統制価値理論

モチベーションや感情に関して最も有力な理論は統制価値理論です[26]。この理論では，ヒトの感情やモチベーションや活動が私たちのパフォーマンス（この場合は臨床推論）に影響するとしています。感情を促すもの（楽しみなど）もあれば，抑制するもの（退屈やフラストレーションなど）もあります。とりわけ，負の感情がすべて学習を妨げるわけではありません。実際に，学習者が押しつぶされない限り，わずかな負の感情がパフォーマンスを向上させることもあります（改めて，統制価値理論と認知負荷理論の理論間での相互作用について示しています）。統制価値理論には3つの要素が組み込まれています。

- **モチベーションに基づいた信念**：目前の活動の価値（タスクの価値）
- **自己効力感**：タスクを行えるという自信
- **達成目標**：mastery vs. performance。「A」評価を得ようとするよりも能力を高める目標のほうが得られるものが多い（パフォーマンスに基づくモチベーション）。

統制価値理論では，教育的環境は学習者の現時点での能力を踏まえて，自己効力感を引き出すために学習者のモチベーションを最大限に高めるような，達成可能な課題を確実に与えるべきであることを示唆しています。さらに，指導者は学習者の感情に寄り沿うべきであるとしています。

例：
病棟やカンファレンス室の回診中，病棟チームで心不全の徴候や症状について論じるので

はなく，ベッドサイドで議論したり診察を実際に見せたりすることで，課題の確実性が向上します．

状況理論

状況理論(表 2-3)とは，これまで定義したように，参加者や環境，そしてそれらのかかわり合いを組み込んだ一連の社会認知的理論を意味します[12]．状況理論の1つの例として状況的認知が挙げられますが，これにより，臨床推論のような作業は，医師や患者，環境的な要素，とこれらの要素のかかわり合いに分類されます．転帰(この場合は臨床推論)は，これらの要素やそのかかわり合いのなかから生じると考えられています．もう1つの例は，状況的学習で(状況的認知と紛らわしいものですが)，「静的な」事実の習得と，学習としてのアイデンティティ形成や活動への参加の対比が強調されています．アイデンティティは，正統的周辺参加(legitimate peripheral participation)によって形成されます(徐々に責任を増やし，影響力を高めながらコミュニティーに参加することで，熟達した仕立屋や肉屋になることがその例．経験や知識を積むにつれ，行うタスクが増える)．分散認知(distributed cognition)は，集団の思考に関連する3つ目の理論的観点で，答えは個人の頭のなかにとどまらず，成功するためにはいく人かの参加者によるかかわり合いが必要となる活動が存在する，というものです(船員が船をどのようにナビゲートするか，など．この例はまさに分散認知の研究が始まった活動の1つ)．状況的学習には医学の師弟関係モデルと同様の特徴があり，そのシステムを向上させる方法(学習者の状況に応じて責任を増やすなど)を示唆していますが，他の2つの理論は，臨床現場の環境で臨床推論を教えるに当たり，医学教育者に学習者以外の要素への注意を喚起しています．

例：
学習者は患者ケアを行うなかで，よく電子リソース情報を利用します．状況的認知の観点では，これらの電子リソースは，学習者の臨床推論を補強するうえで妥当な方法です．この状況での指導ポイントは，これらのリソースの適切な使用(EBM(evidence-based medicine：根拠に基づく医療)の原則を用いるリソースのタイプやこれらのリソースを

表 2-3　状況理論 vs. 情報処理理論

理論	臨床推論プロセス	意味
状況理論	推論は，医師と患者，環境的要素の間での動的なかかわり合いとして生じる	・電子カルテや診療時間の長さなどの環境的要素は，ノイズではなく臨床推論プロセスに重要であるとみなされている ・相関は線形ではないため，小さな変化で結果が大きく変わることもある
情報処理理論	推論は，医師の頭のなかにある認知プロセスで，その成功は特定の知識とその構造に基づく．他の参加者や環境または設定は概して「ノイズ」とみなされる	・臨床推論のタスクは医師の思考のなかのみで行われ，外的要素はさほど重要ではないとみなされている ・インプットとアウトプットは概して線形の相関関係にあるとみなす

使用する適切な時間や場所など(初めて病歴をとったり診察を行ったりする際には必ずしも必要ではない，など))に焦点が当てられています。

状況の意識

状況の意識とは，観察者の周りの世界についての最新の理解として概念化されています。そして正式には，「ある一定の空間・時間的環境のなかの要素の認知とその意味の理解，そして，近い将来の状況予測」と定義されています[16]。また状況の意識は診療に際し，意思決定や医療行為を行うための情報を与えてくれます。個人のパフォーマンスのよしあしに影響する環境的要素には，必要な情報を提供するシステムの能力(多忙な実習のなかでの時間的制限など)や，どの情報が利用可能かを定めるシステムインターフェイスのデザイン(記録が使用可能かどうか，など)，システムの複雑性(患者数，症例数，サポートなど)，システムの自動化レベル(受け付けや看護師によるサポートや受診のトリアージ)，参加者のストレス，作業による負荷が含まれます。さらに，状況の意識には，参加者自身がもつ多くの要素や，空間的・時間的にパフォーマンスに影響する要素も含まれています。これらには，認識処理や注意力の限界，短期作業記憶の限界，予期バイアス，既存のスキーマへのパターンマッチングが含まれます。これらおのおのの特徴や相互作用に注意することが，研究や指導に示唆を与えるでしょう。

個人的理論 vs. 社会的理論および線形性

上記の社会理論には，循環的にかかわり合うことのできる，そして，実際にかかわり合っている複数の要素が含まれており，これらが非線形的となる可能性や，線形に近似しない結果をもたらしています。私たちの現時点での評価法が予想する結果が直線に近似すると想定する心理測定的な観点に大きく偏っているため，このようなアプローチは臨床推論のアセスメントの挑戦と同様に理論的です。臨床推論のアセスメントとその挑戦についての詳細な考察は，**6章**を参照してください。

現代の理論的挑戦

ここまで，教育心理学や認知心理学，教育，専門技術，注意力，努力に関する文献を含むさまざまな理論背景の視点から，臨床推論に関する現時点での理解について検討してきました。進歩はあるものの，これらの概念を初級学習者(医学生など)や，特に上級学習者の指導にどのように適用するのがベストなのかという理解については，いくつかの疑問(臨床推論プロセスへの加齢の影響など)が残っています。さらに，理論の多くは個人に焦点を当てており，インプットと臨床推論のアウトプットの間には線形の関係があることを想定している一方，ある理論では，個人以外の要素(社会認知的理論)にも焦点が当てられ，患者やその環境または診療背景全体についての重要性を高めています。これにより，非線形のアセスメントが可能となり(**6章**参照)，背景特異性について理解を深める機会が得られています。また社会理論は，指導者に対して，個人やチーム，環境や設定の要素，そして学習を容易にするための最適化に目を向けるよう促しています。さらにこれらの理論は，臨床推論の資格やその維持には，知識の試験以上のものが求められることを示唆しています。最後に，非線形性の観念や背景特異性の問題

は，臨床推論を探求する際に研究デザインや結果の解釈などの研究的視点から新たなアプローチについて考慮すべきだ，ということを指摘しています。

まとめ

本章の狙いは，臨床推論プロセスに関する現在の理解の基盤となっている多様な理論的概念例について簡単に紹介することでした．臨床推論プロセスの集合的理解において数多くのギャップが残っていることは明らかですが，このプロセスについて理解がより完全なものへと深まっているのもまた明白です．

文献

1. **Eva KW, Hatala RM, Leblanc VR, Brooks LR.** Teaching from the clinical reasoning literature: combined reasoning strategies help novice diagnosticians overcome misleading information. Med Ed. 2007;41:1152-8.
2. **Durning S, Artino AR Jr, Pangaro L, van der Vleuten CP, Schuwirth L.** Context and clinical reasoning: understanding the perspective of the expert's voice. Med Educ. 2011;45:927-38.
3. **Norman G.** Research in clinical reasoning: past history and current trends. Med Educ. 2005;39:418-27.
4. **McCarthy WH, Gonnella JS.** The simulated patient management problem: a technique for evaluating and teaching clinical competence. Br J Med Educ 1967;1:348-52.
5. **McGuire CH, Babbott D.** Simulation technique in the measurement of problem solving skills. J Educ Measurement. 1967;4:1-10.
6. **Elstein AS, Shulman LS, Sprafka SA.** Medical Problem Solving: An Analysis of Clinical Reasoning. Cambridge, MA: Harvard University Press; 1978.
7. **Eva KW.** On the generality of specificity. Med Educ. 2003;37:587–8.
8. **Eva KW, Neville AJ, Norman GR.** Exploring the etiology of content specificity: factors influencing analogic transfer and problem solving. Acad Med. 1998;73(10 Suppl):S1-5.
9. **Pauker SG, Gorry GA, Kassirer JP, Schwartz WB.** Towards the simulation of clinical cognition: taking the present illness by computer. Am J Med. 1976;60:981-96.
10. **Bordage G.** Elaborated knowledge: a key to successful diagnostic thinking. Acad Med. 1994;69:883-5.
11. **Charlin B, Tardif J, Boshuizen HP.** Scripts and medical diagnostic knowledge: theory and applications for clinical reasoning instruction and research. Acad Med. 2000;75:182-90.
12. **Durning SJ, Artino AR.** Situativity theory: a perspective on how participants and the environment can interact: AMEE guide no. 52. Med Teach. 2011;33:188-99.
13. **Feltovich PJ, Prietula MJ, Ericsson KA.** Studies of expertise from psychological perspectives. In: Ericsson KA, Charness N, Feltovich P, Hoffman RR, eds. Cambridge Handbook of Expertise and Expert Performance. New York: Cambridge University Press; 2006:41-67.
14. **Reed DA, West CP, Holmboe ES, Halvorsen AJ, Lipner RS, Jacobs C, McDonald FS.** Relationship of electronic medical knowledge resource use and practice characteristics with internal medicine maintenance of certification examination scores. J Gen Intern Med. 2012;27:917-23.
15. **Norcini JJ, Boulet JR, Opalek A, Dauphinee WD.** The relationship between licensing examination performance and the outcomes of care by international medical school graduates. Acad Med. 2014;89:1157-62.

16. **Ericsson KA, Charness N, Feltovich P, Hoffman RR, eds.** The Cambridge Handbook of Expertise and Expert Performance. New York: Cambridge University Press; 2006.
17. **Hirsh DA, Ogur B, Thibault GE, Cox M.** "Continuity" as an organizing principle for clinical education reform. N Engl J Med. 2007;356:858-66.
18. **Kahneman D.** Thinking, Fast And Slow. New York: Farrar, Straus and Giroux; 2011.
19. **Norman GR, Eva KW.** Diagnostic error and clinical reasoning. Med Educ. 2010; 44:94-100.
20. **Van Merrienboer J, Sweller J.** Cognitive load theory and complex learning: recent developments and future directions. Educ Psychol Rev. 2005;17:147-77.
21. **Bordage G, Lemieux M.** Semantic structures and diagnostic thinking of experts and novices. Acad Med. 1991;65:S70-2.
22. **Bordage G.** Elaborated knowledge: a key to successful diagnostic thinking. Acad Med 1994;69:883–5.
23. **Nendaz MR, Bordage G.** Promoting diagnostic problem representation. Med Educ. 2002;36:760-6.
24. **Schmidt HG, Rikers RM.** How expertise develops in medicine: knowledge encapsulation and illness script formation. Med Educ. 2007;41:1133-9.
25. **Bowen JL.** Educational strategies to promote clinical diagnostic reasoning. N Engl J Med. 2006;355:2217-25.
26. **Artino AR, La Rochelle JS, Durning SJ.** Second-year medical students' motivational beliefs, emotions, and achievement. Med Educ. 2010;44:1203-12.

> **訳者コメント**
>
> **状況理論と診断プロセス：カンファレンス慣れの落とし穴**
>
> 訳者の著作『診断戦略：診断力向上のためのアートとサイエンス』(医学書院，2014年)[1]にも書いたとおり，カンファレンスはオフ・ザ・ジョブ・トレーニングであり，現場のさまざまなノイズの交絡を排除して，思考過程が純粋に議論しやすくなる環境で行われる。診断の思考訓練には非常によいツールである。しかし一方，そのノイズこそが診断を難しくする要因（バイアス）である場合，必ずしもそのバイアスを排除したなかでの訓練を続けるだけでは実際の現場での診断の行為に耐えられるだけの戦略眼を鍛えることは必ずしもできないだろう。これはちょうど，カンファレンスに慣れてしまった熱心な医学生たちが，実際に臨床実習のなかで救急外来や新患外来に出てみて，または医師となって実際に現場に出てみて，自分の鑑別診断能力が現場で全く歯が立たなくなるという現象をよく経験することの説明にもなる。別の説明としては，カンファレンスベースで培われたピュアな診断思考は，状況理論的なノイズの「横風」のマネージメントを含めた柔軟性のある診断思考の訓練には向きにくいといえる。特に，複数のノイズが複合したような横風や，そのノイズが臨床現場にいなければ体感しにくいような種類のもの（患者の外観や雰囲気をはじめ，言語化しにくい状況，たとえば，コミュニケーションの困難さや現場の状況など）であればなおさらである。この点が，必ずしもオフ・ザ・ジョブの純粋な思考過程の訓練だけでは診断思考・推論の訓練が成り立ちにくいことを説明している。実際の現場は多くの場合，ノイズに満ちており，そのことからも，診断の思考でさえも現場での訓練が第一で，カンファレンスはその補足という位置づけが，診断思考・推論の力を健康的に鍛える環境となるといえそうである。

1) 志水太郎. 診断戦略：診断力向上のためのアートとサイエンス. 医学書院，2014年.

Section 2
臨床推論を教えるための理論を学ぶ

3 臨床推論のカリキュラム作成

Joseph Rencic, MD, FACP · Robert L. Trowbridge Jr., MD, FACP · Steven J. Durning, MD, PhD, FACP

臨床推論のカリキュラムを作成するに当たり，まずは「**臨床推論**」という言葉について定義しなければなりません。なぜなら，この言葉の説明が文献によってそれぞれ違っているからです。広い意味でとらえると，臨床推論にはさまざまなトピックが含まれる可能性があります。共同意思決定(shared decision-making)を用いて前立腺癌をスクリーニングするかどうかを決めたり(ある種の診断推論)，患者が抱える共存症や特定の遺伝・免疫マーカーを考慮しながら乳癌に対して最も適切な治療レジメンを決定したりする場合(ある種の治療推論)がその例です。また，臨床上の疑問についての複雑な数学的モデリングや，実施可能なスクリーニングや治療オプションについての費用対効果分析(ある種の診断推論や治療推論)といったものが含まれることもあります。しかし，本書では，診断を行うプロセス(診断推論)に焦点を当てます。このプロセスでは，診断を確立することを目標に，患者の病歴，身体所見，検査結果や画像診断結果，そして，治療に対する反応や時間経過を統合していきます。診断推論と臨床的意思決定の原則は重複していますが，2つのアプローチの違いは明らかにしておく価値があります。診断推論には，診断に至るまでと診断そのもののすべてのステップ(診断を確定する特定のプロセス)が含まれるのに対し，臨床的意思決定では通常，決定のステップに焦点が当てられます。

重要ポイント

- 臨床推論における領域のカリキュラムを開発することで，この分野を基盤的な「基礎科学」の域まで高めながら，教育の連続性のなかで一貫して臨床推論を強調することができる。
- カリキュラムの作成を，情報処理理論や社会認知的理論を含めた臨床推論のなかに組み込むべきである。
- システマティックなアプローチ〔カリキュラム作成のカーン(Kern)の6段階モデルなど〕を用いることで，カリキュラムの成功につながりやすい。
- 臨床推論のカリキュラムは，医学教育の早期段階で開始し，学習者が臨床経験を積むに従い，徐々に複雑にしていくようにする。
- カリキュラムには，臨床推論のプロセスに関する明確な指導と，指導つきの臨床経験を含むようにする。

歴史的にみて臨床推論を指導することと診断エラーを避ける方法を説明することは異なっています。その違いは主に，それぞれの領域の起源が違っていることに由来します。つまり，臨床推論は心理学や教育，専門性の高い文献で中心的に扱われていますが，診断エラーの研究は，主に昨今の患者安全の運動を起源としています。診断エラーを減らすことは，個人的な診断のパフォーマンス外の要素，特に，システムに関する影響(必要な検査を行うことができるか，検査結果

がタイミングよくかつ正しく報告されるか)に焦点が当てられることが典型的でした。しかし，臨床推論に対する環境の影響(システムに関する影響など)についてより配慮するようになって，この差は縮まってきています。この配慮は状況理論などの社会認知的理論や構成主義によってもたらされてきました。背景と認知を絡めることは重要な概念で，診断エラーと臨床推論という2つの領域を最終的に「融合する」ことにつながります。このように，臨床推論のカリキュラムに必要不可欠な概念の多くは，診断の信頼度を向上させ，診断エラーを減らすものでもあります。

カリキュラムを定義する

カリキュラムの定義は，指導者のさまざまな背景や考え方によります。実用的な観点から，私たちは「**カリキュラム**」を，医学生が与えられた訓練の段階で適切な能力を発揮できるように作成した正式な指導の内容，構造およびプロセス，と定義しています。この定義では，非公式なカリキュラムや「隠れた」カリキュラム("hidden" curriculum)は除きます。これについては本章では触れませんが，望ましい成果を上げるために明確に説明しておく必要があります。「**カリキュラム(curriculum)**」という言葉は，「競争」を意味するラテン語の "*currere*" からきています。したがって，本来の意味では，カリキュラムとは，指導や評価，フィードバックを通して教育的ゴールや目的を達成するために学習者が希望をもって行う競争，ということになります。

医学教育とカリキュラムのゴールはいずれも，患者に関することで指導医に「面倒をみてもらうこと」を必要としないところまで，学習者が着実に独立していくことを促すことです。臨床推論のカリキュラムに関しては，より信頼のおける状況において，学習者が徐々に自立するよう育成し，助けることが目標であり，そうなれば，患者を診療する際に指導医が立ち会う必要が少なくなっていくことになります。4年制大学における医学教育のゴールは大学院の医学教育のために備えること，そして，医学部の医学教育のゴールは医師として独立できるように備えることです。この観念は，ヴィゴツキー(Vygotsky)の「最近接発達領域(zone of proximal development)」と，時間をかけて足場(教育的サポート)を取り外すという教育概念からきています[1]。

ある教育施設における学習と指導に関する哲学は，その施設の臨床推論カリキュラムを作成するのに使われる構造やプロセスに大きな影響を及ぼします。そのため，施設にかかわらない汎用的なアプローチというものは存在しえません。しかし，本章の後半でも触れますが，すべての臨床推論カリキュラムで核となる臨床推論の内容は考慮されるべき，と考えられています。すべてのカリキュラム作成がそうであるように，目標や目的，そして，それらを評価するための方法が明確に定義されていなければなりません。そして，学習はその評価によって促されるものなので，評価システムのデザインが悪いと，最高のカリキュラムでさえ失敗する恐れがある，と認識することも重要です。

カリキュラムへの哲学的アプローチ

　指導者のカリキュラムに対するアプローチには，明確に，また暗黙のうちに指導者本人の観点や価値観が反映されます．アプローチの方法は数多く存在し，行動主義的，組織系統的（システマティック），人文主義的なものが挙げられますが，これらについて簡単に説明をしていきます．どの方法にも長所や短所があり，ベストなアプローチ（またはそれらの組み合わせ）は，カリキュラムをデザインする者がどのように成果を思い描いているかによります．

　行動主義的アプローチは行動主義の原理に基づいています．学習者は通常，ユニットやコース，実習，研修，フェローシップローテーション，職業的な能力向上継続のための活動を完了するうえで，目に見える形で一連の行動（知識やスキルおよび・または態度など）を示すことを期待されています[2]．そのなかには，目標や目的（示されるべき行動）を設定し，段階的なアプローチや詳細な計画（青写真），教育的なアウトカムも含まれるのが典型的です．そしておそらく，それが米国の医科大学や研修で最も古く，最もよく用いられている方法でもあります．近年，能力ベースの医学教育や道標（マイルストーン），信頼に値する職業上の活動が強調されるようになり，行動主義的な局面にも再び注目が集まっています[3]．

　系統的アプローチはしばしば，「**カリキュラム工学（エンジニアリング）**」とも呼ばれます[2]．このアプローチには，カリキュラム計画，カリキュラムのより広域な局面（デザイン，実施，評価など），カリキュラム構成要素（主題，練習計画，全体的なカリキュラム計画など），が含まれます．このアプローチはシステム理論に基づいており，カリキュラム構成の相互関係にも焦点が当てられます．このシステムズ・アプローチの例としては，全体的な品質管理（クオリティマネジメント）やRAND Corporationのプランニング，プログラミング，予算システムなどが挙げられます[2]．この場合，システムとは，カリキュラムとそのさまざまな構成要素です．カリキュラム計画へのシステムズ・アプローチは，デザインや実行，評価に品質保証計画が確実に伴うことを保証します．カーンの6段階モデルは，カリキュラム作成のシステムズ・アプローチに重要な実践的枠組みを与えます（**Box 3-1**）[4]が，これは，臨床推論のカリキュラムをデザインする際に使用することができます．このモデルでは各ステップから次のステップに情報が伝わるので，ステップは周期的になります．

　人文主義的なアプローチでは，学習者を全体的に捉えます[5]．目標とするのは，行動主義や系統的アプローチで強調されているような認知要素だけでなく，学習者の社会的なおよび文化的な側面です．このアプローチは，人間性心理学の出現や，それにより価値やエゴ，自己実現などに焦点が当てられたことにより弾みがつきました[5]．活動には，グループプロジェクトやゲーム，実地見学，チュートリアルなどがあります．また，カリキュラム計画の人文的視点には，「隠れたカリキュラム」に出席することや，学習上有意義に構成された活動を研修者が行うに当たって心の準備ができているかを確認することも含まれます[5]．

> **Box 3-1 ● カリキュラム作成のシステムズ・アプローチにおけるカーン(Kern)の6段階モデル**
>
> 1. 問題の特定と一般的ニーズの評価(選択したトピックにおける熟練度など)
> 2. 対象学習者のニーズ評価(学習者の理想的および現実的特徴の差など)
> 3. 目標および目的(カリキュラムの達成目標がカリキュラムの内容や課題の選択の方向性を導き,選択すべき学習法を示す)
> 4. 教育的方策〔特定の教材および方法もしくは内容提示の仕方(小人数グループ vs. 大人数グループ,教室 vs. 現場,問題ベース vs. 症例ベース vs. チームベースの学習)〕
> 5. 実践(人材や時間,空間,資金,コミュニケーションなど必要なリソースを特定する。完全に実行する前に試験段階を選択してもよい)
> 6. 評価およびフィードバック(継続したサイクルを導くなど)

臨床推論カリキュラムデザインにおける基本的考察

臨床推論を指導する際のカリキュラム作成において,2つの基本的な疑問について述べる必要があります。「臨床推論は教わることができるものか?」ということと,もし,教わることができるのであれば,「最も効果的で効率のよいアプローチは何か?」という問いです。最初の疑問に対しては,私たちは「イヌとネコの見分け方を子どもに教えることはできますか?」と答えます。これに対し反論をする人はほとんどいないでしょう。臨床推論について指導することと,心不全と肺炎の見分け方を医学生に教えるプロセスには類似性があることを認識するのは簡単です(非分析的診断の臨床推論)。同様に医学生は,疾患の検査前オッズを推定し,それに尤度比を乗じて検査後オッズを算出する方法を教わることができる,とほとんどの人は同意するでしょう(分析的診断推論)。

1つ目の疑問を肯定するに当たり,臨床推論をどのように教えるかというより困難な壁にぶつかります。この疑問を解決するには,教育理論(**2章**参照)がいくつかの点でその答えとなると信じています。まず,教育理論によって,学習者が教育を組み立てるためのさまざまな分野から,相当量の経験的根拠を得ることができます。2つ目に,教育理論は通常,その正式な使用に何が求められているかを予測させるものであることから,それによって成果を評価する「視点(レンズ)」が得られます。3つ目として,教育理論を用いることで,カリキュラムをデザインする者が臨床推論のカリキュラムを学問としてみるようになり,その結果,科学分野のコミュニティーにおいても,一般化できるデータが集まりやすくなります。したがって,**2章**で詳しく触れた情報処理理論(二重プロセス理論など)および社会認知的理論(状況理論など)の概念とその違いは,カリキュラムをデザインする者にとって有用であると考えられます。

情報プロセス論では,学習者における知識の習得と体系化に焦点を当てています[6]。そして,必要なときに思い出すことができる情報を読むこと,思い起こすことを強調しています。これらの理論では,その獲得を重視しているため,どのようにして内容を伝えるかという確実性(仮想の症例 vs. 標準化された患者の診察例)や人数の多さ(小人数グループ vs. 大人数グループ)などについてはさほど

重要視されていません。また，個人の学習者に焦点を当てるため，チームの一員として働くことや，学習やパフォーマンスの環境（臨床現場や病棟，教室など）などについては，通常，ほとんど目が向けられることはありません。一方，社会認知的理論（状況理論）では，知識の習得や体系化の重要性を訴えますが，システム（環境）や他の参加者（他の医学生および/または患者など），そして，それらのかかわり合いについて触れることも強調しています[6]。情報処理では，個人の学習者に焦点を当て，他の参加者や環境はノイズであるとみなします。それに対し状況理論では，他の要素を臨床推論の指導やそのパフォーマンスにおける重要な構成要素として捉えます。総じてカリキュラムをデザインする者は，おそらく情報処理理論のほうに偏った見方をしていると考えられますが，社会認知的理論を理解することにより，カリキュラムが環境をカスタマイズし，学習経験を最大化することができると私たちは信じています。

たとえば，臨床推論のコースで社会認知的理論的な観点から小さな指導セッションをデザインする場合は，その内容（シラバスや参考書，セッションの指導ポイントなど）だけではなく，学習者の目標やモチベーション，教材の確実性，グループの大きさ，教育環境，医学生チームのダイナミクスも重要とみなされます。

もう1つ例を挙げると，大学院の医学教育で臨床推論の枠をデザインするなかで，社会認知的観点から，疲労や燃え尽き症候群，チームダイナミクス，セッションの時間，教材の内容や直接的な関連性などの要素についても考慮します。実際，カリキュラムの成果が予想とは違っていても，状況理論によりその要因の特定が容易になります。それについては，以下でさらに触れます。

二重プロセス理論を教える

情報処理理論の1つでもある二重プロセス理論は，指導者が臨床推論をどのように指導し評価するかという方法を教えてくれます。（先の章でご紹介したように）問題を解決したり意思決定をしたりする際に，脳は速い（非分析的）思考と遅い（分析的）思考・推論の両方を使用します[7]。皮膚に小水疱を伴う患者を診て，素早く帯状疱疹と診断する臨床医は，非分析的推論（パターン認識）を行っています。また，非分析的推論は多くの場合，患者の状態を分類するテンプレートとして使用する，疾患の徴候の心理的イメージ（疾患スクリプトや病気のエピソード）に基づいています。疾患スクリプトの重要性を中心に据えたカリキュラムでは，鑑別診断で疾患を比較対照し，これらの疾患を定義・区別する特徴を決定づけることに力が注がれています。また，このようなカリキュラムには，鑑別診断を大きく左右するセマンティック・クオリファイアー（「**急性**」や「**再発性**」など症状の意味を説明する言葉）についての指導（急性 vs. 慢性咳嗽など）も含まれてきました[8]。これらの方法を教えることで診断パフォーマンスが向上するというエビデンスは限られていますが，これは神経科学や，知識がどのように体系化されるかの理解に基づいています[9]。

経験豊富な医師は通常の診療中，よくみかける診断に出合った場合については非分析的推論を使う，と考えられています。そこで，「人はどのようにして，非分析的推論やパターン認識の能力を向上させるか？」という疑問が生じます。こ

れは，習慣的な関連づけおよび系統だった教育の両方で形成されるものといえるかもしれません．ヒトの脳は常に物事を関連づけたりつなげたりしていて，これが教えることと学ぶことは違うことの理由の1つです．乳幼児が言語を習得するように，多くのことは正式に教えられなくても学んでいます．さらにそのうえで，非分析的推論を指導することは教育の連続のなかで学習者を助けるというエビデンスが存在します[10]．

　分析的推論のアプローチに関する考察も臨床推論のカリキュラムに含めるべきである，と考えられます．分析的思考の方法には，ベイズ(Bayes)推論や仮説演繹的推論，EBM(evidence-based medicine：根拠に基づく医療)，ルールアウト・最悪のシナリオ，キーフィーチャー(重要な特徴)からのアプローチ，メタ認知モニタリング(ヒトの思考について考える，など)が含まれます．分析的推論の指導は，それが非分析的思考の前駆体であるから(何度もそれを繰り返せば，ゆっくり時間をかけて遅い思考を自動化できる)というだけでなく，複雑な症例では，非分析的推論と分析的推論を順序よく組み合わせることにより臨床医のエラーが減少するのではないか，という意味でも重要です[11]．したがって，学習者のレベルにかかわらず，臨床推論カリキュラムには，分析的推論と非分析的推論の両方の方法を組み入れることが推奨されます．しかし，これらのアプローチについて述べる前に，臨床推論カリキュラムをデザインするうえでの難しさについて考えてみます．

臨床推論カリキュラムを作成するうえでの特定の難しさ

　医学的な訓練における臨床推論はその幅広く基礎的な性質のため，どこにも居場所がないのではなく，むしろ，あらゆる場所で教えられるべきです．臨床推論を「孤児」にしないよう，カリキュラムをデザインする者は，臨床推論を解剖学や生理学のような「基礎科学」として扱うべきだ，と私たちは考えています．よく練られた形で，医学部の各学年の授業や臨床研修の各学年を通して，さまざまなコースで明確に組み込まれるべきです．臨床推論をカリキュラムの中心的テーマと定義することで，この幅広く基礎的な臨床推論の性質とカリキュラム作成のうえでのジレンマを解消する1つの実用的な答えになります．そうすることで，カリキュラムをデザインする者は，臨床推論をカリキュラムのどこに組み入れられるかをシステム的に特定することができます．残念ながら，臨床推論カリキュラムの行使には，特定の多くの課題が存在しています(表3-1)．

　これらの障壁のうちのいくつかは特に注目に値します．たとえば，臨床推論の範囲の広さや分野に特化した性質は，カリキュラムの作成を困難な作業にしています．臨床前教育で一般的疾患の典型症状に焦点を当てるようにすると(内科クラークシップのディレクターたちや，米国総合内科学会のコア・クラークシップ研修の問題など)[12]，臨床前の医学生が疾患スクリプトを構築するのに役立つでしょう．そして医学生は，医学部の臨床学年や研修医の段階で，一般的疾患の非典型症状や非一般的症例の典型症状の疾患スクリプトへと進むことができます．また，特定の問題(急性腎障害にアプローチする腎前性，腎性，腎後性スキームの使用など)に関する指導的なアプローチや構築は価値ある経験になります．同様に，Van Merrienböerらは，臨床推論のような複雑な能力は，構成要素のタス

表 3-1　カリキュラム作成の課題

課題	潜在的な解決策
科学的根拠に基づいたデザインのゴールドスタンダードがない	・心理学，専門知識，教育，その他の文献をカリキュラム構築の基盤として使用する ・複数の指導法を使用する ・指導法については5章を参照
範囲が広い	・診断に至る中間のステップを強調する ・症状や疾患の重要な核心に焦点を当てる ・一般的・非一般的な診断や典型・非典型症状の複数の症例について，国内・国際的な仮想シミュレーションカリキュラムを構築する
分野に特化した知識が必要不可欠	・生物医学的知識（解剖学や病態生理学など）を向上させる ・疾患スクリプトの作成（従来のプロトタイプ，そして非典型的な症状など）を奨励する ・一般的な症状へのアプローチに対するスキーマ（アルゴリズムなど）の指導 ・分析的推論方法（ベイズ推論，閾値など）の指導 ・非分析的推論と分析的推論の使用を奨励する ・指導法については5章，認知エラーへのアプローチについては4章を参照
複雑な性質	・段階的に展開するようデザインする（基礎的要素のスキルから始め，全体的に統合していくように指導する） ・学習者の感情やアイデンティティ形成，段階的自立に注意する
縦断的なカリキュラムの基盤が不足	・あらゆる教育段階（臨床実習前，臨床，生涯学習）を通して臨床推論の「テーマ」を作成する
中心となるファカルティが不足	・ファカルティの育成 ・ファカルティ・ディヴェロップメントについては7章を参照
臨床推論のプロセスを評価するゴールドスタンダードがない	・プロセスについての理解を深めるため研究を継続する ・評価については6章を参照

クをばらばらにし，その後，時間をかけてこれらの要素を統合していくことでタスク全体（臨床推論）のパフォーマンスを向上させるような指導が可能であることを示唆しています[13]。臨床推論の構成要素には，病歴，身体所見，問題表現の構築，仮説の作成，仮説の確証，などがあります。

　ファカルティ・ディヴェロップメント（7章参照）は典型的な課題として挙げられます。しかし，ほぼすべての医師のファカルティが臨床推論を行うか，行ったことがあるというのは強みであるといえます。中心となるファカルティグループにカリキュラムの重要点の指導法を教えることが，時間と資源利用の削減につながります。また，すべてのファカルティに対して「考えを口に出していう」ように強調することや，ファカルティの臨床推論について学習者が質問することを推奨するのも有効であるかもしれません。最後に前述のように，そして，指導を行うなかで評価が担う役割に応じて，ファカルティが学習者の臨床推論能力を記述する評価の形は，学習者とファカルティのいずれに対しても臨床推論の重要性を

強調するものです。

臨床推論カリキュラムの科学的根拠は主に学習者の満足度に限られていますが，これらの介入は範囲やデザインによって制限されてきました。これらは結果的に，カリキュラムをデザインする側に限定的なガイドラインを提供することになってしまいます[14-16]。それでも，この後の章でも述べているとおり，教育や専門知識，心理学の文献から得られた原則を適用することがカリキュラムデザインの助けになります。

臨床推論カリキュラムの構成および内容

臨床推論のカリキュラム作成において問いかけるべき重要な疑問には以下のものがあります。

1. 臨床推論は独立したコースで教えるべきか，複数のコースに組み込むべきか，それとも両方か？
2. 臨床推論のカリキュラムを開始するのはいつか，そしてどこで続けるべきか？
3. いかなる形の指導形式および指導法を用いるべきか？ 教室か，オンラインか，ベッドサイドか，小人数グループでのディスカッションか？
4. カリキュラムをどのように評価すべきか？
5. ファカルティ・ディヴェロップメントに必要なものは何か？

文献ではこれらの疑問に対する特定の答えを裏づけるエビデンスはほとんどありませんが，教育理論や臨床推論に基づいて，いくつかの点を推奨することは可能です。最も重要なのはおそらく，臨床推論のカリキュラムの構造と内容は対象となる特定の学習者グループの経験によって異なるということです。たとえば医学部の1年生または2年生に対する臨床推論の指導的アプローチは，経験豊富な臨床医に対して生涯教育的活動の一環として行うものとはきわめて異なる可能性があります。この差は，臨床推論の多くが内容特異的であることを考慮するとさらに大きくなります。また，学習者が経験を積むにつれ彼らのニーズも変わってきます。このように，特に経験ある学習者にとっては，それぞれが自分のペースで上達していけるようなカリキュラムの柔軟性がカリキュラムの他の科目と同じくらいか，もしくはそれ以上に重要であるかもしれません（**10章**の「SRLおよびSRLのマイクロ分析的アプローチ」を参照）。しかしこのような制限があっても，それぞれの学習者のレベルに適したカリキュラムの構成要素の概要をまとめることはできると考えています。学習者のレベルに応じたカリキュラムデザインに関する一連の推奨事項を以下に述べます。

臨床実習前の教育

臨床実習前の医学生に対して臨床推論を教える際にはいくつかの指導原則を考慮します（**Box 3-2**）。まずは特に，学びを始めたばかりの医学生は臨床経験が比較的少ないため，段階的なアプローチが最も適切です。つまり一般的な疾患のわかりやすい症状から始め，最終的に非典型疾患の複雑な症状へと進んでいくというやり方です。教育の早い段階で，一般的疾患の原型の症状を学ぶことの重要性を

> **Box 3-2 ● 臨床実習前の医学生の指導について示唆される原則**
>
> 1. 一般的な疾患の典型症状から始め，徐々に複雑性を上げていく
> 2. 臨床症例を検討する際に，基礎科学的な内容を盛り込みながら臨床推論プロセスについて明確に論じる
> 3. 日常的な非臨床的意思決定と比較しながら，認知心理学の基礎について論じる

強調することで，学習者がパターン認知力を向上させていくための基礎が築かれます。これは，症例検討会や症例提示（ケースプレゼンテーション），仮想の症例や実際の患者症例などの多くの方法で達成が可能です。また，特別な場で医学生が症例ベースの検討会に参加できるよう，特定の臨床内容を基礎科学コースに導入することも可能です。現場にできるだけ忠実なシミュレーションはきわめて魅力的で刺激的ですが，この段階ではわかりやすい内容に触れることが，それがどのように行われるかということよりも重要であると考えます。実際に伝わり方が複雑だと，認知負荷が増大し，パフォーマンスや学習に負の影響が及ぶことがあります[17]。指導内容の信頼度（仮想の症例 vs. 同じ症状を有する実際の患者など）の重要性については，現在研究が行われています。情報の複雑性（インタラクティブな要素）やモチベーションなど，信頼度が重要である理由は数多くあります。しかし認知的アウトカム（結果）に焦点を当てた今日の研究では，医学生の指導教材の内容の信頼度による影響は示されていません。したがってカリキュラムをデザインする側は，臨床推論のカリキュラムにおける指導教材の信頼度について考慮する際に，コストとベネフィット，全体的・各論的な目標，学習者にどれだけ準備ができているか，そして求められる教育効果について注意しておく必要があります[18]。

次に，理論やエラーに関する理解など，臨床推論の概念についての考察を授業やその他の学習環境に組み込むことは，臨床推論プロセスそのものについての指導に有益であると考えられます。臨床的な経験がない状態でも，臨床推論プロセ

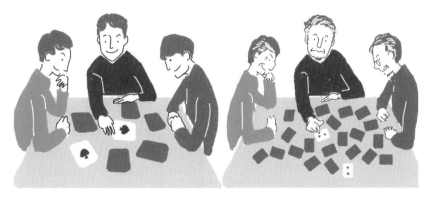

ビギナーコースは　　　　　　　　エキスパートコースは

カードはたった7枚　　　　　　　手持ちのカードがたくさん！

スに重点をおいた多くのトピックを教えることができます。従来の医学部の最初の2年間で基礎医学的なカリキュラムを学んでいる医学生は，臨床経験が少ないため，はじめのうちは症例ベースのアプローチの使用が制限されるかもしれません。しかし，カリキュラムの他の部分でカバーされるトピックに症例を組み込むことは可能です。たとえば，医学生が心臓について解剖学や生理学，病態生理学に焦点を当てたコースで学んでいる際には，基礎的な推論スキルを示すのに心臓疾患がメインの症例を用いることができます。そうして，心臓に関して学びながら胸痛を呈する患者について検討することで，「最悪のシナリオ」や，「見逃せない」診断やそのアプローチの根拠について常に考えるよう医学生を指導することによって検査の閾値の分析的推論の概念を導入できるかもしれません。この方法を用いつつ，臨床的な内容の指導と臨床推論を組み合わせることで，医学生が受け入れやすくなる可能性もあります。なかには，特定のセクションでこの内容をカバーする試験がなければ，臨床的な応用が可能なのに，推論スキルに関する学習には時間を割きたくないという医学生もいるかもしれません。

　最後に，臨床推論には人々が毎日の生活のなかで行う意思決定と類似点が数多くありますので，臨床推論について説明する際，これらの類似点を利用して教育上のメリットが得られる場合もあります。そのため，臨床的に高度な専門性を理解する以前に，教育や専門技術，心理学的文献における基本的な考え方は臨床現場と結びつけて教えられるかもしれません。一般的にも広く知られているダニエル・カーネマン(Daniel Kahneman)の『ファスト＆スロー(Thinking, Fast and Slow)』やマルコム・グラッドウェル(Malcolm Gladwell)の『第一感「最初の2秒」の「なんとなく」が正しい(Blink: The Power of Thinking Without Thinking)』などの書籍[7,19]では，いずれも臨床推論と関連する多くのトピックについて論じており，この概念についての論拠となっています。

臨床推論カリキュラムの内容

　カリキュラムに段階的アプローチ(つまり，スパイラル・カリキュラム)を用いることで，臨床的な教材や臨床推論の内容の複雑度を徐々に上げながら，臨床推論の概念を導入することが可能になります。まずはじめに，基礎的な臨床的内容に単純な臨床推論の概念を絡めて紹介し，その後の経験を通して両領域の複雑度を上げていきます。臨床推論プロセスの経験を積むにつれ，臨床的内容の1領域で説明された概念が他の臨床領域で補強されるかもしれません。一般的な疾患の非典型症状と，さほど一般的ではない疾患の典型的な症状のような，より複雑で微妙な判断を要する臨床内容が同時に導入される場合もあります。

　指導法に依らない，医学教育の早期段階に適切な認知心理学や臨床推論の概念は以下のとおりです。

・思考の二重プロセスモデルおよびそれぞれのシステムで用いられる特定の戦略
　　[訳者注：この点は，日本語で書かれた訳者著『診断戦略：診断力向上のためのアートとサイエンス(医学書院，2014年)』に詳しい]
・ヒューリスティクスの役割と潜在的な欠点
・判断の信頼性に対するバイアスの影響
・ベイズ推論と分析

> **Box 3-3 ● 臨床実習前の医学生を指導する実践的なコツ。症例ベースの検討によって**
>
> 1. 各症例について重要な指導ポイントを提示，また強調し，内容が一貫するようにする
> 2. 各症例について患者の症状や身体所見，検査データを含む診断的なプロブレムリストを作成するよう医学生を促す
> 3. 「見逃せない」診断を含む鑑別診断の優先順位づけと，それを書き出すことができよう促す
> 4. 診断精度を上げるために非分析的推論と分析的推論を連続的に組み合わせることのメリットを強調する
> 5. 診断の鍵となる臨床データの重要性を強調しながら，臨床的要素が変わればどのように鑑別診断も変化するかということについて，医学生の思考を調べる
> 6. 臨床推論の手本を示す：実際に考えを発言し，臨床推論を実演してみせる
> 7. 典型的な疾患と症候群の関連性に焦点を当てる
> 8. 診断前の症候群について指導し，思考を補強する（肺癌による二次性胸水を診断する前の滲出性胸水へのアプローチ，前立腺癌による閉塞を診断する前の腎後性腎不全へのアプローチ）
> 9. 主訴に対するアプローチや鑑別診断について復習し，患者の診察に備える学習者を手助けする。診察後に批判的吟味および振り返りを行う時間的猶予を与える
> 10. 関連する診断について比較対照を行うよう医学生に奨励する。特に，疫学的要素やリスク因子など重要な判別因子を特定する
> 11. 診断を裏づけるため（できれば尤度比を用いて）臨床所見に重きをおいて，ゲシュタルトやエビデンスに基づいた（prediction rule など）検査前確率の予測の学習に力を入れるよう求める
> 12. 背景の重要性（免疫抑制のある患者は熱がなくても感染症に罹っている場合がある，など）を強調する

・意思決定を検証し扱う閾値の使用
・スクリプト理論および問題表現

実際にカリキュラムをどう行うか

　各大学のカリキュラムの全体的構造は，臨床推論のカリキュラムを組み込むのに最も適切なアプローチを決定する主要な因子ですが，そのカリキュラムを実施する方法は複数存在します。臨床推論の重要概念に関する講義も有用ですが，前述のような症例ベースの検討会などの小人数グループでの議論が最も有効なようです。臨床実習を通して医学生の学習を助け，臨床推論の内容を説明し論証してくれるファカルティの存在はきわめて重要です。臨床現場で使用する特定の指導のコツを Box 3-3 に示します。ビデオ撮影や学習者自身の臨床経験についての振り返りなどを含む，診断プロセスの分解を必要とする言葉や筆記による振り返りも有効な方法かもしれません。
　俯瞰的にいえば，医学教育の早い段階でそのようなカリキュラムを行うことで，医学生は臨床推論プロセスについて深く理解し，自らの臨床推論能力を向上させる基盤としてカリキュラムを利用しながら，着実に臨床経験を積み始めることができるようになります。そして「診断の言語」を話すための語彙を増やしていくことができます。このことは，薬理学のカリキュラムで医学生に対し薬剤の

臨床使用ができるように備えさせるのと同様で，臨床推論が解剖学や生理学，組織学と同様の根本的な「基礎医学」のレベルまで持ち上がります。本書では，上記の原則に従った臨床推論の18か月間のカリキュラムでのシラバスのサンプルをウェブ上で公開しています（www.acponline.org/teachingbooks）。

臨床医学教育

臨床医学教育レベルの学習者（臨床研修中の医学生や研修医）は実質的に臨床経験も医学生より多く，このレベルの指導目標は，臨床推論プロセスの知識を強固にし，また自らの臨床推論について考察することに移行します。臨床経験を積み重ねることで，学習者は疾患スクリプトの基礎を強固にし，また，その網羅を広げ続けていくので，この段階はプロセスのなかで最も重要な局面といえるかもしれません。指導のプロセスには，一般的な疾患の非典型症状や，重要所見の尤度比について知ることなどの高度な臨床知識が含まれる場合があります。また，矛盾する情報や無関係なデータをどのように説明するか，そして，必要データの収集で直面する問題にどう対応するかの対策についての指導が含まれることもあります。

このレベルでの指導の多くは，実際の臨床で患者をケアするという背景で行われます。この設定では，実際の患者を中心におくメリットがあり，指導者や学習者は，疾患のしばしば曖昧で微妙な判断を要する症状や，必要データを集めることの難しさに対応しなければなりません。そして，医療システムや，それらによる個人の認知および全体的な診断プロセスへの影響についても知っておく必要があると，より強調されています。また，社会認知的モデルでは，学習者が段階的に独立しアイデンティティを形成していくことや，学習者の環境を最適化することの必要性についても焦点が当てられます[20]。一方，現場に基づいたそのような指導上のメリットは，患者に対して優れたケアを同時に提供しなければならないことと背反するかもしれません。学習者と指導者両方に課せられる「サービス」の義務やそれに費やす時間が，臨床推論のフォーマルなカリキュラムの構築を制限してしまう可能性があります。

このような指導を臨床現場に組み込むことの効果も期待できますが，困難なこともあるかもしれません。特に，医学生は幅広い専門分野を学ばなければならず，物理的にもさまざまな部門に散らばってしまうことが多いというのがその理由です。この問題は，臨床推論に特化した研修を受け，さらに臨床推論に精通した教育も行う臨床医が症例検討会をリードすることによって解決されるかもしれません[21]。このような新たな取り組みは大規模なファカルティ・ディヴェロップメントを必要とするかもしれませんが，早期段階で臨床推論能力の学習をさらに強化し，発展させるでしょう。学習者のレベルがより洗練されるにつれ，エラーやシステムの役割についてさらに議論を進めていくこともまた適切になります。というのも，学習者はより高度で微妙な判断を要するこれらの概念を理解するために，必要な経験をするからです。

このレベルで臨床推論のカリキュラムを設ける手段はほかにもいくつか存在します（**Box 3-4**）。経験豊富なファカルティメンバーという形で臨床的な指導が成り立つ重要性は強調するに値します。たとえ，一度の指導であっても，そのような指導者はある特定の患者の状況の重要性を定義することを助け，また，そのコ

> **Box 3-4 ● 臨床現場における臨床推論カリキュラムの導入法**
> 1. 学習の継続を推奨するため,学習者に長期的な指導者を提供する
> 2. 患者の記録を通して学習者の経験を追跡し,臨床的に幅広く症例に触れているかを確認する
> 3. 診断がついている(疾患を有する)患者よりも,状態や症状が未診断の患者とかかわる経験を増やす
> 4. 一般的な疾患の非典型症状および非一般的な疾患の典型症状についての知識の形成を補強する
> 5. 学習者の振り返りを交え,診断エラーとその原因についての概念を導入する
> 6. 「モーニングレポート」や合併症・死亡症例(M&M)検討会などの確立されたカンファレンスでは,臨床推論プロセスとその結果(診断)の両方に焦点を当てるよう促す

ンテクストをつくり出すこともサポートできるでしょう。たとえば,稀な「シマウマ」疾患に注目するよりも,一般的な臨床シナリオである肺塞栓症をいつ評価すべきか判断することの難しさが強調される場合があります。これは,その「シマウマ」疾患が,研修医にとって経験的な面から特に意義深いものであったとしても同様です。これらの学習者を指導するおそらく最も効果的な手段は,その指導の仕方がまだ効果的と証明されたものでなければ,特定の学習者を長期間にわたり担当するファカルティが指導することです。この師弟関係もしくはコーチングモデルは他の多くの分野でも有効ですが,指導者はこれにより,特定の学習者の臨床推論能力を詳細かつ明確に理解を深める状況を継続できることになります。マンパワー的には難しくとも,この師弟関係は教育的に価値のある目標で,臨床推論においてそれぞれの学習者が個別に何が必要かを特定し,その必要とされる実習(質の高い訓練など)を行うのに役立ちます。

臨床推論能力を向上させるうえでできるだけ多くの患者や症状を診ることが重要であることを踏まえ,プログラムには,学習者の臨床経験を追跡し,かつその経験に個人的なフィードバックを与えることが期待されています。多くの医学部では現在,医学生に研修で接したすべての患者について記録するように要求し,広い基礎で臨床教育を受けていることを確認しています。また,大学院の医学教育プログラムでも同様のプログラムを設けて,学習者の臨床経験を追跡し,さまざまな臨床症状や疾患を経験していることを確認している場合もあります。特定の領域が不十分であった際には,おそらくスケジュールを調整したり,臨床実習や研修のポイントを絞ったりして,診断推論における到達目標と現状のギャップを埋めるようにしています。これに加え,難しいことも時にあるかもしれませんが,理想的には,臨床推論のエキスパートのファカルティからの個人的なフィードバックとリンクすることが望ましいでしょう。

また,診断推論における研修や実習は,未診断の患者に出会うチャンスが確実にあるように,またそのような患者の診断プランを学習者が提案する(自ら行うのでなければ)ことを勧めるように組まれるでしょう。しかし最近では患者の安全が強調され,研修医が臨床現場で監督される機会が増えたことで研修医の独立が制限されてしまい,意図せずして成長が妨げられてしまう場合もあります。同様に,勤務時間の制限によっても研修医が得られる臨床経験の量が削減され,能力の向上が抑えられてしまうこともあるでしょう。「診断する機会」への関与が

表 3-2　臨床推論の指導における指導テーマのシフト

臨床実習前の医学教育	臨床医学教育
教室内での学習。紙面上またはコンピュータベースの症例が多い	患者ベース。臨床現場での学習
わかりやすい臨床内容（一般的疾患の典型症状）	高度で微妙な判断を要する臨床内容（一般的疾患の非典型症状，稀な障害）
小人数グループでの学習（学習者は経験値が同等な者が集められている場合が多い）	個人的な指導およびフィードバック（学習者の経験値や能力に大きなばらつきがみられる場合）
診断エラーや診断におけるシステムの役割など十分な経験を要求するトピックの回避	臨床経験によって指導内容が増強されるような微妙な判断を要するトピックの導入（診断エラーや診断におけるシステムの役割など）

増えるようなプログラム構成とし，診断プロセスにおいて段階的に独立していけるような監督を行うようファカルティを訓練することが，このような潜在的問題の解決策として重要です。

それ以外の臨床的なレベルでは，診断プロセスがどのように失敗するか，そして，診断エラーはどのように起こるかに関する正式なカリキュラムを導入することも適切です[22,23]。学習者は推論で過ちを犯したり，それを実際目にするなどの臨床経験を十分に積んでいるので，さまざまな経験を引き合いに出すことができるでしょう。一般的バイアスや，システムによる診断への影響についての議論は，学習者が臨床経験について振り返ることで深めることができる数多くのトピックの2つでしょう。

少なくとも臨床プログラムでは，診断プロセスが特に強調されるように運営されています。研修医プログラムでは，重要とされる「モーニングレポート」や合併症・死亡症例（morbidity and mortality：M&M）検討会などの症例検討会は，診断や臨床プロセスを中心に構成することができます[21]。また，ほとんどの研修プログラムが要求している定期的な講義セッションでも，臨床推論の核心に重点をおくことができます。同様に，このプログラムによりファカルティが，臨床推論スキルを向上させるような指導スキルを確実にもてるようになります（5章でより包括的に論じています）。

概して，学習者が臨床経験を積むにつれ，そして大学の臨床前教育から臨床教育レベルに進むにつれ，臨床推論に関する指導テーマに重要なシフトがみられます。表 3-2 では，より実際に近い臨床環境，より個人的な指導，そして完全に理解するにはある程度の個人的経験が必要となる微妙な判断を要するトピックをカバーするようになる，などのシフトが示されています。これらのシフトは重要ですが，緩やかであり，絶対的なものだとみなすべきではありません。たとえば，ちょうど臨床前の医学生が実際の患者から学習するように，経験豊富な研修医がいまだに確実性の低い仮想症例から学んでいることもあります。

医学教育を継続する

臨床現場で働く臨床医に向けて臨床推論のカリキュラムを概念化させることは，

おそらく最も難しいことです。医師や専門医の認定機関は資格を維持するための条件を多数出していますが，教育的な必須条件は各機関によって大きく異なっています。多くの臨床医には，教育的に重要な新たな取り組みに参加する時間も意欲も不足していますが，現場の医師が関与するカリキュラムを構築する手段はいくつかあります。

　スクリプト理論の基礎を中心に据えた臨床現場の指導者に対するファカルティ・ディヴェロップメントは，指導者にとって，そのトピックについての指導をより洗練されたものにするのに有用と考えられます。同様に，二重プロセス理論のみならず，ほかにも「医師はどのように考えるか」に関する基礎的な考え方を指導者に教えることで，指導者自らの診療行為と臨床推論の指導のいずれにおいても役に立ちます（**7章**を参照）。状況理論のアプローチでは，患者やその家族，環境，システム，その他の医療従事者の役割を臨床推論プロセスに組み込んで，患者の「診断」や「治療」に有用で，かつ背景特異性などの問題について理解を深めるのに役立つより精巧なモデルを提供することができます。

　その他の異なるトピック，特に，最近まで多くの大学の医学教育カリキュラムにおいて存在しなかったものもまた，教育を担当する臨床医のみならず診療を行っているすべての臨床医にとって価値があるものかもしれません。バイアスや感情エラー，ヒューリスティクスの概念はすべて講義を通して，そして，より適切にはインタラクティブなワークショップを通して導入することができます。さらに，診断の閉鎖や診断パフォーマンスに対するフィードバックを促す方法を見いだすことは，診断パフォーマンスの改善にきわめて重要であると考えられます。

　最後に，診療を行っている医師が臨床推論の指導に関与すれば，自らの臨床推論能力も向上するかもしれません。つまり，教えることは質の高い訓練活動であることを示すエビデンスが増えてきています[24]。内省的なエクササイズは，学習者に対してだけではなく，推論能力について素直に振り返りを促すのに特に有効な手段である可能性があります。診療を行っている医師の臨床推論を向上させる他の方法については，**8章**で述べます。

カリキュラム評価の難しさ

　カリキュラム評価は，教育戦略の成功や失敗を判断するうえできわめて重要です。臨床推論のカリキュラム評価は，それがカリキュラム全体を（教育レベルが医学部かまたは大学院かにかかわらず）包括したもので，真の成功の度合いは学習者の推論能力であることから，特に困難です。状況理論のような社会認知アプローチは，なぜカリキュラムの成果が得られたか，または得られなかったかを探究するのに有用となりえます。状況理論では，包括的なモデルが提供され，複数の要素やそれらの相互作用（かかわり合い）（**2章**参照）によってデザインする者が成功または失敗の理由を判断することができます。そうでなければ明らかにはならないかもしれません。しかし**6章**でも述べているとおり，臨床推論を評価することには数多くの障壁が存在します。もし臨床推論能力をうまく評価することができなければ，カリキュラムの成果を推し測ることは困難です。このような大きな問題はありますが，教育施設ではそれでもなお，多様な評価プログラムを

使用した場合は特に，プログラムの有効性を感じさせる臨床推論カリキュラムの重要な構成要素について評価をすることが可能です。

　プログラムの成果を判断するために，複数のアウトカムについて調べることもあります。特筆すべきは，評価の対象が「臨床推論のステップ」と「学習者が与えられた状況で『正しい』答えに至ることができるかどうか」の両方である場合もあるということです。たとえば評価には，学習者が特定の患者の症状について重要な判別所見を見分けたり，検査結果がどのように特定の疾患である可能性に影響を及ぼすかを適切に解釈したり，患者の症状について重要な要素をすべて含む診断サマリー記述を作成したりする学習者の能力を測るものも含まれる可能性があります。また，適切に詳細を調べ優先順位のついた鑑別診断を挙げる能力も含まれるかもしれません。そして，学習者が正しい診断にたどり着く能力を判断する試みもあるかもしれません。そのような判断は教室内で仮想症例をもとに行われる場合もあれば，シミュレーション・ラボ（研究室）で，構造化された教育用の患者対応で観察されることもあり，または模擬症例をもとに行われる場合もあります。ほかに考えられるアウトカムとしては，学習者の満足度や知識の習得が挙げられますが，これらは従来の検査法によって調べられます。

　この評価のほとんどは教室内で，またはさまざまなシミュレーションの形で行うことができますが，最も望ましいのは臨床現場にいちばん近い状況で評価を完全に行うことです。たとえば最も高度なシミュレーションでさえ，「現実的に」臨床推論能力に影響すると思われる予測不能な変数や推測不能な変数をすべて真に組み込むことは不可能であるといえます。しかしこれまでの記述と6章で述べている理由により，臨床推論についての信頼できる現場評価や，その延長上にある臨床推論におけるカリキュラムの有効性は，論拠的に複雑で標準化が難しいかもしれません。さらに，臨床推論能力が背景特異的であることから，その能力を忠実に反映させるために推論行動のきわめて大規模な「サンプル」が必要となる可能性もあります。

　カリキュラムの評価には無作為化した実験的デザインを用いるのが望ましいですが，情報が集中して方法論的に難しいでしょう。たとえば，新規のカリキュラムの場合はより実践的なデザインとして，知識のプレテスト・ポストテストや過去の類似対照試験の使用が挙げられます。質改善のPDSA（Plan-Do-Study-Act：計画・実施・評価・改善）モデルはもう1つの実践的方法です。データ収集やコースおよびカリキュラム評価の既存構造（カリキュラム委員会や医学教育代表評議会など）が利用可能であれば，それを使用します。学習者の習得に焦点を当てた従来の情報処理的アプローチと比べ，カリキュラムにはより包括的な見方が使用されるため，この方法は，状況理論をはじめとした社会認知アプローチのもう1つの役割といえるかもしれません。

文献

1. **Chaiklin S.** The zone of proximal development in Vygotsky's analysis of learning and instruction. In: Kozulin A, Gindis B, Ageyev V, Miller S, eds. Vygotsky's Educational Theory and Practice in Cultural Context. Cambridge: Cambridge University Press; 2003:39-64.
2. **Ornstein A, Hunkins F.** Curriculum: Foundations, Principles, and Issues. 6th ed. Harlow: Pearson Education; 2013.

3. **ten Cate O.** Entrustability of professional activities and competency-based training. Med Educ. 2005;39:1176-7.
4. **Kern D, Thomas P, Hughes M.** Curriculum Development for Medical Education—A Six-Step Approach. 2nd ed. Baltimore: Johns Hopkins University Press; 2009.
5. **Onstein A, Levine D.** Foundations of Education. 10th ed. Boston: Houghton Mifflin; 2008.
6. **Durning SJ, Artino AR.** Situativity theory: a perspective on how participants and the environment can interact: AMEE guide no. 52. Med Teach. 2011;33:188-99.
7. **Kahneman D.** Thinking, Fast and Slow. New York: Farrar, Straus and Giroux; 2011.
8. **Bordage G.** Elaborated knowledge: a key to successful diagnostic thinking. Acad Med. 1994;69:883-5.
9. **Nendaz MR, Bordage G.** Promoting diagnostic problem representation. Med Educ. 2002; 36:760-6.
10. **Eva KW.** What every teacher needs to know about clinical reasoning. Med Educ. 2005; 39:98-106.
11. **Mamede S, Schmidt HG, Rikers RM, Custers EJ, Splinter TA, van Saase JL.** Conscious thought beats deliberation without attention in diagnostic decision-making: at least when you are an expert. Psychol Res. 2010;74:586-92.
12. **DeFer T, Fazio S.** Core Medicine Clerkship Curriculum Guide. Vol. 2014. Alexandria, VA: Alliance for Academic Internal Medicine; 2006.
13. **Merrienböer JV, Kirschner P.** Ten Steps to Complex Learning: A Systematic Approach to a Four Component Instructional Design. 2nd ed. New York: Routledge; 2013.
14. **Gay S, Bartlett M, McKinley R.** Teaching clinical reasoning to medical students. Clin Teach. 2013;10:308-12.
15. **Jacobson K, Fisher DL, Hoffman K, Tsoulas KD.** Integrated cases section: a course designed to promote clinical reasoning in year 2 medical students. Teach Learn Med. 2010;22:312-6.
16. **Norman G, Sherbino J, Dore K, et al.** The etiology of diagnostic errors: a controlled trial of system 1 versus system 2 reasoning. Acad Med. 2014;89:277-84.
17. **van Merrienboer JJ, Sweller J.** Cognitive load theory in health professional education: design principles and strategies. Med Educ. 2010;44:85-93.
18. **Durning SJ, LaRochelle J, Pangaro L, et al.** Does the authenticity of preclinical teaching format affect subsequent clinical clerkship outcomes? A prospective randomized crossover trial. Teach Learn Med. 2013;24:177-82.
19. **Gladwell M.** Blink: The Power of Thinking Without Thinking. New York: Little, Brown; 2005.
20. **Lave J, Wenger E.** Situated Learning. Legitimate Peripheral Participation. Cambridge: University of Cambridge Press; 1991.
21. **Kassirer JP.** Teaching clinical reasoning: case-based and coached. Acad Med. 2010;85:1118-24.
22. **Ogdie AR, Reilly JB, Pang WG, et al.** Seen through their eyes: residents' reflections on the cognitive and contextual components of diagnostic errors in medicine. Acad Med. 2012;87:1361-7.
23. **Reilly JB, Ogdie AR, Von Feldt JM, Myers JS.** Teaching about how doctors think: a longitudinal curriculum in cognitive bias and diagnostic error for residents. BMJ Qual Saf. 2013;22:1044-50.
24. **Durning SJ, Ratcliffe T, Artino AR Jr, et al.** How is clinical reasoning developed, maintained, and objectively assessed? Views from expert internists and internal medicine interns. J Contin Educ Health Prof. 2013;33:215-23.

> **訳者コメント**
> **各論の訓練とピボット・クラスター戦略（pivot and cluster strategy：PCS）の導入**
>
> 臨床推論，特に診断推論の教育カリキュラムを医学教育のどのタイミングでどのように入れるかについては議論が多く，本書でも明確には言及されていない。しかし一方で，本書でも述べられるような診断推論教育の孤立化が全国的（これは本書で述べられているとおり，米国のみならず日本にも十分に当てはまるといえそう）に行われているという現実は，この診断教育分野の理解がいまだ十分ではなく，裏を返せば，この領域の教育がこれからも発展する余地がある，という根拠にもなりえる。実際本書の発行された2016年現在でも，訳者が日本全国津々浦々で医学生と会い交流を深めるなかで「うちの大学では一貫した診断教育が行われている」という医学生の話を聞くことはほぼ皆無である。本書にも所々記載されるように，仮に病態生理学コースと銘打って診断推論の教育に迫ったコースがあったとしても，縦割り型の臓器別ともいえる各論的・疾患別アプローチを深化させる「だけ」では，「横串型アプローチ」とでもいうべき症候論をベースにした，いわゆる実践的な診断思考・診断推論を学ぶための教育アプローチには，本質的に近づくことができないだろう。とはいえ，疾患別のアプローチや教育が一概には悪いとはいえないと思う。「診断戦略」のPCS[1]が現場で威力を発揮しているように，それぞれの疾患に対しての鑑別疾患や，その疾患に表現が近い（病因や病態生理が違う）別の鑑別疾患〔クラスター（cluster）疾患と呼ぶ〕を自在に展開できるように訓練するためには，各論をいかにしっかり学ぶかということが重要になっている。つまり，疾患ベースで学習することで，それぞれのcluster疾患同士の鑑別すべき点（症状や検査データなどの各論的事項）を整理することができる。このようなことから，「縦」，「横」双方のアプローチが，診断を学ぶうえで重要であると訳者は考えている。

1) Shimizu T, Tokuda Y. Pivot and cluster strategy : a preventive measure against diagnostic errors. Int J Gen Med 2012 ; 5 : 917-21.　PMID：23204855

4 よくある認知エラーに対する教育的アプローチ

James B. Reilly, MD, MS, FACP

　診断エラーの確率は専門家の間でも大きく異なることがあります[1-3]。診断エラーは日常的なもので，費用がかかります。内科領域ではおよそ15％の症例で起こり，その他の多くの分野と比較して不釣り合いな割合で罹患や死亡，医療過誤を引き起こしています[4,5]。最近まで医学教育は医療エラーの原因として，最も重大な影響を及ぼし，かつ身近な問題であるシステムに焦点を当ててきました[6]。しかし，このテーマに対する新しい研究において，医学教育者や患者安全領域の医療者は新たに診断エラーに目を向けています[2,7-9]。これにより，検査の利用可能性や検査結果のエラーなどのシステム問題に加え，かなりの割合の診断エラーのもとになっている認知プロセス[10]が医療エラーを引き起こすのだと認識されるようになりました。認知エラーは多因子的できわめて主観的で正確性に欠け，また分析が難しく，エラーが生じたシステムや環境的なコンテクストから切り離して考えることはできません。認知エラーは臨床医の思考に備わる無意識下のプロセスの結果起こりますが，臨床医のスキルや経験のレベルはさまざまであるため，気づいて修正することが時に困難です。しかし，認知心理学の進歩によりこれらの偏在的なプロセスの理解が容易になり，臨床医や指導医は臨床推論を改善するヒントを得やすくなっています。

重要ポイント

- 認知エラーはごく日常的なものである一方，複雑かつ非常に主観的で，特定，分析することがきわめて難しい。認知エラーは医療エラーを引き起こす重要要素であるという認識が高まっているが，その発生を減らす明らかな介入法はわずかしかわかっていない。
- 指導医は，知識不足や不十分なデータ収集またはデータ整理，誤ったデータの統合，バイアスのかかった思考，外部の環境やシステムによる影響などの診断プロセス，これらを含めた認知エラーがいずれのステップでも生じうるものだと認識すべきである。あるエラーを生じさせている誤った認識をすべて特定するには，系統的（システマティック）ではあるが，個人的なアプローチを行わなければならない。
- 知識の構築および整理が各臨床医にとって診断エラーを減らす重要な手段である。
- いくつかの認知スキルは学習者と現場の医師のいずれにおいても診断のパフォーマンスを向上させる可能性を秘めており，実際の臨床現場でさらなる研究が行われるに値する。

課題

- 認知エラーは主観的かつ個人的であるという性質のため，おそらく関係者の面子を尊重することから医療社会におけるエラーの認識が遅れ，さらに注意の喚起をためらってきた経緯がある。
- 学習者は，専門性の指標としてスピードを大いに重視しており，未完成の疾患スクリプトの山を抱えているにもかかわらず，自信過剰になっている可能性もある。

- 認知エラーの分析は常に後知恵バイアスの対象であり，エラーが確実に生じたのかどうか，そして特に，そのエラーは防ぐことができたのかどうかを判断するのが非常に難しい場合がある。
- エラーを減らす認知戦略の有効性を証明する研究が必要である。
- 強制的な認知戦略は学習者や医師によって不必要・非効率的と考えられる可能性があり，日常診療にこの戦略を活かせないこともある。

本章では，診断エラーの分析に対するアプローチと，おそらくは診断プロセスのなかで最も難しい側面である認知バイアスの回避(もしくは，より正確に表すならバイアスの緩和)に関する指導について考察します。本章を通して「学習者」という言葉を頻用しますが，ここで示す概念の多くは，臨床前の医学生から経験豊富なファカルティまであらゆる経験値の臨床医に適応されるものです。

エラーを診断する

認知エラーの特定は多くの理由により簡単ではありません。診断エラーが予防できる罹患や死亡の重要原因であるという認識が徐々に高まりつつあるとはいえ，診断エラーに対する認知の寄与についてはいまだに明らかではありません[11]。改善点のある臨床推論では，医療エラーを捉える従来のアプローチをとらないことがあります。認知エラーは臨床推論プロセスがあまり理解されていないためか，またはエラーを特定・報告するシステムのエラーに焦点を当てる傾向があるため，あまり報告されていない可能性があります。さらに，認知エラーのなかには，個人的な理由により，エラーを起こした本人やそれを目撃した人が報告を思いとどまるようなものもあります。時に，きまりの悪さや羞恥心，懲戒措置の恐れから自分自身や同僚を守るため，認知エラーを隠蔽する場合もあるかもしれません。最後に，おそらく最も重要なのが，診断推論におけるエラーの認知や議論は，行動から推測されるということです。エラーを起こす人物は自らの行動を正当化することができるかもしれませんが，その決断の多くは潜在的な認知プロセスに基づいています。臨床的なスクリプトと本人の思考プロセスを正確に再現することは，多くの場合，残念ながら不可能です。さらに，アウトカムを知っていることが過去に起こったことの知覚に影響しやすく，その起こった時点で関与していた人々が何を知っていたか(または，知るべきであったか)がさらにわかりにくくなってしまいます。「後知恵バイアス」と呼ばれるこの現象は偏在するもので，計測することはほぼ不可能です[12]。その結果，認知エラーを特定し，分析し，防止するテクニックの効果に関する議論は，必要かつ適切であるにもかかわらず，あくまで推測のままとなってしまいます。

エラー分析を行う際にはそれがどのようなものであっても，エラーの原因となりうるものの多様性に注意し，それを探るべきです(1章参照)。また，システム的要因と認知的要因は多くの場合同時に発生し，エラーの一因となることが多いと文献で強調されていることから，徹底したシステム評価とエラーの起こったコンテクストを理解することも，認知エラーを分析するアプローチの最初のステップであるといえます[10]。チームメンバーや患者の環境的要因や個人的要因など

の他の要素も，認知プロセスの過程をより困難にしたり，バイアスがより生じやすい状況をつくり出したりすることで，エラーの一因となります[13]。

これらのコンテクストの要因を慎重に説明することで，認知分析は効果的に行えるようになるでしょう。その方法はいくつかあります。ルート・コーズ・アナリシス(root cause analysis)のなかで，医療チームのすべてのメンバーに対しインタビューを行い，認知的要因とシステム的要因の両方をまとめるフィッシュボーン・チャートを構築する方法についての記述がなされています(図4-1)[14]。ほかにも，1人の指導医のもとで，もしくは小人数グループで話をするか[15]，ナラティブライティング(診察や臨床経験から受けた個人の印象や考えについて振り返ったり記述したりするプロセス)を通し[13]，個人的に思い出したり，振り返りを行ったりする方法も，エラーの一因となるさまざまな要因を明らかにするうえで有効な可能性があるアプローチです。

認知エラーにおけるバイアスの影響

(前章まででも触れましたが)，意思決定における二重プロセス理論によると(2章参照)，臨床医は2種類のプロセス，すなわち，非分析的プロセス(**直観的またはシステム1推論**)と分析的プロセス(**システム2推論**)を用いて判断を行います[16,17]。非分析的思考は効率的で素早いアプローチで判断を行うため，多忙な臨床医はスピードと高い精度を維持しながら，臨床医学のかなりの複雑性に対応することができます。経験豊富な臨床医は，判断している時間のうち最大95%をこの直観的プロセスに費やしていると推定されます[18]。非分析的推論のスピードは，臨床医が判断をしようとする際に，診断医が正しく判断する確率を高めることがよくあるヒューリスティクスに部分的によるところがあります。ヒューリスティクスは，情報に対する素早い反応を可能にし，適切な結果に至ることが多いメンタルショートカットですが，一方，これが失敗すると，しばしば「**認知バイアス**」と呼ばれます。

文献では，数多くのヒューリスティクスについて非常に詳細に述べられてきました[12,19]。バイアスはあらゆるレベルの医師に影響を与える可能性がありますが，ヒューリスティクスのなかで最も多くみられるものは，臨床推論において専門性を高めている段階にある学習者にとって特定の意味をもちます[13,20-22]。バイアスは避けることが難しく，通常は有用である一方，臨床医に診断の方向を誤らせてしまう可能性もあります。しかし，ヒューリスティクスにより正しい診断に導かれることが多いので，臨床医はそれにより負の影響が起こりうることや，実際に診断エラーの一因になるかもしれないことに気づかない場合があります。以下に，医学教育においてよく遭遇するいくつかのバイアスと，それらが影響を与えるだろう診断プロセスの側面について簡単に述べます。これらのバイアスを**表4-1**に示しましたが，いずれのバイアスも相互に排他的ではなく，特定の状況に複数のバイアスが存在することもあります。

認知エラーに関する文献では，ヒューリスティクスとバイアスにとりわけ焦点が当てられていますが，認知エラーの他の重要な原因，つまり，知識の不足や不適切に行われる知識の体系化については触れられていません。専門的な文献では，これらを良好な診断実績につながるきっかけとして注目しています。というのも，幅広い知識や高度に統合された知識体系のネットワークは，仮に精度の高

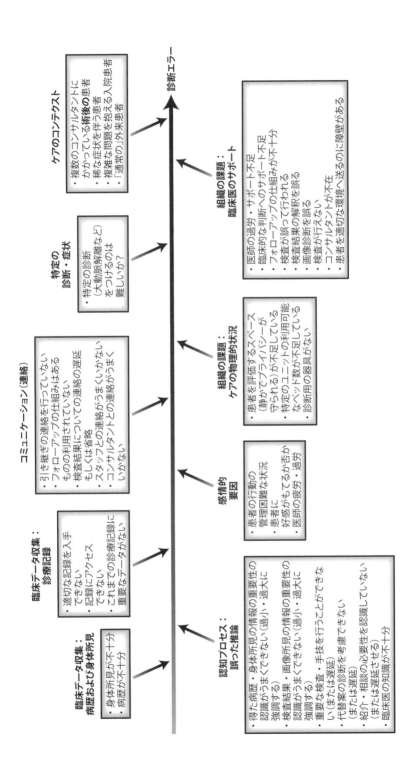

図 4-1 ● 完成されたフィッシュボーン・チャートの例　システム関連の原因と認知関連の原因を含めるのに系統的アプローチを用いて、フィッシュボーン・チャートは、潜在的な診断エラーの複雑な原因を示しながら、エラー改善のためのチャンスを提示している。

表4-1　よくあるバイアスおよび定義

バイアス	定義
感情	「**本能的バイアス**」とも呼ばれる。医師が担当する患者について、正や負の感情に駆られてしまうなど、感情による影響が思考エラーを引き起こす場合がある
アンカリング	診断仮説を裏づけるために患者のプレゼンテーションの1つの特徴に狭く焦点を当ててしまう。たとえ同時にみられる他の特徴や、後に得られる患者の情報により診断の仮説が覆ったとしても、焦点を狭めてしまうこと
利用可能性	即座に思いついた診断がより可能性が高いか、もしくは一般的であると考えてしまう傾向
盲従	正当な根拠がない場合でも、直属の上司もしくは「エキスパートの」コンサルタントによる権力者からの推奨に対して不適切に従うこと
確証	最初の診断の印象を支持するエビデンスを探す傾向、およびそれに異議を唱えるエビデンスを探さない、それどころか無視する傾向
診断モメンタム	複数の仲介者(患者、医師、看護師、その他のチームメンバーなど)を通して、時間とともに診断ラベルが伝わっていく傾向。「仮診断」であったものが「確定診断」となること
フレーミング効果	問題がどう伝えられたかやそれが誰によって伝えられたか、さらには診察が行われた環境によっても、診断医はさまざまな影響を受けやすいということ
後知恵バイアス	起こったことの転帰をすでに知っているために、実際に起こっていたかもしれないことについての見方や記憶が変わること。診断エラーの分析では、参加者の認知能力について本人が知っていたこと(または知ることができたかもしれないこと)を過小・過大評価してしまうような錯覚が生じ、学習が妨げられる
自信過剰	実際よりも自分は知っていると思ってしまう傾向。特に、必要な裏づけとなる証拠を集めずに自分の意見に信念をもっている医師でそれが顕著である
早期閉鎖	完全に確証が得られる前に診断すること

　い診断をするのに十分ではなくても、明らかに必要だからです。エラーの根源が実際に限られた知識である可能性がある場合、多くのエラーがバイアスと関連しているように見受けられるかもしれません。知識不足や不十分な知識の体系化は、不十分もしくは不適切なデータ収集、問題の表現、そして、疾患スクリプトの選択につながることがあります。たとえば、ある疾患が特定の様相を呈することを臨床医が知らなければ、必要な質問をしない可能性もあります。以下のよくあるバイアスについて深く知っていくうえで、上記のことに気をつけておくことが大切です。

アンカリング・早期閉鎖

　診断プロセスにおいて最もよくみられる認知エラーは、おそらく正しい答えにたどり着く前に(通常は無意識に)プロセスを終了させる判断をしてしまうことです。エキスパートはこれを診断プロセスの「**早期閉鎖**」と呼ぶこともあります。診断エラーの定義のほとんどでは、正しい診断は実際に「存在し」、正確に診断

する機会はあったけれども逃してしまったとしているため，理論的には，すべての認知による診断エラーは早期閉鎖に引き続いて起こり，広い視点で正しい診断を考慮または再考するまでに至らなかったことが原因で生じたことになります。「アンカリング」と「早期閉鎖」を同義語として使用したことのある人もいるかもしれませんが，これらの用語は特定の状況下で互いに言い換えが可能なものとして用いることができます。しかし，早期閉鎖を診断エラーの広義の必須条件として捉えている場合，**アンカリング**という用語をより具体的に定義することが繊細な議論をより可能にすることになりますが，同時に混乱も生じる可能性があります。これら2つの用語を区別する方法の1つは，アンカリングを，診断プロセスの特に早い段階で起こる早期閉鎖であると定義することです。そのアンカリングとは，本人が最初にとった診断所見に基づいてなされたもので，診断した後に得られたデータが，たとえそれが最初の所見と矛盾しているようなものであっても，後でわかったデータを認めないかまたは併せて考えることをしないような融通の利かない位置づけです。この用語の別の使用法でおそらく最も直接的に医学文献と結びついているものがあります。それは，患者のプレゼンテーションの1つの特徴や特定の検査に焦点を絞り，それをもとに，すべてのデータを合わせて考えずに全体的な臨床所見を決めてしまうことです[12]。このデータのなかには臨床医を「アンカリング（固定）」している情報ととりわけ矛盾する可能性があるものも含まれています。たとえば，B型ナトリウム利尿ペプチド（B-type natriuretic peptide：BNP）の値が正常であったからと，臨床的に明らかなうっ血性心不全の診断を見逃してしまうのはその一例といえるでしょう。

利用可能性バイアス

利用可能性バイアスは，比較的簡単に思い出せることはより考慮されやすいはずだ，という仮定に基づいています。多忙な臨床医にとって，利用可能性バイアスは通常，患者をケアするなかでよくみられる疾患を数多く診ることから生じます。たとえばインフルエンザシーズン真最中の1月に，発熱や筋肉痛，倦怠感，呼吸困難，咳の急性症状が現れたときに，細菌性心内膜炎や僧帽弁閉鎖不全による非代償性心不全ではなく，インフルエンザを疑うのがその例でしょう。強く記憶に残っているような特定の症例も，全体的な疾患像を歪めてしまうことがあります。たとえば致命的な肺塞栓を見逃したり，家族性地中海熱のような稀な疾患に遭遇したりした臨床医は，これらの疾患の罹患率を実際よりも高いものとして考えてしまいがちです。また経験の少ない臨床医は，臨床前のカリキュラムにおいて珍しい疾患の独特な臨床的-病理学的相関性が重要な学習ポイントであるため，詳細に論じられていたり，標準化された試験対策の要素であったりすると，臨床前のカリキュラムから生じるバイアスに陥りやすくなります。

フレーミング効果および診断モメンタムの概念

臨床医と学習者がどのように診断の印象を組み立てるかは，臨床的な問題がどのように記述されたか，また，その問題がどのような環境で起こったか（どのようにフレーミングされているかなど）によって大きく左右されます。たとえば，プライマリ・ケアの現場である診療所で胸痛の患者を診た場合，救急診療科で同じ胸痛の患者を診た場合と比べて，急性冠動脈症候群という診断は考えつきにくい

かもしれません。別の例では、教育の環境において、患者のプレゼンテーションを聞く担当医師も影響されやすいといえます。つまり、学習者（医学生や研修医）がどのように症例をプレゼンするかということだけでなく、その学習者が信頼できるかどうかという教育側の医師自身の感じ方によって、その医師が影響されるということです。一方、自分に自信がない学習者が指導医から何か情報を伝えられるときは、その情報が重く受け取られがちな傾向があります。「引き継ぎ」が多くなっている現代、実際に引き継がれる情報と同じくらい同僚の意見が重要視されることもあります。

「診断」がついたものとして議論される患者については、その診断が予備的なものか、仮診断であるのか、あるいは検証を要する仮説にすぎないのかが、医療チームの考えのなかで進められていきます。この「診断モメンタム」は患者ケアに大きな影響を与える可能性があります。特に、電子カルテのプログレスノートの作成にかなりの度合いで効率化の名のもと、テンプレートまたはコピペ（コピーアンドペースト）で手間を省いて作成されるなど、根拠のない診断があたかも確定されているように伝わってしまう場合があります。

感情バイアス（本能的バイアス）

感情が臨床推論のような認知プロセスに影響を及ぼすことは広く知られています。これらの感情的または本能的なバイアスは医学文献のなかでも記述されてきました[15,23]。患者によってもたらされる臨床医の感情（正でも負でも）は、診断プロセスの認知的要素の1つひとつに影響する可能性があります。また、疲労やストレスやその他の外的要因も、感情がどの程度ヒトの認知に作用するかという点で影響を与えることがあります。感情がどのように医学的判断（診断）にバイアスをかけてしまうかについての文献も確実に増えつつあります[15,23-27]。

自信過剰（うぬぼれ）

自信過剰は、特に複雑で不確かな状況下において行われる意思決定で最もよくみられるバイアスの1つです。救急医学や内科の症例に多い非特異的症状を呈する患者において、医師の最初の診断のインプレッションが信用できないことはいくつかの文献で詳細に説明されています[28,29]。それでも、「難しい」症例においてですら自信の高さが維持され続けるような場合は、逆に、その医師の自己評価能力の低さを際立たせてしまいます[30]。

盲従

その一方で、自分自身の能力に自信がなさそうな学習者が、検査結果や放射線診断、その他の検査、もしくは、とりわけ指導医や「エキスパート」コンサルタントを過剰に信頼してしまうこともあります。この現象は「盲従」と呼ばれます。このような特徴を示す学習者は（自分にさほど自信がないため）より多くの指示が必要と感じ、上級者や、エキスパートであるコンサルタントによる示唆や助言に対し疑問を抱いたり異議を唱えたりするようなことをあまりしません。また、検査や画像診断をオーダーしすぎてしまう可能性も潜在的にあります。

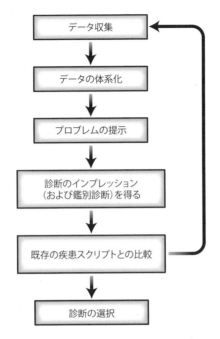

図 4-2 ● 認知エラーが起こりうるステップ

認知エラー

上記のバイアスは，情報の収集および統合のプロセスの至るところで影響を及ぼす可能性があります。そのような影響は，診断プロセスの各ステップを検証し，それが直線的なプロセスではないことを理解しながら認知エラーを診断することの重要性に焦点を当てています（図 4-2）[31]。

医学的知識および疾患スクリプトの重要性

臨床前の段階で，医学生は基礎医学の原則を統合して臨床生理学や病態生理学を理解し，疾患を表現するために臨床的なプロトタイプを適用させていきます。最初のうち，これらの疾患スクリプトは一般的疾患の一般的症状と，臨床前のダイダクティックな指導で行われる説明がもとになる傾向があります。時間が経つにつれ，臨床経験や継続的な知識の積み重ね，振り返りにより学習者のレパートリーが広がって進化していきます。初学者では特に，どのような疾患スクリプトをすでに知っているかによって，非分析的推論から適切な鑑別診断を行う本人の能力が制限されやすい，と現在いわれています。診断はこれまで収集してきたスクリプトと一致する傾向があることから，疾患スクリプトの蓄えがより大きな者，つまり経験豊富な医師は正しい診断に至る可能性が大きいといえます。しかし，臨床経験が限られている者では特に，それらのスクリプトは弾力性がなく，狭い意味しかもたず，あるいは正しくない場合があります。稀な疾患や，一般的ではあるものの通常と異なる症状を呈しているような疾患は，限られた数の疾患スクリプトしかもたない者や疾患スクリプトの形成が不適切または不十分である

者にとって，診断が特に難しくなるでしょう。

不十分または不適切なデータ収集

正確な診断は，必要な情報をすべて含む整理された臨床データベースの作成に依存しています。このデータベースを作成する臨床医の能力は，病歴や診察，カルテのレビュー，診断前の検査などの臨床的スキルをもつかどうかによります。さらに，実際に問いかけた質問やおそらくはその特定の順番，診察での手技や見直した過去のカルテの記録範囲は，たとえその後に進展がみられた（診断が変わった）としても，最初の鑑別診断によることを認識することは重要です。患者を診察する間に（しばしばその前にも），認知バイアスや臨床医がその時点でもっている疾患スクリプトの質や量は，どの質問がなされ，どの質問がなされなかったか，またどの診察が行われたかに影響を受けて，このデータベースの収集に情報を与えています。たとえば多忙な研修医が，救急診療科の同僚から心不全と伝えられた入院患者を引き継いだ場合，その研修医はフレーミング効果や診断モメンタムの被害者となるかもしれません。確証バイアスの結果，研修医は心不全の症状についてのことしか患者に聞かずに，診断仮説を難しくする慢性閉塞性肺疾患など同様の症状を呈する可能性のある他疾患の症状やリスク因子については触れない可能性があります。バイアスのかかった認知はその患者の診察全体に影響を及ぼします[31]。不適切な（誤った）データ収集が，常に臨床的スキルが至らないことが原因とはいえないのはそのためです。最後に重要なこととして，カルテ記録が不完全，または整理されていないことは，診断を試みている臨床医にとってフラストレーションや不正確な診断の原因となることがよくあります[32]。

不適切な（誤った）データの統合

診断プロセスを進行させる1つの側面は，集めたデータから臨床の印象を統合することです。統合のエラーは，不適切なプロブレムの提示や誤ったデータ解釈，これにスクリプト選択の間違いが加わるかどうかが原因となりえます。

　問題の表現は，患者の病歴データや診察所見，検査データを一連の正確な記述子（情報）に置き換え，症例としてまとめる臨床医の能力に依存します。口頭のプレゼンテーションや記述の最後には，データの重要性を優先して（重要でないデータを削除して），集めたデータを「**一行記述（ワンライナー）**」と一般的に呼ばれるサマリー記述にまとめます。この一文は，学習者の診療から得られる，あるいは診断仮説を生み出す可能性をもたらす重要な「伝達可能な」文章としてみなされなくてはなりません。報告者にとって不適切な課題や優先順位であったために起こる誤った問題の表現は，正確な鑑別診断を得るうえで重要な問題となりえます。慢性疾患を急性と間違えて解釈したり，重要な特徴を強調せずに，特異的ではないなど，誤解につながる特徴を強調したりすることや，過大・過小に問題を評価してしまうことはすべて学習者が正しく問題を表現できない例です。これは重要なデータと「目くらまし（red herrings）」を区別するのが容易ではない初学者によくある問題といえるでしょう。

　問題の表現が正しく行われた後でも，エラーは依然として起こりえます。これらのエラーは認識するのが難しく，対処するのが困難な場合もあります。その理由は，頭のなかにある疾患スクリプトから，最も「マッチ（適合）する」ものを思

い出せない，または，臨床医自らのレパートリーのなかに適切な疾患スクリプトがないというような単純なものではないかもしれません．たとえば，診断仮説を確証もしくは棄却するために他の検査を行う必要があるかもしれません．いかなるときも検査の選択はその時点での臨床的な印象に基づきます．学習者がすでに誤った方向に進んでいるせいで間違った検査をオーダーする可能性がある一方で，ベイズ（Bayes）意思決定に改善点（不正確な検査前確率の推定や，検査の誤った選択，ある条件下での正確でない検査後確率における上記の解釈など）が生じているかもしれません．最初の診断所見が適切な検査で確認されていない場合が思いのほか多いこともあり，時間的制約を含む外的圧力が認知バイアスと相まって，学習者を診断プロセスの早期閉鎖に駆り立ててしまうようなこともあります[13]．最終診断の選択を議論するうえで，臨床医である学習者が決断を裏づけるデータや思考プロセス，特定の検査を選んだ理由を正当化し，また，症例の外部的背景についてできるだけ多く述べるよう求められるのはこのためです．

　総じて，臨床医の思考（多くの場合，チームの思考）と状況的な環境またはシステムのなかのいくつかの要因が合わさって，最終的にはほとんどの診断エラーに寄与するため，エラーの「診断」には系統的アプローチを行う必要があります[10]．（診断エラーの）審査役は自らを臨床医の立場において，症例の何が臨床医をそのような考えに至らせたか，またその一連の思考がなぜそのとき妥当であったかについての答えをみつけることができるでしょう．しかし究極的には，診断をエラーと定義するに当たり，診察の時点で診断を得るのに必要な情報がすべて揃っていた（または検査可能であった）という確信がなければなりません．前述のように，これらの事象について後から分析してみたところで，おそらくは後知恵バイアスとなるので，「エラー」という用語を自信をもって使用することは多くの場合，不可能かもしれません．実際の事象のコンテクストを再現することは不可能で，学習者本人やチームが実際に間違っていたかどうかは不明でも，文献で述べられていたように[33]，診断エラーを「診断の機会を失った」と定義することで，責任を負うことなく，最適ではない転帰からでも学習することができるかもしれません．最後に診断エラーとは，診断が全く得られなかった，誤った診断を選択した，適切な診断をしたものの回避可能な遅れを出してしまった（これを決定するのは主観であることに留意），そしておそらく，適切な診断プロセスが機能しなかった（例：誤った過程をたどり正しい答えに至るなど）に分類することができます．

学習者を診断する

　いかなる認知エラーに対しても個人個人に対してのアプローチは重要です．学習者のミス，特に，認知的な過失が関与する場合のミスの特定に有用と考えられるアプローチは，クロスケリー（Croskerry）が「**認知的剖検**」と呼ぶ技法です[15]．この方法では，学習者は重要な要素を「思い出せるよう刺激」するために，おそらく患者のカルテをガイドにしながら，症例全体についての自らの記憶を指導医とともに振り返っていくことが求められます[34]．学習者は，患者や担当チームの他のメンバーとの交流，周辺や外部の状況すべて，特に，診察時の学習者の感情や思考プロセスについて，必要であれば第1日目からでも，できるだけ多く

> **Box 4-1 ● バイアスがエラーの一因となるかもしれない状況**
>
> ▶ **引き継ぎ**
> - シフトの交代
> - ユニット（部署）間の移動
> - 施設内の移動
>
> ▶ **時間的制約**
> - 多数の患者
> - 注意散漫や注意の妨害
>
> ▶ **医師個別の要素**
> - 疲労や睡眠不足
> - 個人的なストレス
> - 認知的限度を超えている
>
> ▶ **患者の要素**
> - 非協力的で対応が困難な患者
> - 評判が悪い
> - 逆転移・ステレオタイプ
> - 複雑な疾患
>
> ▶ **チームの要素**
> - 階層型組織
> - 専門科（ジェネラリストに対して）
> - 「グループ思考」

のことについて述べなくてはなりません。これらの記憶は偏っている可能性は高いものの，学習者の当時の症例の印象や，学習者が何を考えて何をしたかということの理由を説明する助けになりえます。指導医は，他のチームメンバーから（または患者からでさえも）話を訊くことによって症例について裏づけを行ったり，詳細を付け加えたりするのが有効であると考えるかもしれませんが，その受け取り方への不当な影響を避けるために，学習者が症例について他のチームメンバーと事前に話し合わないようにすることが重要です。バイアスが特に生じやすいと思われる状況のリストについては，**Box 4-1** に記載しています。

次に，教育理論や私たち自らの経験に基づいて，学習者のレベルによって層別化される一般的な課題について述べます。しかし，これらの傾向は必ずしも，あるレベルの経験に特徴的というわけではありません。エラーを振り返る際には，エラーの性質の最初の印象が，誤った認知ステップを特定するのに検証すべき仮説であることを思い出しながら，系統的に行い，憶測を避けるようにします。そうして初めて，適切な指導計画を立てることができ，必要とみなされれば，より重点的な指導が必要な者に対して補習を行います。診断プロセスの各要素に対する評価については，その詳細なアプローチを **6 章**で述べています。補習が必要な学習者に対するさらに重点的な指導法をお知りになりたい場合は，**9 章**を参照してください。本章では，診断プロセスのすべてのステップに及ぶ可能性のある認知バイアスの影響を軽減する方法をいくつか提案します。

学習者のレベルに特有的な可能性のある問題
臨床実習前の医学教育

医学生の診断推論は，基礎的な医学知識や，病歴および身体診察のスキルやデータ整理能力の差によって多くの場合制約があります。医学生は，特に学び始めた初期の段階では疾患スクリプトも数が限られており，不完全または正確でない場合もあります。医学生は，最も一般的な診断の最も一般的な症状を用いた原型を

作成することに慣れていますが，多くの患者のプレゼンテーションは，一般的な診断や，非一般的な診断のあまり一般的ではない特徴を呈しています。そのため，多くの場合で医学生は患者の症状を既に存在する疾患スクリプトに「適合」させることができずに，無理やり分析的推論(システム2推論)を行って診断を特定しようとします。このプロセスはきわめて労力を要するものであるため，分析的推論に時間をかけすぎると認知的負荷が大きくなりすぎて，診断所見を形成する医学生の能力が妨げられてしまいます。このように時間をかけすぎることは，他のチームメンバーよりも遅れていると感じがちな医学生にフラストレーションを与えかねません。チームにはより上級の学習者も含まれていますが，彼らは非分析的推論を用いているためさほど苦労していないようにみえています。医学生は，診断の速さをエキスパートである第1の証拠と捉えがちですが，彼らは「効率」を上げたいのかもしれないと予測することが，適切に彼らを診断し，またアドバイスの手を差し伸べることになります。そして経験が増えれば，疾患スクリプトの蓄えも自然に豊富になっていくものだとアドバイスすることが重要です。医学生に「直観的な」所見を得るよう取り組ませることは，推論を展開させるのにきわめて有効で，特に，学習者を評価するうえで有用です[35]。しかし，医学生を指導するなかで，分析の「ダブルチェック」の使用を推奨することもできるでしょう[21,36]。このプロセスによって，(非分析的推論を用いることが「悪い」という印象を抱かせないようにしながら)，手を抜くことなく診断の適切な振り返りができていることが確認しやすくなります。そして，診察から得られた疾患スクリプトは正確で応用可能であるいうことが保証されるでしょう。実際に，「ダブルチェック」を慎重に行うということは，真の臨床エキスパートである証拠だと提唱されています[37]。

しかし，医学生は医学的知識や疾患スクリプトのレパートリーを間違いなく広げ続けなければならない一方で，今日の医学生(そして，現時点ではほとんどの研修医も)はデジタル時代に育ってきたせいか，データ漬けになることに慣れています。医学生のほとんどは，インターネット(やGoogleなどの検索エンジン)が存在しなかった頃を思い出すことができないでしょう。しかし，データにアクセスすることは容易でも，最近の学習者もやはり情報に優先順位をつけて，論理的な臨床的印象や臨床的疑問に情報を統合することには苦労しているかもしれません。医学生を指導する際には，このことについて留意しておく必要があります。これらの学習者はフィードバックを即座に得ることを切望し，期待するように育ってきたため，枠組みやアプローチを示唆せずに「より多くを読み」，「より多くの患者を診るように」といったアドバイスを与えるとフラストレーションを感じやすいようです。彼らには，単に教師が知っていることを聞くのではなく，それよりももっと重要なこと，どのように考えるかを聞くことが必要かもしれません[38]。そのため，チーム環境の枠組みのなかで自分の考えを発表させることは有効な指導法になりえます。たとえば指導医が医学生を連れ歩き，重要データから即座に所見を得るところをみせたり，回診中に分析的思考プロセスを示したりすることで，主に直観的プロセスで診断を行っていたかもしれないチームは，分析の貴重な「ダブルチェック」を容易に行うことができます。チームベースの回診で「直観的な」所見を得ることを奨励しながら，実際そのダブルチェックを医学生の「仕事」にすると，その医学生は自らの基礎的スキルを上達させながら

も，自主性やチームへの貢献度を確実に向上させることができるでしょう。

臨床医学教育

医学部の上級生や研修医は通常，特にインターンの最後の年まで，疾患スクリプトのレパートリーをさらに広げ，そして研修の後半にもなると，学習者は意思決定のスキルを伸ばしながら直観の「筋力」を鍛え，適応していくようになります。上級の学習者は，病歴や診察の臨床スキルが向上していて，患者ケアの日常的な仕事にも精通していることでしょう。上級学習者は日々，非分析的推論を使用した臨床生活を過ごすようになり，効率性と自信を高めていきます。しかしこれらの学習者は疾患スクリプトをしっかりと蓄えてきたとはいえ，おそらく一般的疾患の非典型的な症状はそれほどみたことはないでしょう。したがって，自信があるため気づいてはいないものの彼らがもっている疾患スクリプトは比較的不十分であるかもしれません。「よくあることはある」ので，学習者がさほど練り上げていない非分析的プロセスを用いても，正しい場合は多々あるでしょう。一方そのせいで，不適切なほどまでに自信がついてしまうかもしれません。

臨床医学教育において指導者は，学習者が患者の転帰や自らの学習について大いに責任をもつという事実を活用することができます。特にエラーが患者にとって明らかに有害事象をもたらす場合は研修医にとって，自らの思考を省みて自己と他者の両方の認知パターンが間違っていたことを認識し，同様の過ちを犯さないようにしながら前へ進む方策を考案する能力，そしてやる気を証明する機会となります[13]。指導者が学習者をサポートし，既知の領域の状況（認知心理学など）におけるエラーの汚名を返上させ，エラーの一因となる状況に焦点を当て，他の学習教材（シミュレーションなど）を与えたり，学習者が他の臨床医の誤った思考パターンを特定し，それについて議論できるような他の症例をもとにしたモジュールを提供したりすることで，彼らの振り返りを支援することが可能になります。これらのことは，研修を終え実際に診療している医師たちと一緒に行うよりも，研修の一環として形成的かつ総括的なフィードバックが予想される実習という背景のなかで行うほうがはるかに簡単です。後ろ向きに振り返ることのほかにも，研修者に対して人為的に，別の方法で他の臨床「経験」を積むことも推奨できます。これらのアプローチには，比較的わかりやすい症例に仮想上の複雑さを加えるような，「**漸次的問題解決**」と呼ばれる技法やシミュレーションも含まれます。以上のアプローチについては**8 章**で詳細に述べます。また，臨床教育に学習者を献身的に参加させ，与えられた症例や訓練の成果と感情価を結びつけることで，経験的な学習の割合を増やすことができます。そうすることで，適切な診断の習慣を養うのに必要な可能性のある曝露を減らすことになります。

医学の生涯教育

生涯にわたり医学教育を続けていくことは，診断推論のパフォーマンスを向上させるうえでおそらく最も難しい領域です。研修を終え実際に診療している医師は，すべてのレベルの学習者の疾患スクリプトをほとんどもっていて，他者よりも効率的に仕事をしようという意欲ももっています。このような効率性は，正確性と引き換えに獲得できるかもしれません。さらに，専門性に特化した，あるいは焦点を絞った臨床経験は，よく遭遇する疾患スクリプトには刺激を与えます

が，逆に専門以外のことは退化させてしまいます。これらの理由から研修を終えている医師は，他者と同様に認知バイアスや過信に陥りやすい傾向があるかもしれません。また，多忙な臨床現場で独立して働いている経験豊富な臨床医も，患者の転帰に関するフィードバックを受けることを容認される環境にいるのかもしれません[39]。そのため臨床医は，常に監視下で作業を行っている研修者と比較して思考プロセスを再調整したり維持したりすることができません。しかし，現役の臨床医が学習するのに最も効果的な方法は，フィードバックを得ることかもしれません。経験豊富な医師として成長を続けることは，習慣を改善し続けるということでもあり，その実現は，たいへんな努力や絶え間ないフィードバックなしには，きわめて難しいことだと考えられます。不得意な領域を特定する支援を行い，改善手段を示してくれる臨床の指導医や「監督」とともに仕事をすることは，アプローチの調整が難しい場合もある一方，同時にきわめて高い可能性（もし，証明されていないのであれば）を秘めています。自らの臨床的習慣を改善したいという人に向けて，8章では，臨床医がその領域で自身の学びを続けられるような実践的な枠組みを提供しています。

認知エラーを改善する特定の技法

疾患スクリプトの構築および強化

非分析的推論（システム1）に費やす時間とそれがもつパワーを踏まえると，疾患スクリプトを包括的に構築することにより認知的な診断エラーが生じる機会は確実に減るでしょう。先に述べたように，非分析的な直観的思考を行うことにより，臨床医は，正確性や効率を高いまま維持しながら，医学的診断の複雑性や曖昧性にも対応することができるようになります。この大きな利点は臨床推論を教える際に，学習者も指導者もお互いが大いに考慮する価値のあるものです。広範な医学的知識によって形成された疾患スクリプトの堅牢な土台に実践的な臨床経験が加わることで，専門技術を得る真の道が開け，臨床的意思決定にとっての非分析的アプローチによるインパクトを最大化することができます。

認知強化戦略は必要か？

非分析的推論は長所もありますが，その限界についても多くの報告があります。いくつかの論拠でも裏づけられているように，分析的な認知的戦略は非分析的思考を補足する可能性を秘めているというのが私たちの意見です[11]。ほとんどの非分析的思考が潜在意識的な性質をもち，さらに学習者は直観力が不完全で，自信過剰になる傾向にあるため，彼らが重要なタイミングを認識しリアルタイムで反応することは困難なこともあります。そのため，多忙な臨床医が，適切に「スローダウン」する時間に焦点を当て，それ以外の時間を直観を信じることに費やせるための追加のサポートを提供するために，他の習慣や認知面からの援助が必要になりそうだと私たちは感じています。これらの方法は通常，直観力のある臨床医や学習者に，非分析的推論ではなく思考の非分析的・分析的手段を組み合わせたものを使うよう強要するので，時間がかかり労力を要すると考えられています。これは，時間の最大95％を非分析的モードで過ごしている多忙な臨床医にとって必ずしも好都合であるとは限りません[26]。それどころか徹頭徹尾スピー

> **Box 4-2 ● 認知バイアスのリスクをスクリーニングする4つの基本的質問**
> - それ以外であるとすれば何か？
> - 診断と一致しない所見は何か？
> - 同時に進行するプロセスが複数存在しうるか？
> - スローダウンしなければならない理由がほかに存在するか？

ドを遅くするように強要することは，最低限の診断精度しか得られない割に，それに見合わない不当な認知面，感情面でのストレスを引き起こすだけかもしれません。多くのエキスパートたちが述べているとおり診断のエキスパートとなるコツは，最も慎重に進むべきときがいつかをみつけること，言い換えれば必要なときだけのスローダウンを学ぶことだと示唆されています（Box 4-2）[37]。これに続いて，臨床的に忠実度の低いシミュレーション（仮想の症例など）に限定して非分析的推論と分析的推論を組み合わせることで診断精度は上がります。しかし，これらの習慣的な戦略をいくつかまたはすべて使用することにより，臨床医は自らの直観をダブルチェックできるようになり，そのことが過度に時間を費やすことなく自らの診断精度を向上させられるだけでなく，臨床医が日常臨床のなかで自らの疾患スクリプトを増やし，それらを磨くのに役立つと考えられます。

認知バイアスと二重プロセス理論についての意識を高める

二重プロセスモデルとバイアスが臨床的な意思決断，とりわけ診断に及ぼすであろう明らかな影響を踏まえると，このモデルがより意識されるようになり臨床現場の学習者を教育することが，臨床のパフォーマンス向上のための他の認知的な戦略も呼び込むことになります。認知心理学などの分野から得られる教育的内容は，臨床学習者にとって非常に興味深いものです。彼らが二重プロセスモデルを理解しその考え方を臨床的問題解決に応用できることはこれまでの研究からも示されています[40]。二重プロセスモデルだけを指導して診断エラーの実際の発生率が減ることは今のところ示されていませんが，再現性の高い臨床シナリオのシミュレーションにおいては有効でした[41]。自分の思考に注意を払うようになればおそらく，よりよい診断思考の習慣をつくることができる可能性が高まります。注意を払うだけでも可能ですが，後の章で述べるようなテクニックのいずれかを用いることを促すような思考の基礎をつくることでも可能でしょう。二重プロセスモデルの教育がそれだけで診断エラーの低減につながる可能性はかなり低そうですが，この理論的基盤を構築するように学習者を促す最大の価値は，以下に示すいくつかの戦略の根拠について理解が深まり，その応用が容易になるということです。

メタ認知および熟考した訓練

メタ認知または「ヒトの思考や感情についての思考」という行動は，学習者に考察を深めてもらい自らの思考パターンに気づかせること，そして，バイアスのかかっている可能性のある思考を見いだすためにダブルチェックをしてもらうこと，この両方で診断エラーを減らす可能性を秘めています。さらに，習慣的なメ

タ認知は診断が正しかった場合も誤っていた場合でも，振り返りの訓練として有用であるかもしれません。

また学習者には，最初の「直観的な」印象をその後の分析的な手法で確認する訓練を行ってもらうこともできます。心電図を読むなどの複雑な診断タスクでは，最初の直観的印象を構造的かつ分析的なアプローチでダブルチェックする訓練をしている医学生のほうがより正確です[41-43]。また最初の診断の印象をサポートするために臨床医が特異的にデータを明言する診断の2方向の診断アプローチも，バイアスのかかった意思決定を減らす可能性があります。

診断スキルを積み，それによりバイアスを減らそうと望んでいる学習者は，構造化された振り返りを行いながら訓練するかもしれません。このテクニックでは，症例が提示されたときに，学習者が仮の診断を支持する面と診断に合わない面を挙げながら，その症例の最も可能性の高い診断のリストを示唆することができます。鑑別診断のいくつかの可能性についてこのプロセスを繰り返せば，学習者は第1診断を確定するか別の鑑別を考える追加の情報に対応する構造的なアプローチをもち，診断プランに進む準備ができます。臨床的学習者についての研究では構造化された振り返りのアプローチを用いれば，たとえその後に遭遇した症例でさえ診断のパフォーマンスが実際に向上することがあります[36]。また最初の所見が非特異的であったり矛盾する情報が含まれていたりする場合に，このアプローチが特に有用であることを示す証拠もほかにあります[44]。学習者は非効率性をみると，そのダブルチェックを不必要であると考えるかもしれません。これは，診断をはるかに速く行うようにみえる（おそらく専門知識のため）チームの上級メンバーを見習いたい医学生にとっては大きな障壁となります。臨床現場の教育者は万が一の場合に備えて，臨床データで第1の診断の印象を裏づけることができない学習者をスローダウンさせることを厭わないようにすべきです。診断を定めていくに当たり，特に学習者においては，ただ単に診断が何かというだけでなく，なぜその診断である可能性が高いのかをあえて説明させることで，正しい診断に至る可能性が高いようです。

メタ認知および感情のデバイアシング

メタ認知もまた，ヒトの思考に対する感情による影響を知ることでエラーを減らすことができる可能性があります。医師も人間で，他の人と同様によい気分のときもあれば悪い気分のときもあり，疲労や睡眠不足，周囲のストレス，そして患者との交流や患者への感情移入によって生じる感情を抱えているときもあります。医師が担当患者のケアに際して，彼らの全般または特定のことについてどのように感じるかは診断のパフォーマンスに影響する場合があります。医師は感情バイアスやその他の認知エラーのリスクが高い状況でそれを認識する訓練を受けるかもしれません。疲労しきった状態や仕事量が多い時期，個人的なストレスを抱えている期間，全体的に気分が落ち込んでいるときなどの状況は，ヒトの思考に実質的な影響を及ぼすことがあります[15,23]。直接エラーを減らすことが示されたわけではありませんが，周囲からの異なるストレス因子，個人的な気分のサイクルや特定の患者の性質に自分がどのように反応する傾向があるかを振り返り予想するように学習者を指導することで，学習者は診断プロセス中にストレスや感情を抱えたときには，誤った認知を抱えるリスクが高まることを認識できるよ

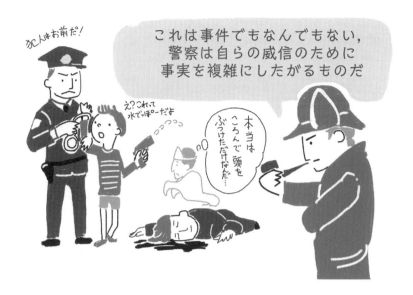

うになるでしょう。**Box 4-1** では感情バイアスが起こりうるいくつかの一般的なシナリオを示していますが，指導者は，これらの反応は個人や特定のシナリオに依存するもので汎用性はないことを学習者に理解するよう促すことができるでしょう。

よりよい思考を教える：直観的・非分析的推論をいかに促すか

熟練度が上がるにつれ経験が増え，より強固で正確な診断の直観〔非分析的推論（システム1推論）〕が働くようになります。この非分析的推論は現代においても診断力をなす基盤であり，臨床の指導医は学習者が自らの直観のコンパスを調整する手助けをすることになるでしょう。ある文献[45]のいくつかの潜在的戦略は非分析的臨床推論を用いて，学習者が専門知識や精度を向上させる手助けとなります。その1つは，異常な事態や予期せぬ事態に備えるため，不慮のシナリオを詳細に描写したり，治療に対する患者の最初の反応に基づいて診断や治療の計画を調整するアルゴリズム的アプローチを行ったりすることで，学習者の意識を涵養することです。「**漸次的問題解決**」と呼ばれるこの技法は，診断的直観を継続的に研ぎ澄ませていく方法として，高いパフォーマンスを出す診断医がよく記述しています[46,47]。

患者の転帰に関してフィードバックを確実に行うことも，医学生も上級医も診断的思考を磨き上げ続けていくためのもう1つの方法です。指導医は，担当が代わったり，臨床ローテーションが終了したりした後にも患者をフォローし，医学生自身も患者をフォローし続けることを奨励するようにします。

最後に，シミュレーションの新たな開発により，学習者が自ら臨床推論を向上させる（フィードバックを得る）機会が数多く提供されるようになりました。患者ケアのほかにシミュレーションを行う経験は学習者にとって価値のある手法です。学習者は正のフィードバックを得て，非分析的推論に弾みをつけ，建設的なフィードバックに応じて適切な調整を行い，より経験に基づくために失いにくい

技法を用い，新たなアプローチを診断スタイルに取り入れることができます。非分析的推論を向上させるためのこれらの技法や，その他の技法については 8 章で詳細に述べます。

思考をより簡単にする：記憶への依存を減らす

記憶への依存を減らすことも，認知エラーを減らす重要な方法です。記憶術〔アニオンギャップ上昇の代謝性アシドーシスの MUDPILES(Methanol, Uremia, DKA / AKA, Paraldehyde / phenformin, Iron / INH, Lactic acidosis, Ethylene glycol, Salicylates：メタノール，尿毒症，糖尿病／アルコール性ケトアシドーシス，パラアルデヒド／フェンホルミン，鉄／イソニアジド，尿酸アシドーシス，エチレングリコール，サリチル酸中毒)など〕という形の系統的なチェックリストやよくみられる症状の鑑別診断を書いたチェックリスト[48,49]，または，スキルベースの臨床タスク[50,51]でさえ高い可能性を秘めています。実際に，経験豊富な臨床医にとっても，そして，学習者であればさらに，チェックリストを使用することで心電図読解の精度は向上します[52]。また，テクノロジーベースの臨床決断サポート(たとえば，コンピュータベースの鑑別診断ツールなど)ははじめの直観的な診断の印象を分析的にダブルチェックするものとして，経験豊富な臨床医および学習者のいずれにとっても有用かもしれません。これらの資源を合理的に使用することや，改良されたデザイン，電子カルテ使用が増えることによって，学習者と経験豊富な臨床医の双方がこれからも考え方を向上させていくことができるでしょう[53]。

システムズアウェアネス（システム認識）およびエラー分析

システムベースのエラーについては本書の 1 章で焦点を当てていますが，診断プロセスの全過程を通して個人とシステム間の複雑な相互作用を認識することは，診断プロセスのすべてのパフォーマンスおよび考察の源となります。学習者にとってエラーに対するシステムズアプローチに慣れることにはさらに重要な理由があります。それはおそらく，診断エラーについて率直に議論する際システムズアプローチが，参加者の開放性，さらには欲求さえも促して[13]，向上を続けていく文化のなかで診断思考を助ける強力な教育的介入の発展を促進するからです。診断を，個人的要素やシステムベースの要素から構成される他のすべてのプロセスと同様に扱い，エラーが起こったときにつぶれた面子を挽回する(理想的には，面子を完全に回復する)ことで，このアプローチが容易になります。こうすることで，これまで認識されていなかった認知エラーをはじめとしたすべてのエラーについて考察するための心理学的に安全な環境をつくり出すことができます。

認知エラーを分析するのに使用可能と思われるいくつかのアプローチが存在します。すでに概要を述べたように，クロスケリーが記述した「認知的剖検」は改善点が生じている思考を特定するために診断エラーを再構築するという優れたフレームワークです。この訓練は学習者と 1 人の指導医がリラックスした状態で交わす議論と同様にシンプルである一方で，カルテを見て思い出した記憶として，あるいは物語的に記述する(ナラティブ・ライティング)訓練として[13]，症例のレビューを行うこともまた有益です。これは，状況に応じて個人的な課題で

あることもあれば，小人数グループ・ディスカッションへの参加の入口になる場合もあります。議論の終わりに，認知的，システム的および状況的な要素が特定されたら，それを図に落とし込むことで，これらエラーの複雑性を医学生にとって明らかなものにし，指導ポイントを教育内容に組み入れることを容易にすることができます。

フィッシュボーン・チャートは伝統的に産業用のツールとしてシステムベースのエラー分析に用いられ[54]，複雑な出来事のレビューを整理するためのフレームワークとして役立ってきました。これまで診断エラーの指導と根本原因分析のいずれにおいてもこのフィッシュボーン・チャートは使用されてきました[14,15]。フィッシュボーン・チャートの作成について，システム関連の要因と認知関連の要因を両方含む系統的アプローチを用いて学習者を指導することで，これらのエラーがどれだけ複雑で頻繁に起こるかを明らかにしながらも，向上に向けた特定の機会が示されます(完成されたフィッシュボーンの例は図4-1およびオンライン情報を参照)。診断エラーに対する系統的アプローチの一環として，これらの分析はプログラム全体や学部，もしくはそれよりも広範囲の施設内の場で提示され，論じられる場合もあります。たとえば，合併症・死亡症例検討会〔Morbidity and mortality（M&M）conferences：M&M検討会〕で，誤った認知プロセスのみならず，システムの欠点が個人またはチームの認識に対してどのように負の影響を及ぼしたかを示すのがその例です。これらの分析により，改善できそうなものを特定し，良好な診断習慣の文化をさらに育てる機会を数多く得られるようになります。

ミスを認める

上級医として自らの失敗を認めること，自身の認知エラーに対する堅実なアプローチをモデル化することは，生徒がいる場合もいない場合も重要なツールとなりえます。また，診断エラーをチームで共有しながら考え，過去の個人的なエラーを学習者に話すことは，彼らの学習に大いに役立ち，また長い時間をかけて彼らと信頼を築き上げるうえでも有益です。診断のサイエンスの不確実性や欠点を認めることにより，学習者は心理的に安全な環境で自らの思考プロセスを深めることが確実にできるようになり，あらゆるエラー分析の学習価値を最大化することができるでしょう。大学および大学院レベルの学習者はいずれも，自らが関与したエラーから熟考して学び，誤った思考プロセスを自分自身のなかで認識することができます。

まとめ

認知エラーは認知度が低いものの一般的に広く存在し，診断プロセスにおいて最も重要なものとなっています。指導のテクニックが患者のアウトカムの改善につながるという経験的エビデンスは限られているものの，学習者が診断の習慣を発展させる助けになる可能性は高いといえます。この診断の習慣が発展していくという恩恵は，どのような研究対象でもない個人のキャリアのなかで，より長い時間をかけて裏づけられていきます(Box 4-3)。指導テクニックの研究は，医学生や，ごく稀に経験豊富な臨床医を対象にして制限つきで行われてきました。この

テクニックは診断の習慣を改善する大きな可能性を擁しており，実臨床でのさらなる研究が必要です．

> **Box 4-3 ● 認知エラーを回避する指導テクニック**
>
> ▶データ収集を改善する
> ▶疾患スクリプトの量を増やし強化する
>   - 疾患の非典型的症状についての知識を増やす
>   - 症状ベースの文献を読む
>   - 症例報告（*NEJM* シリーズなど）
>   - フラッシュカード
> ▶二重プロセス認知について意識を高める
>   - 認知エラーが起こったときに面子がつぶれないように配慮する
>   - 他のテクニックを使うことを勧める
> ▶メタ認知「人の思考について考える」
>   - 認知強化戦略
>   ○ 構造化された振り返り
>   ○ 「2方向の（two-pass）」診断アプローチ
>   - 個人的に陥りやすいバイアスについて知る
>   - 感情を受け止める
>   ○ 外的要求のため
>   ○ 内的ストレスのため
>   ○ 患者との交流により生じたもの（感情移入）
> ▶よりよい直観を養う
>   - ベイズ推論
>   - 漸次的問題解決
>   - フィードバックを与える
>   - シミュレーション
> ▶記憶への依存を減らす
>   - チェックリスト
>   - 語呂合わせ
>   - 臨床参考文献（ACP Smart Medicine module など）
>   - 鑑別診断ツール
>   - 臨床決断支援（電子カルテを通して，など）
> ▶システム思考
>   - システムがどのように思考に影響を及ぼすかを理解する

- システムの欠点を認識し補う
- エラーについてオープンに論じる
- エラーの分析
  - 外的要求のため
  - 「認知的剖検」（カルテを見て思い出した記憶やナラティブ・ライティング）
  - ルート・コーズ・アナリシス（フィッシュボーン・チャートなど）
  - 合併症・死亡症例（M&M）検討会

文献

1. **Lee CS, Nagy PG, Weaver SJ, Newman-Toker DE.** Cognitive and system factors contributing to diagnostic errors in radiology. AJR Am J Roentgenol. 2013;201:611-7.
2. **Graber ML, Wachter RM, Cassel CK.** Bringing diagnosis into the quality and safety equations. JAMA. 2012;308:1211-2.
3. **Raab SS, Grzybicki DM, Janosky JE, Zarbo RJ, Meier FA, Jensen C, et al.** Clinical impact and frequency of anatomic pathology errors in cancer diagnoses. Cancer. 2005;104:2205-13.
4. **Saber Tehrani AS, Lee H, Mathews SC, Shore A, Makary MA, Pronovost PJ, et al.** 25-Year summary of US malpractice claims for diagnostic errors 1986-2010: an analysis from the National Practitioner Data Bank. BMJ Qual Saf. 2013;22:672-80.
5. **James JT.** A new, evidence-based estimate of patient harms associated with hospital care. J Patient Saf. 2013;9:122-8.
6. **Kohn LT, Corrigan J, Donaldson MS.** To Err Is Human: Building a Safer Health System. Washington, DC: National Academy Press; 2000.
7. **Wachter RM.** Why diagnostic errors don't get any respect—and what can be done about them. Health Aff (Millwood). 2010;29:1605-10.
8. **Myers JS, VonFeldt JM.** Diagnostic errors and patient safety. JAMA. 2009;302:258-9; author reply 9-60.
9. **Newman-Toker DE, Pronovost PJ.** Diagnostic errors—the next frontier for patient safety. JAMA. 2009;301:1060-2.
10. **Graber ML, Franklin N, Gordon R.** Diagnostic error in internal medicine. Arch Intern Med. 2005;165:1493-9.
11. **Graber ML, Kissam S, Payne VL, Meyer AN, Sorensen A, Lenfestey N, et al.** Cognitive interventions to reduce diagnostic error: a narrative review. BMJ Qual Saf. 2012;21:535-57.
12. **Croskerry P.** The importance of cognitive errors in diagnosis and strategies to minimize them. Acad Med. 2003;78:775-80.
13. **Ogdie AR, Reilly JB, Pang WG, Keddem S, Barg FK, Von Feldt JM, et al.** Seen through their eyes: residents' reflections on the cognitive and contextual components of diagnostic errors in medicine. Acad Med. 2012;87(10):1361-7.
14. **Reilly JB, Myers JS, Salvador D, Trowbridge RL.** Use of a novel, modified fishbone diagram to analyze diagnostic errors. Diagnosis. 2014;1:167-71.
15. **Croskerry P.** Diagnostic failure: a cognitive and affective approach and methodology. In: Henriksen K, Battles JB, Marks ES, Lewin DI, eds. Advances in Patient Safety: From Research to Implementation (Volume 2: Concepts and Methodology). Rockville, MD: Agency for Healthcare Research and Quality; 2005.

16. **Croskerry P.** Clinical cognition and diagnostic error: applications of a dual process model of reasoning. Adv Health Sci Educ Theory Pract. 2009;14 Suppl 1:27-35.
17. **Norman G.** Dual processing and diagnostic errors. Adv Health Sci Educ Theory Pract. 2009;14 Suppl 1:37-49.
18. **Croskerry P.** Bias: a normal operating characteristic of the diagnosing brain. Diagnosis. 2014;1:23-7.
19. **Jenicek M.** Medical Error and Harm: Understanding, Prevention, and Control. New York: Productivity Press/CRC Press; 2010.
20. **Berner ES, Graber ML.** Overconfidence as a cause of diagnostic error in medicine. Am J Med. 2008;121(5 Suppl):S2-23.
21. **Mamede S, van Gog T, van den Berge K, Rikers RM, van Saase JL, van Guldener C, et al.** Effect of availability bias and reflective reasoning on diagnostic accuracy among internal medicine residents. JAMA. 2010;304:1198-203.
22. **Kostopoulou O, Russo JE, Keenan G, Delaney BC, Douiri A.** Information distortion in physicians' diagnostic judgments. Med Decis Making. 2012;32:831-9.
23. **Croskerry P, Abbass AA, Wu AW.** How doctors feel: affective issues in patients' safety. Lancet. 2008;372:1205-6.
24. **Croskerry P, Singhal G, Mamede S.** Cognitive debiasing 2: impediments to and strategies for change. BMJ Qual Saf. 2013;22 Suppl 2:ii65-ii72.
25. **Ofri D.** What Doctors Feel: How Emotions Affect the Practice of Medicine. Boston: Beacon Press; 2014.
26. **Croskerry P, Singhal G, Mamede S.** Cognitive debiasing 1: origins of bias and theory of debiasing. BMJ Qual Saf. 2013;22 Suppl 2:ii58-ii64.
27. **Croskerry P, Abbass A, Wu AW.** Emotional influences in patient safety. J Patient Saf. 2010;6:199-205.
28. **Hertwig R, Meier N, Nickel C, Zimmermann PC, Ackermann S, Woike JK, et al.** Correlates of diagnostic accuracy in patients with nonspecific complaints. Med Decis Making. 2013;33:533-43.
29. **Meyer AN, Payne VL, Meeks DW, Rao R, Singh H.** Physicians' diagnostic accuracy, confidence, and resource requests: a vignette study. JAMA Intern Med. 2013;173:1952-8.
30. **Cavalcanti RB, Sibbald M.** Am I right when I am sure? Data consistency influences the relationship between diagnostic accuracy and certainty. Acad Med. 2014;89:107-13.
31. **Zwaan L, Thijs A, Wagner C, van der Wal G, Timmermans DR.** Relating faults in diagnostic reasoning with diagnostic errors and patient harm. Acad Med. 2012;87:149-56.
32. **Hartzband P, Groopman J.** Off the record—avoiding the pitfalls of going electronic. N Engl J Med. 2008;358:1656-8.
33. **Singh H, Giardina TD, Meyer AN, Forjuoh SN, Reis MD, Thomas EJ.** Types and origins of diagnostic errors in primary care settings. JAMA Intern Med. 2013;173:418-25.
34. **Schipper S, Ross S.** Structured teaching and assessment: a new chart-stimulated recall worksheet for family medicine residents. Can Fam Physician. 2010;56:958-9, e352-4.
35. **Ilgen JS, Bowen JL, McIntyre LA, Banh KV, Barnes D, Coates WC, et al.** Comparing diagnostic performance and the utility of clinical vignette-based assessment under testing conditions designed to encourage either automatic or analytic thought. Acad Med. 2013;88:1545-51.
36. **Mamede S, van Gog T, Sampaio AM, de Faria RM, Maria JP, Schmidt HG.** How can students' diagnostic competence benefit most from practice with clinical cases? The effects of structured reflection on future diagnosis of the same and novel diseases. Acad Med. 2014;89:121-7.
37. **Moulton CA, Regehr G, Mylopoulos M, MacRae HM.** Slowing down when you should: a new model of expert judgment. Acad Med. 2007;82(10 Suppl):S109-16.

38. **Roberts DH, Newman LR, Schwartzstein RM.** Twelve tips for facilitating Millennials' learning. Med Teach. 2012;34:274-8.
39. **Croskerry P.** The feedback sanction. Acad Emerg Med. 2000;7:1232-8.
40. **Reilly JB, Ogdie AR, Von Feldt JM, Myers JS.** Teaching about how doctors think: a longitudinal curriculum in cognitive bias and diagnostic error for residents. BMJ Qual Saf. 2013;22:1044-50.
41. **Sibbald M, McKinney J, Cavalcanti RB, Yu E, Wood DA, Nair P, et al.** Cardiac examination and the effect of dual-processing instruction in a cardiopulmonary simulator. Adv Health Sci Educ Theory Pract. 2013;18:497-508.
42. **Eva KW, Hatala RM, Leblanc VR, Brooks LR.** Teaching from the clinical reasoning literature: combined reasoning strategies help novice diagnosticians overcome misleading information. Med Educ. 2007;41:1152-8.
43. **Ark TK, Brooks LR, Eva KW.** The benefits of flexibility: the pedagogical value of instructions to adopt multifaceted diagnostic reasoning strategies. Med Educ. 2007;41:281-7.
44. **Coderre S, Wright B, McLaughlin K.** To think is good: querying an initial hypothesis reduces diagnostic error in medical students. Acad Med. 2010;85:1125-9.
45. **Trowbridge RL, Dhaliwal G, Cosby KS.** Educational agenda for diagnostic error reduction. BMJ Qual Saf. 2013;22 Suppl 2:ii28-ii32.
46. **Mylopoulos M, Lohfeld L, Norman GR, Dhaliwal G, Eva KW.** Renowned physicians' perceptions of expert diagnostic practice. Acad Med. 2012;87:1413-7.
47. **Sargeant J, Mann K, Sinclair D, Ferrier S, Muirhead P, van der Vleuten C, et al.** Learning in practice: experiences and perceptions of high-scoring physicians. Acad Med. 2006;81:655-60.
48. **Ely JW, Graber ML, Croskerry P.** Checklists to reduce diagnostic errors. Acad Med. 2011;86:307-13.
49. **Gawande A.** The Checklist Manifesto: How to Get Things Right. New York: Metropolitan Books; 2011.
50. **Sibbald M, de Bruin AB, van Merrienboer JJ.** Checklists improve experts' diagnostic decisions. Med Educ. 2013;47:301-8.
51. **Sibbald M, de Bruin AB, Cavalcanti RB, van Merrienboer JJ.** Do you have to re-examine to reconsider your diagnosis? Checklists and cardiac exam. BMJ Qual Saf. 2013;22:333-8.
52. **Sibbald M, De Bruin AB, van Merrienboer JJ.** Finding and fixing mistakes: do checklists work for clinicians with different levels of experience? Adv Health Sci Educ Theory Pract. 2014;19:43-51.
53. **Henriksen K, Brady J.** The pursuit of better diagnostic performance: a human factors perspective. BMJ Qual Saf. 2013;22 Suppl 2:ii1-ii5.
54. **Gupta P, Varkey P.** Developing a tool for assessing competency in root cause analysis. Jt Comm J Qual Patient Saf. 2009;35:36-42.
55. **Giardina TD, King BJ, Ignaczak AP, Paull DE, Hoeksema L, Mills PD, et al.** Root cause analysis reports help identify common factors in delayed diagnosis and treatment of outpatients. Health Aff (Millwood). 2013;32:1368-75.

訳者コメント
診断の認知エラーとその回避

4章では,頻出する認知エラーについての紹介があった。認知エラーは不可避である。その理由は,さまざまな認知エラーの種類が存在することからも想像できるように,ヒトの思考過程の要所要所にエラーが内在しているからである。そこで,認知エラーをいかに減らすかという視点はもちろん重要でありつつも,認知エラーの発生をひとまず許容し,そのエラーが仮に起こっても,さらにそれをカバーできるセーフティネットとなるような方策を診断医側が用意しておくことが重要である。そのためにメタ認知や認知強化などの方法論が謳われているが,現場に即した形で,かつなるべく思考に負荷を与えない形で,そのセーフティネットを張っておくという工夫が必要である。

5 一般的な指導技術

Cynthia H. Ledford, MD, FACP・L. James Nixon, MD, MHPE

概要

医師は臨床推論におけるエキスパートであると想定されています。しかし残念ながら，この複雑な認知プロセスの指導を導くうえで最良といえるものは存在しません。臨床推論を指導するための「ゴールドスタンダード」の欠如は，臨床推論の専門技術を評価する私たちの能力も限られているということと関連している可能性が高いといえます（6 章参照）。明らかに最良といえるプラクティスがなければ，臨床推論の概念的枠組みや実践的な知恵が指導する際の最善のガイダンスとなります。

しかし，臨床推論をどのように指導するかについて触れる前に，そこで直面する可能性のある挑戦についてまず考えなければなりません。

> **重要ポイント**
> - 学習者と臨床推論プロセスについて明確に論じる。
> - 学習者の推論レベルを評価し，それに適応させる。
>   - よくみられる問題のシンプルで典型的な症状から始め，症例の複雑性を徐々に上げる。
>   - 経時的に構造的な部分を減らし，独立性を高めていく。
>   - 臨床推論の指導は汎用性の高いアプローチに従うことではないと認識する。
> - ロールモデルおよび自己調整の育成

臨床推論の指導への挑戦

私たちは臨床推論の指導における挑戦を，内容自体，学習環境，指導医という 3 つの大きな領域に分類してきました。

診断推論の能力は複数の要素を伴う複雑なもので，臨床医は幅広いタイプの患者や臨床現場，多様なタイプの問題に適応しなければならないことから，**内容自体**が挑戦といえます。臨床推論が指導医によりモデル化されているにせよ，学習者のなかにあるにせよ，意識されていない場合が多いといえます。推論を行っている者は通常，決断をした後で合理化するにしても，なぜ，特定の決断をするのかという本当の理由がわからないかもしれません。そのため，臨床推論の指導医は，学習者の臨床推論能力を完全に把握するために，彼らの決断や行動を伴う言葉を比較対照するという難しいタスクに直面しています。

学習環境も多くの挑戦をもたらします。たとえば，多くの米国医学部で用いられている従来の 2 ＋ 2 構造（例：臨床前教育 2 年＋臨床教育 2 年）では，知識の

習得と知識の応用を分けている場合が多くみられます。この分離によって，臨床前に学んだ内容を臨床現場で応用することが難しくなるかもしれません。医学生は，臨床前の知識を臨床現場において効果的に用いるため「学習し直す」か「整理し直す」必要が出てくるでしょう。さらに，臨床現場で学習者が扱うであろう患者の症状や疾患の種類は，ランダムで予測不能であることが多いといえます。そのためはっきりとした計画性がなければ，ランダムさゆえに臨床推論をじっくりと「訓練する」（血管炎を伴う患者数名を診療し，その状態について実践的知識を深めるなどの）機会は訪れない可能性もあります。さらに，さまざまなタイプの患者がいたとしても，すでに診断のワークアップが済んでいれば，診断推論の実践は制限されてしまうかもしれません[1]。もう１つの環境上の障壁は，縦断的患者の追跡調査がないことです。これにより，診断精度や臨床推論の有効性について学習者がフィードバックを得る機会が制限されます。最後に，研修医については，ペースの速い臨床ワークフローや頻繁な引き継ぎで，これら臨床推論にまつわる挑戦がさらに複雑になってしまいます[2]。

指導医と彼らの専門性が障壁をつくる場合もあります。臨床推論を指導する能力は，診断医としての専門技術と関連しつつもある程度独立しています[3]。熟練した診断医は診断の際，常に容易に内省できるわけではない推論プロセスの非分析的推論（パターン認識）を使うかもしれません。指導医のなかには，非分析的推論を適用する知識や経験が少ない学習者に対し，自分の行った判断について理論的根拠を説明するのは難しいと感じる者もいるでしょう[4]。さらに，熟練の臨床医は臨床推論の一般的原則についての知識が限られており，特異的もしくは意味のあるフィードバックを与える能力に限界がある場合もあります（**表 5-1**）。

本章では，指導を導くうえで私たちが最も有用と感じた概念的枠組みについて短くまとめ，指導法や指導の適用法について論じます。

表 5-1　臨床推論の指導の挑戦と障壁

内容的要因	●診断推論は複数の要素を伴う複雑な能力である ●臨床推論は多くの場合，言語化されず，決断や行動から推察されることが多い
環境的要因	●２＋２の医学生のカリキュラムは，臨床的内容への知識の移行を妨げる可能性がある ●臨床推論の実践の機会は，異なるタイプの疾患との遭遇がランダムであるため制限されている ●患者がすでに「ワークアップ」されている場合は診断推論の実践は難しい ●縦断的な患者のフォローアップが不足しているため，推論の成功に関しての自然なフィードバックには限界がある ●臨床的ケアはペースが速く，頻繁なケアの移行（引き継ぎ）を伴う場合がある
指導医または熟練医師の要因	●自身の推論プロセスについて意識していない ●一般的な臨床推論の原則について知識が限られている ●学習者の臨床スキルを直接観察し，評価する時間が限られている ●臨床推論に関する特異的かつ意味のあるフィードバックを与えるのが難しい

概念的枠組み

臨床推論の指導に対する異なるアプローチを導くうえで以下の概念的枠組みが有用です（詳細は2章を参照）。
- 情報処理理論
  - 二重プロセス理論
  - 認知負荷理論
- 質の高い訓練の理論
- 自己調整学習の理論

これらについて，それぞれ短く説明していきます。

情報処理理論

臨床医の診断法についての私たちの理解は，情報処理理論の幅広いカテゴリーのなかで分類されます。この包括的理論（または理論群）は，ヒトはコンピュータが情報を分析するのと似た方法で環境から情報を処理する，という原則に基づいています[5]。この理論では，（1）新しい情報を取り込むのに必要な注意，（2）情報を運用および分析するための作業記憶（短期記憶）の使用，（3）のちに使用するための長期記憶での情報の保管，が強調されています。二重プロセス理論と認知負荷理論は情報処理理論の2つの例であり，臨床推論を理解するための方法です。

この章から読み始めた読者にも理解を容易にするため説明を加えておきます。**二重プロセス理論**では，ヒトが情報を処理する際に用いると考えられる2つの主な方法が示されています（表5-2）。1つ目の方法である非分析的推論は，無意識下で行われる，多くは不随意の速い思考で，非分析的な問題解決の戦略です。その例として挙げられるのはパターン認識で，ヒトはこの方法を用いて，そのとき取り込んだ情報を長期記憶に維持していたプロトタイプと素早く比較します。医学においてこのようなプロトタイプや手本はよく**疾患スクリプト**，または疾患の特徴の心理構造化と呼ばれています[6]。非分析的推論は特定の問題についてより豊富な経験のある臨床医が多く使用する傾向にあり，その際には知識は疾患スクリプトにまとめられ，パターン認識に利用できるようになっています[7]。ヒューリスティクスまたは心理的ショートカットも，多くは非分析的推論のカテゴリーに入ります。このような心理的ショートカットは，ヒトの脳の処理能力の限界を克服するのに有用な適応プロセスとしてみなすこともできるでしょう[7]。

表5-2　二重プロセス理論

非分析的推論	分析的推論
無意識的	努力を要する
不随意的	熟慮を伴う
感情的	論理的
巧みに反応し，最小限の努力で「直観」を生み出す	注意や自己管理，時間を要する

反対に，分析的推論は通常意識的で，目的や努力を伴う遅い思考です。仮説演繹的推論やスキーマ帰納的推論を含むさまざまな分析的問題解決戦略が提唱されています。診断の意思決定は，「**ベイズ(Bayes)推論**」と呼ばれる確率的な方法を用いて，分析的にアプローチすることもできます。診断推論の指導の多くは，遅くて分析的な臨床的問題解決にさまざまに焦点を当てています。これらについては次のセクションでより詳細に触れます。非分析的推論も分析的推論もともに，知識とその体系化，つまり臨床的観察と基礎医学の概念の間のつながりなどに深く依存するものと考えられています。

認知負荷理論により，私たちが問題を解決しようとする際に，短期(作業)記憶で扱える個別の情報単位(ユニット)はどれだけなのかが理解しやすくなります。平均的には，ヒトは7±2単位の情報を短期記憶に維持することができます[5]。したがって，臨床的問題を解決する際には，ヒトが同時に考慮することのできる臨床像の数は限られているということになります。診断推論における専門技術習得の重要な局面には，多くの異なる特徴(発熱や低体温症，低血圧，頻脈，呼吸過多，精神状態の変化，温かい・冷たい四肢)やグループまたは「チャンク」を1つの単位(敗血症性ショック)にまとめ，他の細かい情報を考慮するために作業記憶を解放する能力が関与しています。上記のようにチャンキングもまた，臨床情報の「**処理**」として定義され，事実をカプセル化する場合があります。熟練の臨床医はデータをチャンキングする能力により優れているため，より多くの臨床像を同時に考慮し，解決に至ることが可能となります。つまり，認知負荷の限界は未熟者と同じであっても，熟練の臨床医はこのような情報のチャンキングや統合により，少ない作業記憶を駆使して情報を処理できることが多いのです。

質の高い訓練の理論

エリクソン(Ericsson)により体系化された質の高い訓練の理論では，経験やコーチング，努力を伴う訓練がスキルの向上に貢献することが強調されています(詳細は2章，8章を参照)。この理論では，ヒトはある行為の特定の局面について，集中力を高め熱心に訓練することで専門技術を上達させる，といわれています。同時に，モチベーションやタイムリーなフィードバック，コーチングはすべて，質の高い訓練を効果的に行ううえで重要であるということが明らかになっています。このエリクソンによる質の高い訓練は，診断推論のパフォーマンスを上達させる方法として，仮想患者やコンピュータによる症例のシミュレーション，そして，その他の問題解決を訓練する機会を利用する理論的な根拠になっています。

自己調整学習の理論

自己調整学習は，目標設定やモチベーション，振り返りの重要性を強調する社会的認知理論です(**Box 5-1**)。そして，自己調整学習で重要となるのは，学習の3段階のフィードバックのサイクルである，と述べられています。予見(準備)段階では，学習者は意図するタスクを分析し，目標を設定し，成果を予測し，タスクの価値を定めます。パフォーマンス段階では，学習者はセルフモニタリングに専念し，タスクに集中します。最後の振り返り(自己省察)段階では，学習者は自己評価に従事し，パフォーマンスの成功または失敗の原因を探ります。

> **Box 5-1 ● 自己調整学習理論**
> - 予見（先見）
>   - タスクを分析しその価値を定める
>   - 目標を定める
>   - 成果を予測する
> - パフォーマンス
>   - 自己をモニタリング（観察）する
>   - タスクに集中する
> - 振り返り
>   - パフォーマンスを評価する
>   - 成功または失敗の原因を探る

　　　これらの多様な概念理論から，臨床推論の指導に対する異なるアプローチが生まれてきました。一般的な方策や特定の指導法およびツールについていくつか詳細に触れ，これらの方法をどのように適応もしくは選択するのかその方法をみていきます。

一般的な指導方策

　　　特定の指導法やツールについて詳細に述べる前に，臨床推論を指導するうえでの一般的な推奨事項にいくつか焦点を当てておきます。これらの推奨の多くは前述の概念的枠組みに直接由来しています。なかには主に熟練の指導医の経験や観察から導かれたものもありますが，何らかの裏づけが存在します。それらについて根拠がある場合は引用しながら理論的に述べてみます。

情報処理
知識の体系化

　　　臨床推論の文献では，臨床推論において熟練のパフォーマンスを行うには知識と知識の体系化がきわめて重要であることが示唆されています。知識の体系化とは，情報がどのようにアレンジされ，記憶に組み込まれるかということを意味します。知識の体系化が進むと，臨床医は効率よく，かつ効果的に保管されていた情報にアクセスすることができるようになります。この前提をもとに推奨されるのは，プレッシャーになるかもしれませんが「医学についてできるだけ多くのことを知る」ことです。医学生は幅広い知識と知識の確たる体系化こそ，臨床推論における専門技術の基礎であると認識する必要があります。知識を得た後は，医学生は与えられた診断的な問題に応じて必要なだけ柔軟になれるよう，非分析的推論も分析的推論も容易に行えるようになる必要があります[8,9]。

非分析的スキル構築の方策

　　　最も多くみられる非分析的推論の形は，パターン認識です。パターン認識の発達

をサポートするために，情報処理理論では，医学生は知識を疾患のプロトタイプとして疾患スクリプトにまとめ，蓄えるべきだ，と示唆しています(**Box 5-2**)[6]。スクリプトの概念はそもそも，スキーマの認知的枠組みに関する心理学に関する論文に由来しており，そのなかで「スクリプト」は特定の環境においてどのように行動する，もしくは振る舞うか，と定義されていました。そして医学においてその概念は，疾患がどのように振る舞うと予想されるか(すなわち疾患の話)について述べるもの，とされました。疾患スクリプトの核心的部分は，疫学・リスク因子，病態生理学，臨床像(時間的経過，症状，徴候，所見など)によって構成されています。指導医は，新しく得たばかりの知識を整理するのに，疾患スクリプトの構造を使うよう医学生に勧めてよいでしょう。知識構造の開発の初期には，私たちは，よくみられる疾患の典型的症状に注目することを促します。このような典型的疾患の型に遭遇することで，医学生は自らの疾患スクリプトの「図書館」をつくり始めます。また，学習者は，関連疾患についての知識をさらに整理し結びつけるために，比較対照のアプローチを使用することもできます[10]。経験が増えていくとともに，他の症状や非典型的特徴などを含め，臨床医はさらに疾患スクリプトを精巧につくり上げていくことになります(**表 5-3**)。

Box 5-2 ● 疾患に関する知識を疾患スクリプトに体系化する

- **誰が罹患するか**：疫学およびリスク因子
- **時間的にどのような状態か**：経時的パターン(発症，期間，持続性・間欠性，進行パターン)
- **キーフィーチャー(重要な特徴)はどのような状態か**：症状および身体診察所見

分析的スキル構築の方策

分析的推論では，情報を収集，解釈するための，系統的でかつ熟考したアプローチが関与し，学習したルールに基づいて知識を応用する場合が多くみられます。このことから分析的アプローチは，時間的に余裕があり，命にかかわるような状況で，状況が複雑であったり曖昧または不確かであったりするような場合に臨床医が使用する傾向があります[11]。分析的思考に対する2つのアプローチは，仮説演繹法とスキーマ的帰納法です。**仮説演繹法**では，可能性の高い診断のリストを作成し，患者の臨床症状に対してそれぞれの検証を，**後方推論**とも呼ばれる方法で行います。**スキーマ的帰納法**は，症状や徴候または検査所見による鑑別診断を絞るため，系統的にルールを適応することです。

よくみられる症状にスキーマを与えることで，学習者は考慮すべき鑑別診断を制限し，エキスパートが使用する心理的ショートカットを真似ることができるようになります。さらに推論のルールをこのように使用することで，目的に応じて臨床的情報を有用にチャンキングまたは処理する方法が示され，医学生の認知負荷を減らすことができます。診断のスキーマについては，本章の足がかりについてのセクションでさらに詳しく述べます。

● **例** ● 貧血の原因を診断するのに，まずは貧血が小球性か正球性か大球性かを特定する。

表 5-3　多発性関節炎を起こす疾患についての比較対照基準の例

疾患	誰が罹患するか（疫学およびリスク因子）	時間的にどのような状態か	臨床像
関節リウマチ	女性（若年または高齢），男性（高齢） 女性：男性＝2～3：1 40～75歳で最も罹りやすい	通常は徐々に発症，潜行性，慢性（少なくとも＞6週間で数年は続く）	関節の炎症（赤みがかって温かく，腫れて疼痛を伴う） 手足の小さな関節のほか，大きめの関節（手首，膝，肩，脊椎）を含む場合もあるが，腰椎と胸椎は**除く** 朝のこわばり（長時間安静後完全に動きが戻るまで＞30～60分） 関節外症状がみられるのは珍しい 検査で滑膜炎，その後亜脱臼を伴う関節の変形
全身性エリテマトーデス	通常20～45歳女性 リスク因子：アフリカ系米国人，アフリカ人，家族歴	急性の場合もあればより潜行性の場合もある．難治性で進行性または間欠性で再燃を伴う	遊走性，左右対称性の関節痛および腫脹と軽度の炎症性変化（圧痛，PIP腫脹） 関節外症状はよくみられる（蝶形紅斑，粘膜皮膚の潰瘍，脱毛，疲労，発熱，心肺または腎臓への波及） 検査では関節の変形を伴わない
変形性関節症	＞60歳で顕著，70歳までにほぼすべての人が多少なりとも患う，リスク因子：肥満，外傷，使いすぎ（スポーツまたは仕事関係） 男性：女性＝1：1で同等，男性はより早期に発症する可能性がある	慢性で進行性，急性再燃が起こる場合もある	通常，炎症を伴わない 動かしたり活動したりすると疼痛が悪化し，安静にして手軽な鎮痛薬を使用することで改善する 「ゲル効果」：しばし動かさなかった後の短期間のこわばり 検査にて動かせる範囲が減少 骨の変性を伴う関節の変形

PIP ＝近位指節関節

因果推論は，有益と考えられるもう１つの分析的推論の形です．医学生は知識の体系化をさらに充実させるため，医学的知識（病態生理学など）を臨床的観察や診断推論プロセスと結びつけて学習する傾向があります[12]．指導医は因果推論，つまり，臨床的な変数とその基礎である病態生理学との間で推論するアプローチを用いることで，これらを結びつけさせることを医学生に推奨できます[13,14]．

●**例**●ネフローゼ症候群：蛋白質が腎臓から尿に「漏出」する→血清蛋白質低下→水分が組織に流入→循環血液量減少→腎臓によるナトリウム貯留→腎臓による水分（等張性）貯留→浮腫

　教育において因果推論を用いる基礎は強固なものです．エキスパートは，少なくとも思考発話法ほどあからさまには生物医学的な知識を明らかに使用した形跡

もなく，正確な診断(臨床的意思決定)を頻繁に行うことができます[15,16]。しかし彼らが症例，特に複雑な症例に対峙しながら，はっきりわかる形ではなくても，生物医学知識を用いていると確信する根拠もあります[17,18]。さらに，臨床で学ぶアートとサイエンスを統合させるように教わっている医学生は，1週間後には診断精度が上がっています[12]。そして，知識の体系化という観点では，医学生は，徴候と症状のランダムな寄せ集めを単に暗記するだけでなく，疾患の病態生理学的基盤を用いて，臨床的特徴を学ぶうえでの学習構造をつかむことができます。

医学知識がより関連づけられるほど，臨床的特徴が理路整然として，長く記憶に残ります[12]。

プロブレムリスト

臨床推論には複数の要素が関与しています。その1つはおそらく，最もシンプルでいち早く述べられる可能性が高い，患者のプロブレムの特定とラベリングです。ローレンス・ウィード(Lawrence Weed)が提唱したプロブレムリストは，患者の健康状態の概要を文書にまとめる枠組みとして提唱されたものでした[19,20]。ウィードはできるだけ的確かつ具体的に，1つの診断をそれが確定するまで早期閉鎖することのないように，問題を正確にラベリングすることの重要性について詳述しました。プロブレムリストは臨床経過として進化し，新たな情報の影響を受けます。また，プロブレムリストの概念は機能的評価を明瞭に表現する中心的な枠組みとして提案されました。これらは診断というパズルのピースを特定・追跡し，それを完成させるうえで有用かもしれません。また取り扱うべき重要課題の優先順位づけを促し，パターン認識に頼りがちな学習者に分析の重要性を強調することもあります。そして問題が確実に追跡され，臨床的ケアの混沌のなかで失われてしまわないようにします。プロブレムリストの使用は，一方で全体像が見失われるほどに患者の全体的状態を細かく分解してしまうようであれば，不利益となる可能性もあります(**Box 5-3**)。

Box 5-3 ● 有効なプロブレムリストの特徴

1. 正確な言葉を用いる
2. 時間の経過とともに更新し，修正を加える
3. 優先順位をつける
4. プロブレム同士を関連づける

以下のエピソードは，時間が経ち，臨床情報が蓄積されるとともにプロブレムリストがどのように進化するのか，そして，患者がどのように診断や治療を受け，臨床経過が形づくられてくるかを示しています[21]。

発汗と息切れを伴う重度の胸骨下胸圧迫感で目を覚まし，それが20分間も続いたため救急診療科を受診した患者。

● **プロブレム** ● 胸痛，急性，狭心症性。急性冠症候群を示唆している。

心電図では V1〜V4 で ST 上昇がみられ,トロポニン I が上昇している。

●**プロブレム**●急性の前壁 ST 上昇型の心筋梗塞(MI)

心臓カテーテル検査が行われ,続いて左前下行枝の経皮的冠動脈形成術が行われた。非持続性心室頻脈が認められる。心エコーでは駆出率が 40％であった。

●**プロブレム**●前壁 ST 上昇型 MI で,MI が原因と思われる心室頻脈,虚血性心筋症で,軽度の収縮機能低下を伴う心不全を伴っている(新たな診断)。

プロブレムの提示およびサマリー記述

診断推論は,臨床医が患者の呈する徴候や症状,その他の所見と疾患を一致させ,適切な治療を行えるようにしようと試みるマッチングの訓練です。前述のように,これは非分析的推論(パターン認識など)と分析的推論(仮説演繹的推論)のいずれによっても可能です。診断に関する文献では,患者の状態についての記述はプロブレムの提示と呼ばれます。そして,サマリー記述(またはプロブレムの提示)とプロブレムリストは,両方とも臨床データの重要局面を把握するという意味で関連しています(**Box 5-4**)。プロブレムの提示には,急性であることが懸念される病態を診断し管理するのに最も適切な患者の状態のみが含まれるようにします。たとえば,頭痛と精神状態の変化を呈する患者については,過去の胆石症という診断はプロブレムの提示には含まれませんが,プロブレムリストには挙げられる可能性があります。逆に,疫学データはプロブレムの提示に含まれることが多いですが,プロブレムリストにはのりません。つまり,疫学データは,特定の診断に至りうるリスクを一意的に生じさせる患者の特性を把握する目的でサマリー記述(プロブレムの提示)に含まれます。たとえば,患者が 52 歳の男性であることは「プロブレム」ではないものの,胸痛を起こす患者のリスクを理解するうえでは重要です。

Box 5-4 ● サマリー記述の使用

サマリー記述では以下を使う:

- 疾患のスクリプトのフレームワーク
- 疫学的に重要なもの/リスク因子
- キーフィーチャー(セマンティック・クオリファイアー,特に経時的パターンで特徴づけられる)
- 医学用語(患者の正確な言葉ではなく)

プロブレムの提示について医学生を指導する際には,患者の呈する症状に関連する臨床的背景,発症様式,そして,重要な臨床症状と検査所見という 3 つの重要な要素から説明を始めます。臨床医は,臨床的背景(患者の年齢や性別,民族・人種,問題に伴うと考えられる疾患の地理的傾向など)と,患者の病歴や社会歴,家族歴および(または)薬剤歴から見分けられるリスク因子を定義します。さらに,臨床医は発症様式(患者の症状の発症についての時間的経緯など)を明確にします。発症様式は鑑別の重要な鍵となることが多く,パターンには,発症の

突然性や期間，持続的か間欠的か，安定性か進行性かが関与することがあります。プロブレムの提示の最終要素は，重要な症状や身体診察所見ならびに臨床検査結果，放射線学的所見の特定です。これらの所見のなかには，定義的または識別的と分類できるものもあります。定義的な特徴は感度が高い（不在であれば，その疾患である可能性は顕著に低い）です。たとえば，肺塞栓症と心不全の鑑別診断で主診断が肺炎である場合，発熱があると心不全の可能性は明らかに低くなりますが，肺塞栓症である確率にほとんど影響はありません。

プロブレムの提示は**サマリー記述**で扱われます。これらは症例の「一行サマリー記述（ワンセンテンス・サマリー）」で，プレゼンテーションの「評価」部分〔SOAP（Subjective：主観，Objective：客観，Assessment：評価，Plan：計画）の"A"〕で提示されます。学習者のサマリー記述から，彼らが各患者の背景のなかでどのように臨床情報の断片を解釈し，統合するのかを考察することができます。このような記述は，学習者が患者の話のどの要素が本当に重要なのか理解しているかどうかを判断する有力な手段といえます。指導医は，サマリー記述内の臨床データの選択，除外，および（または）優先順位づけに関する重要な質問を学習者にするようにします。熟練の臨床医がもっているものと似た知識構造を支持するため，適切に構成されたサマリー記述には，前述した3つのプロブレムの提示〔疫学的に重要なもの，発症様式，キーフィーチャー（重要な特徴）〕の要素が含まれています（**Box 5-4**）。知識構造の目的は，患者の問題と正しい診断をマッチングさせる医学生の能力を高めることです。

サマリー記述の例

「スミスさんは虚血性心筋症の既往のある64歳男性。2日間の経過で徐々に発症した運動で悪化する呼吸困難と低酸素症，両側の肺雑音，頸静脈圧上昇，下肢浮腫を伴って受診した。」

「ジョーンズさんは過去に重度の飲酒および非ステロイド系抗炎症薬（non-steroidal anti-inflammatory drug：NSAID）の使用歴がある33歳女性。2日間にわたり心窩部中央に焼けつくような強い痛みがあり，現在は下血が2時間続いている。診察所見は血行動態が明らかに不安定（脈拍 110回/分，血圧 88/55 mmHg）で，腹部は軟で圧痛なし。腸雑音正常。肝脾腫と黄疸なし。直腸診正常だが便潜血反応は陽性であった。」

適切に構成されたサマリー記述は，聞き手や読み手がプロブレムを完全に理解し，単独で正確な鑑別診断にたどり着けるようなものにします。サマリー記述内で使用されている言葉に注目することで，学習者がどのように考えているかを知ることができます。つまり，学習者がどのように言語を変換し，セマンティック・クオリファイアー（急性 vs. 慢性，進行性 vs. 間欠性などの症状を分類する形容詞など）を用いるかに特に注意します。そして，上級学習者のサマリー記述はこれらの特徴をどちらも示している傾向があります（**表 5-4**）[22,23]。

表 5-4　サマリー記述・プロブレムの提示

評価する要素	定義
鑑別診断を絞る	患者は誰か，経時的にどのような状態か，状態のキーフィーチャーを含めることで鑑別診断を適切に絞る
変換する	症例の重要所見を的確な医学用語で表すか，詳細を医学的概念に統合するなどして記述の意味を強調する 俗称(腫れなど)や個別データ(心拍数 180 回/分，ナトリウム 125 mEq/dL)をより正確で意味のある医学用語(浮腫，頻脈，低ナトリウム血症)に置き換える 集められた所見を統合し症候群とする(息切れ，ラ音，下肢の浮腫，JVP 上昇，S_3 →容量過負荷または心不全)。そのためにセマンティック・クオリファイアーを使用してもしなくてもよい
セマンティック・クオリファイアー	質的な用語で，患者の実際の徴候や症状よりも抽象的であり，2 つの性質で表されることが多い。例：3〜4 か月かけて徐々に(突然ではなく)発症し，左右両方の場合もあれば片側(両側ではない)の場合もある。間欠的 vs. 持続的，安定 vs. 進行性など

データは文献 23 から入手。
JVP ＝頸静脈圧，S_3 ＝第 3 心音

ベイズ推論

ベイズ推論はもう 1 つの分析的アプローチで，診断の意思決定の論理に焦点を当てたものです。このアプローチは数学的枠組みに基づいており，ベイズ因子の概念である尤度比(likelihood ratio：LR)から検査前確率を検査後確率に変換することにより，推論のモデルを構築するのに使用することができます[24]。LR はおそらく最も重要な概念です。検査値(病歴，診察，臨床検査，放射線学的所見)の客観的尺度を提供します。

マックギー(McGee)は，検査前確率が 10〜90％の際の LR 値に基づいて，確立の変化に対する大まかな指針を作成しました(表 5-5)[25]。

表 5-5　尤度比の簡易化

尤度比	確率の変化(%)	検査の有用性
≧ 10	＋ 45	強い
〜 5	＋ 30	中等度
〜 2	＋ 15	弱い
〜 0.5	− 15	弱い
〜 0.2	− 30	中等度
≦ 0.1	− 45	強い

文献 25 から引用。

医学生に向けられた有用なベイズの質問に,「疾患を診断するには,どの陽性反応検査がよりふさわしいか。肺炎のヤギ声か,それとも冠動脈疾患の心臓核医学ストレス検査か？」というものがあります。臨床検査結果や放射線学的所見のみを重要と考える医学生にとって,ヤギ声のLR(5.5)が心臓核医学ストレス検査のLR(およそ4)よりも陽性度が高いことは強力なメッセージにもなりえます。さらに,ある状況下において,LRは検査の絶対値であるという感覚を与えます。学習者の多くは,心臓核医学ストレス検査が陽性であれば冠動脈疾患をルールイン(rule in)できると考えていることから,心臓核医学ストレス検査の有用性が中程度でしかないという事実には驚かされるでしょう。LRを学ぶ医学生は,検査の有用性が中等度または強い検査を行うかオーダーするようにしたほうが,精査における効率は向上するかもしれません。指導医は,LRは有病率とは無関係であるため,臨床現場においては陽性的中率(検査結果が陽性であった場合,患者がその疾患を有する確率)や陰性的中率(検査結果が陰性であった場合,患者がその疾患ではない確率)よりも有用であることを強調するようにします。背景や患者の特徴にかかわらず,LRは臨床現場の患者に直接適用することができるのです。

LRについて触れているのはベイズの説のほんの一部です。他の局面は検査前確率と関連しています。多くの臨床医や指導医がベイズ理論による計算方式を避ける理由は,それぞれの患者について検査前確率を推定することの難しさと関連しています[26]。予測ルール〔ウェルズ(Wells)スコアなど〕が利用できると推定は簡単です。しかし,予測ルールがない場合,初学の臨床医は単に「数字を割り出している」だけで,それが自らの診断推論に役立っているとは感じられないでしょう。それは本当かもしれませんが,エキスパートはすべてこれを直観的に行っているということを知っておくべきです。その点が臨床的判断を向上させるうえで重要です。明確に推定を行うステップは単純なものです。はじめ検査前確率は大雑把に推定されているかもしれません(疾患を有する確率が20％,50％,80％など)。そのようなステップの検出率は判断をより明白にすることができるので,分析的推論を行うことも可能です(「想像するに,痛風の確率は50％だろう。どうしてかって？ その理由は〜に基づいて…」など)。さらに,このIT時代においては,特定の臨床現場における疾患の有病率(救急での患者の失神原因が血管迷走神経性である確率など)のデータはすぐにみつかることが多く,検査前確率の推定値が比較的正確に得られると考えられます。私たちは,すべての臨床症例に対してベイズ理論に基づくアプローチを行うことを推奨しておらず,むしろ,分析的推論が診断的評価を後押しするような,難しい症例を扱っている際や重大な決断に迫られている際に主にそのアプローチを行うべきだと確信しています[27]。

ベイズの定理を苦手としない学習者に対しては,指導医がロールモデルとなり指導することや,ベイズの計算(ベイズの定理：検査前オッズ×尤度比＝検査後オッズ)を彼らに課題として与えることもできます。学習者や臨床医の多くはオッズよりも確率を好みます。オンラインの計算ツール(easycalculation.com/statistics/post-test-probability.php)や計算図表では確率を使用することができ,これらの計算がより簡単に行えるようになっています。判定閾値を推定することで,今後さらに検査を行うか治療を行うかを決める際に,診断検査を行う価値が

あるかどうかを判断しやすくなります。計算を避けたい学習者には，臨床実習におけるベイズ理論への質的アプローチについても説明がなされています[28]。

●**例**● 臨床医が，自らの患者について，臨床上の病歴や検査から小腸閉塞の検査前確率をおよそ50％（検査前オッズ 50：50）と推定し，小腸閉塞の診断にCT検査をオーダーすることを考慮する。CTの陽性LRと陰性LRはそれぞれ2と0.5。この値をもとに腸閉塞の確率を，CT検査結果が陰性の場合は34％（検査後オッズ 1：2），陽性の場合は67％（検査後オッズ 2：1）と算出する。CT検査結果によって治療方針が変わることはないと知り，この状況下ではCTは診断的な価値を付加しないと判断する。よって検査をオーダーしない。

「プロブレムリストから疾患スクリプトへ」

キャサリン・ルーシー（Catherine Lucey）は "From Problem List to Illness Script（プロブレムリストから疾患スクリプトへ）" というタイトルで，内科レジデントに向けた症例ベースのカンファレンスの構造，つまり，上記の一般的方策のいくつかを組み込んだ3ステップアプローチについて説明しています[29]。その結果得られるのが鑑別診断の優先順位づけで，それにより診断に対する計画を立て，患者の治療を行うことができるようになります。症例は議論を促すためのものとして提示します。3つのステップを用いて症例から得た情報を処理することで，学習者は，異なるまたは馴染みの薄い患者の問題についてより時間をかけて分析的に考えることができるようになります。ステップ1では，プロブレムを明確に特定し処理します（的確な医学用語を用いて表します。前述の「プロブレムの提示およびサマリー記述」の考察を参照）。リスト上の一連の問題は，ショックや脱水のような，よくみられる医学的症候群に統合するか，まとめることができます。プロブレムリストを縮小し優先順位づけを行った後，ステップ2でそれを用いて，患者の疾患スクリプトを表すサマリー記述を作成します。ステップ2の「一行サマリー記述（ワンセンテンス・サマリー）」は，患者のプロブレムや背景についての学習者の理解を表しています（前述の「プロブレムの提示およびサマリー記述」の考察を参照）。疾患スクリプトの枠組みを使用することで臨床情報が整理され，疾患のスクリプトを比較することができるようになります。ステップ3では，患者のプロブレムの提示とさまざまな疾患のスクリプトの適合の質を使用し，考慮した各疾患について有病率をもとに補正しながら相対的確率を推定します[6]。ステップ3を行う間，学習者は考慮した診断に焦点を当て，最も可能性の高いもの，低いもの，そして，可能性がないものに分類しなければなりません。通常，学習者は少なくとも3つの可能性を考慮するようにしますが，5〜8つ以上に及ぶことはありません。推論エラーが不完全な患者情報の収集によるものかどうかや，臨床情報の不適切な処理，疾患に関する知識不足，患者情報と疾患に関する知識をマッチングさせる難しさによるものかどうかを特定し，学習者を診断するために段階的なアプローチを用いることも可能です（**表5-6**）[29]。

このように，3ステップの「疾患スクリプトに対するプロブレムリスト」の構造は，すべてのレベルの学習者やその他の医療従事者に対して適用され，研修医向けの症例検討会における実際の患者症例から，臨床実習中の医学生の模擬症例に至るまで使用されています。

表 5-6 疾患スクリプトのスキーマに対するプロブレムリスト

ステップ1：プロブレムリスト	ステップ2：患者の疾患スクリプト（サマリー記述）	ステップ3：優先順位づけされた鑑別診断
1. 記述的かつ総括的な医学用語にまとめる 2. 重複を除外する 3. 他の問題に「起因する」問題を削除する 4. 情報価値のない不特定の疾患マーカーを除外する 5. 優先順位に従って並べる	1. 誰が？（重要および関連するリスク因子もしくは疫学的要素） 2. 経時的パターン？（発症，期間，時間経過によるパターン） 3. 統合した症候群の記述	1. 疾患のスクリプトを用いて患者のプロブレムの提示を比較対照する 2. パターンによるマッチングの程度や疾患の有病率を利用して可能性を推定する

データは文献29から入手。

速い思考と遅い思考を組み合わせること

熟練の臨床医は，必要が生じれば非分析的思考と分析的思考の間でナビゲートを行います。これら2つの推論方法（パターン認識と分析的ダブルチェックなど）を組み合わせることで，診断精度が向上する可能性が証明されているためです[9,27]。このタイプの戦略は，一種のメタ認知または他人の思考についての考察である**認知強化戦略**と呼ばれています。指導戦略として，非分析的方法で診断にたどり着いた学習者に，「もし違っていたら？」や「他の可能性としては？」のような簡単な質問をして，推論について素早く確認することもできます。この方法は，自己調整策として使用する際にも有用であるかもしれません（下記の「自己調整学習」の考察を参照）。

質の高い訓練

臨床推論において熟練のパフォーマンスを行いたいと願う臨床医や学習者は，よく考えられたステップを実践して，この複雑な能力を維持することができます（詳細は8章を参照）。学習者は，自己省察やフィードバックから改善すべき領域を特定し，その領域について，さらなるフィードバックを得て質の高い訓練を行うことができます。また，学習者は自らの情報を集めて独自に評価を行い，患者ケアに個人的に責任を負っているかのように計画を立てることも勧められます。仮想症例でも同様の訓練を行うことができるでしょう。指導医は，フィジカル診断やその他の診断スキルの訓練を目標とし，強制的に訓練を行う機会を特定することが可能です。診療を行っている医師は，自らのスキルを上達させる方法として診断検査結果の予測を試みることで，臨床的判断を確実にすることができます。

●例●臨床医が，診断を特定できない皮疹を有する患者を診察する。そして，診断名が未知の皮膚科画像を毎日1つずつ4か月間にわたり診断する訓練を行うことを決める。医学部の3年生が再現性の高いシミュレーターで，診断名が未知の心音を特定する訓練をする。

自己調整学習

すべての学習者や臨床医は，先見やパフォーマンスのモニタリング，自己省察をルーチンに組みこんで，自己調整学習を実践してみることができます(**Box 5-5**)。よくみられる推論の落とし穴について学習者が振り返るのに役立つような実践的な疑問を **Box 5-6** に示します[30-32]。

Box 5-5 ● モチベーションや振り返りを促すために
●たとえ不確実であっても，最もそれらしい診断を追究する
●診断検査結果の予測を試みる
●臨床推論における成功と失敗を分析し振り返る

Box 5-6 ● 迅速な振り返りに対する疑問
1. ほかに何が考えられるか？
2. 当てはまらないものには何かあるか？
3. 説明できないものは何か？
4. 何について最も懸念しているのか？
5. この患者から何を感じるか？
6. 患者の抱える問題が1つ以上である可能性はあるか？
7. それはなぜか？
データは文献32から入手。

　これらの疑問を初めて問いかける際に妥当な方法は「診断のタイムアウト」を提案することです[32]。

　これが自然に生じる場面は，臨床症例のプレゼンテーション終了時，特に学習者が，関連深い鑑別診断を挙げずに診断と確信するものを提示するときです。臨床現場では，この診断の休止を患者の安全という背景の枠組みにまとめることができます。これは，多くの医療チームにとっては馴染み深い「術前のタイムアウト」とも似ています。

バイアスとエラー

　自己意識や振り返りを深めるため，バイアスとエラーを探求する場合もあります。学習者が非分析的推論を用いる機会が増えるにつれ，ヒューリスティクスが時に心理的ショーカットとしてどのように誤った方向に導かせてしまうかに気づくようになるかもしれません。医学的な意思決定においてよく遭遇するヒューリスティクスやバイアスは，利用可能性ヒューリスティクス，アンカリング効果，確証バイアス，感情バイアス，そして代表性ヒューリスティクスです[7,32]。これらについては4章でより詳細に述べています。ヒューリスティクスは無意識で不随意なものであるため，起こりうるエラーやバイアスを理解したところでその発生を防げるわけではないと反論する者もいるでしょう[7]。しかし，非分析的

推論を使用することの長所や短所を医学生に理解してもらうことで，医学生は分析的推論がより必要とされる場面を特定しやすくなります[33]。さらに，エラーがより起こりやすい状況(睡眠不足や急いでいる状況，ストレス)について一般的なガイドラインを提供することで，医学生は，ヒューリスティクスやバイアスを避けるために，いつ強化的な認知戦略を用いるべきかをより強く意識することかもしれません。残念ながら医師は症例の難しさを常に正確に見定められるわけではないので，難しいケースに注意するように，とただ伝えるだけでは気づかれない場合が多いでしょう[34]。適切なガイダンスを伴ってこそ，エラーやバイアスの意識は自己調整を促すのに役立つのかもしれません(表5-7)。

●例● 咳をしている新規患者を診察する学習者が，部屋に入る前に咳嗽の鑑別診断を復習し，問診で仮説に基づいた質問(鑑別診断を確定または除外するための質問など)をしようとする。その後，このアプローチは有益であったかどうかを振り返る。

表5-7　実践的ポイント：臨床推論の指導に理論を適用する

指導のコツ	理論的基盤
知識の構築や知識の体系化について明らかにする ●疾患に関する事実を疾患スクリプトとして保存し，引き出す ●生物医学知識を含め保存していた知識をつなげ，適用する	情報処理
プロブレムを特定し正確に提示する ●セマンティック・クオリファイアーを用いる ●サマリー記述を作成する	
非分析的推論と分析的推論の両方のスキルを上達させる 速く考える(非分析的) ●パターン認識 ●直観とヒューリスティクス 遅く考える(分析的) ●仮説演繹法 ●スキーマの帰納的思考 ●確率的推論(ベイズ推論など)	
推論をモニタリングし向上させるモチベーションを促す ●最も可能性の高い診断に専念する ●診断検査結果の予測を試みる	質の高い訓練 自己調整学習
推論へのタイムリーなフィードバックを探し，提供する ●フィードバックのソースとして検査結果や臨床経過を用いる ●臨床推論における成功や失敗について分析し振り返る	
さらなる実践とたゆまぬ向上の機会をつくる ●新しい患者や問題に推論を適用する ●難易度を上げる：より複雑な内容にする，不確実性や曖昧さに対応する，データ不十分でも推論する	

特定の指導ツールおよび方法

学習者の臨床推論を向上させるために，いくつかの指導法を用いることができます。次のセクションでは，4つの特定の指導法，つまり(1)概念マッピング，(2)教育的足がかりの使用，(3)実際またはシミュレーションされた症例，(4)指導および学習の方法としてのEBM(evidence-based medicine：根拠に基づく医療)について詳細を述べます。

概念マッピング

概念マッピングは，学習者がそれぞれの見解の明確なつながりを図で表すことにより視覚的に考え(概念など)を結びつけられるようにする方法で，知識やその体系化についての理論的な理解に基づいています(より詳細な考察については10章参照)。学習者はこの技法によって，ウェブや決定樹，ベン(Venn)図表などの多様な形でつながり合うネットワークとして知識を整理し，表すことができるようになります。また概念マッピングにより学習者は，それがなければ目にとまらないようなものを探求し，明らかなつながりを見いだすことができるようになります。そして，従来の文章や指導教材には記されていないような方法で概念間の関係について質問できるようになります。この指導法は，因果推論の強化に用いることができるかもしれません。

教育的足がかり

教育的足がかりは，物理的足がかりと認知的に同義で，支援なしで行うよりも高いレベルのパフォーマンスを可能にするということです。これにより学習者や臨床医は，経験が制限されている学習環境のなかでも指針を得ることができます。学習者のレベルが高くなるにつれ，足がかりはもはや不要となります(足がかりが消失していきます)。この概念について最初に記述されたのは小児心理学で，その内容はすでにマスターした発達領域をさらに超えた「最近接発達領域」の発達について説明するものでした[35]。

●例●生後12か月の子どもが歩き始めようとしている。介助なしにスタンドにつかまり立ちができる。歩くことはできるが，数歩進むためにはソファーや親の手をつかまなければならない。介助があれば難なく何歩か進むことができる状況である。

医学部の1年生がやって来た。彼は，これから2年間，この現場に所属する予定である。この医学生は関係を構築するスキルや患者に対するプロフェッショナルな振る舞い，基本的な問診をマスターしている。集めるべき主要な特徴について思い出させるような疾患や主訴ベースのテンプレートやCODIERS(後述)などの追加の助けを借りれば，現病歴の情報を集めることができる。

医学教育で一般的に用いられている教育的足がかりの多くは，単純な記憶術からより複雑な構造まで臨床推論をサポートしています。本セクションでは，5つ

の足がかりについて詳細に触れます。

CODIERS

"CODIERS" という語呂合わせは，患者の病歴から学習者がさらに情報を引き出せるようにする足がかりの例です。初学の医学生はこれにより問診中に入手すべき詳細，つまり，Character(特徴)，Onset(発症)，Duration(期間)，Intensity(強度)，Exacerbating and Relieving factors(増悪因子や緩和因子)，other Symptoms(その他の症状など)について指針を得ることができます。この足がかりを想起しながら，初期段階の臨床実習生は，診断にたどり着くのに役立つ適切な病歴を多く集めることが可能です。経験を積むと，この足がかりはさほど重要ではなくなり，情報が集まるにつれ，問診は推論によって導かれます。上級生は可能性として考えられる診断を中心に(仮説によって導かれながら)質問をするかもしれませんが，必要の際にはこの足がかりに戻り，重要な質問はすべて行ったかを確認します。

IDEA

臨床推論の足がかりのもう1つの例は "IDEA" という記憶術で，医学生は "Tell me your IDEA" として覚えています。IDEA とは，(1) Interpretive summary(解釈的なサマリー)，(2) Differential of diagnoses with commitment to which is most likely(最も可能性の高いものに注力する診断の鑑別)，(3) Explanation of rationale(理論的根拠の説明)，そして，(4) Alternatives(代替となる選択肢)，を意味します[36]。この足がかりは，学習者が推論をより明らかに表現できるようにするのに有用であるほか，その推論を評価するのにも使用することができます。

疾患スクリプトを伴うサマリー記述

学習の足がかりを提供するもう1つの方法として，疾患スクリプトの枠組みを使用するサマリー記述に臨床情報を統合するよう医学生を指導すること(本章前半に記載)が挙げられます。これを足がかりにすると，診断に至るのに十分な経験や疾患の知識が身につく前でも，医学生は臨床推論に必要とされる最も適切な情報を探し出し，特定できるようになります。

診断のスキーマ

診断のスキーマ(特定の臨床問題にアプローチするための認知的枠組み)は，医学生が帰納的推論プロセスを行ううえで役立ちます[37]。教科書のなかには，診断アルゴリズムの教えが組み込まれているものもあり，経験の乏しい臨床学習者に足がかりを提供しています。また，臨床ガイドラインは，医学的な実践レベルが上がるにつれ，学習者が適応できるようなアルゴリズムを提示することもよくあります。スキーマは教育的足がかりとして用いることができます。

●**例**●急性腎障害において，障害の原因は腎前性，腎性，腎後性のいずれによるものかを評価するために診断検査を解釈する。

特定の足がかりは，推論プロセスに関する指導医と学習者間の会話を組み立てるのに用いられます。これらは，推論を明確にし，フィードバックが得られる仕組みを提供するのに役立ちます。そのうち最もよく使われている足がかりが，SNAPPSとマイクロスキルモデルの2つです。

指導医と学習者の会話を組み立てる足がかり

SNAPPSは6つのステップで構成された教育的足がかりで，医学生が症例提示（ケースプレゼンテーション）で用いる学習者視点のテクニックです[38]。ステップに含まれるのは，Summarize the findings（所見を要約すること）；Narrow the differential diagnosis（鑑別診断を絞ること）；Analyze the differential diagnosis by comparing and contrasting alternatives（代替となるものを比較対照して鑑別診断を分析すること）；Probe the preceptor about uncertainties（不確実性について指導医を探ること）；Plan management（治療法を計画すること）；Select an area for further learning related to the patient（その患者に関連して今後学ぶべき領域を選択すること），です。このテクニックにより，プレゼンテーションの焦点が，患者から得られた情報の伝達から医学生による鑑別診断や治療計画，症例に関して不確実な領域についての考察へと移行します[39]。焦点がこのように変わることで，指導医は医学生の臨床推論を知るのが容易になります[38]。さらに，医学生が自ら不確かだと感じていることを表すことで，指導医がそれに合わせて目標を絞った指導を提供して対応する場合もあります[40]。また，SNAPPSを教育的規定と合わせて用いると，医学生が患者の問題について研究し，読み込んでいるかを確かめるのに役立ちます[41]。Alberta Rural Physician Action PlanのPractical Docのサイトでは，医学生や研修医の指導において，この足がかりを用いることについての段階的な説明や動画が紹介されています[42]。SNAPPSは学習者視点の指導法であり，実施に当たっては，患者のプレゼンテーションを行う際に，集中的なファカルティ・ディヴェロップメントではなく，このモデルに従うよう学習者に指導します。このモデルには，情報処理や自己調整学習に基づいて，そこから導かれたあらゆる方策が統合されています（**Box 5-7**）。

Box 5-7 ● SNAPPSによるプレゼンテーション

Summarize：病歴と所見を短く要約する

Narrow：鑑別診断を可能性が高いと思われる2〜3つの診断に絞る

Analyze：可能性が高いものを比較対照して鑑別診断を分析する

Probe：不確実なことや難しいこと，代替として挙げられるものについて質問し，指導医の見解を探る

Plan：患者の医学的問題について治療法を計画する

Select：自己主導学習のために症例に関連する問題を選択する

データは文献38から入手。

1分間指導法（またはマイクロスキルモデル）はもう1つの指導的足がかりです[43]。学習者が用いる足がかりであるSNAPPSとは対照的に，この方法は特に

臨床現場において医学生や研修医を教える指導医に向けられたモデルです。臨床現場の指導医がこのモデルを行うと，通常の場合，学習者のプレゼンテーションからより有用な情報を集めることができると感じるでしょう。組織立っていない指導では，指導医と学習者は学習者のプレゼンテーションに同じだけの時間をかけていますが，指導医は比較的より多くの時間を聴くことにより少ない時間を話すことに費やし，学習者を評価する機会を増やすようにします[44,45]。こうすることで指導医は学習者の臨床推論能力を評価し[44]，より優れたフィードバック，特に，特異的にして高次的なフィードバックを提供することに自信をつけるのです[45]。

このモデルは5つのステップで構成されています。最初のステップは学習者に**深く関与させる**ことです。症例を提示した後，学習者はそこでプレゼンテーションを止め，指導医が仮の診断を伝えてくれるのを待ちます。答える代わりに，指導医は「では，あなたは何が起きていると思いますか？」と尋ねます。学習者は評価を委ねた後に，指導医が意見を確定または論破してくれることを期待していることがあります。そうする前に，指導医は**学習者に，評価を裏づけると感じる根拠について尋ねる**（ステップ2）ようにします（「どうしてその診断に至ったのかに興味があります」など）。ステップ3では，指導医は**一般的なルールを提供**しますが，これは格言である場合も，診断のスキーマ（「膀胱炎の患者は通常，排尿の際に痛みがあり，尿意は頻回で切迫感があり，尿検査結果は異常。発熱や側腹痛，吐き気や嘔吐は稀で，その場合は腎盂腎炎を伴っていると示唆される」など）である場合もあるでしょう。

ステップ4では，指導医は**何が正しくなされたかについて強調する**ことができます。学習者は自らの推論のどの部分が正しかったのかを知っている場合もあれば，知らない場合もあるでしょう。指導医は，「あなたは抗菌薬を選ぶのに，その費用や投与スケジュールについて考えていました。そうすることで，患者が治療を全うする可能性は高まるでしょう」など，特定の行為やそれによる影響に焦点を当ててフィードバックを与えます。学習者が誤解を示している場合は，指導医は**誤りを正します**（ステップ5）（「あなたのいうとおり，患者の精神状態の変化が尿路感染症によるものかもしれません。が，ワルファリンを服用している患者が最近倒れたことを踏まえると，脳内出血である場合も考えられます」など）（**Box 5-8**）。

実際のまたは模擬患者の例

熟練の臨床判断を行うには，研修医は，実際もしくはシミュレーションされた症例であっても，推論の質の高い訓練を行う機会が必要となります。オンラインのシミュレーション（模擬患者）は，実際の患者とのシミュレーションほど真実味はありませんが，重要な臨床経験や未診断の患者に遭遇させる機会を保証したり，社会的環境といった「実際の」複雑な臨床経験を得たりするなど，臨床推論の何らかの目標に到達することができます[1]。言い換えれば，シミュレーションにより，すべての医学生が重要な症状や疾患に確実に遭遇できるようにして，臨床経験のランダムさを減らすことが可能ということです。

シミュレーションの再現性は低い場合もあれば高い場合もあります。低学年の医学生が学習する場合，再現性のレベルは臨床推論のパフォーマンスにさほど影

> **Box 5-8 ● マイクロスキルモデル**
>
> ● 深く関与させる
>   ○ 何が起きていると思いますか？
> ● 裏づけの根拠を探る
>   ○ なぜそのように思いますか？
> ● 一般的ルールの提示
>   ○ これが起きた場合に考えることは…
> ● 何が正しくなされたかについて強調
>   ○ 彼らがしたことで何が正しかったか，そして，その影響について伝える
> ● 誤りを正す
>   ○ 彼らがしたことで何が正しかったかを伝える
>   ○ 彼らがしたことで何が正しくなかったかを伝える
>   ○ 次はどのように改善できるかを伝える
>
> データは文献43から入手。

響を及ぼさない，という報告があります[46]。より現実に近い方法で人同士のかかわり合いや患者のケアをシミュレートするために，ロールプレイや脚色，標準化した症例を用いた再現性が高いシミュレーションほど，ストレスや感情の高まりを伴う，または，エラーを許容しないシナリオとしての価値が高いと考えられます[47]。**再現性の高いシミュレーション**は，標準化した患者を用いた造形的な訓練のように臨床実習生がより複雑な症例でスキルを上達させたり，心肺蘇生の疑似体験のように知識を素早く適用しデータを解釈する機会を増やしたりするのに安全な環境を提供するでしょう。またシミュレーションは，チームとしてのスキルを向上させたり，終末期の考察や心肺蘇生のような生死に関するストレスの大きい状況に必要とされるスキルを訓練したりするのにも有用で，より複雑な社会環境で推論スキルを磨く現実味ある機会をつくり出します。

症例ベースの考察

それでは，臨床推論の指導において症例を用いる典型的な授業や臨床的アプローチについて述べます。

症例ベースの指導という用語は，医学知識を臨床でどのように実用するかを見据え，知識を検索し獲得し，かつ応用できるように教える，オフ・ザ・ジョブの教育すべてに対して用いられます[48]。指導医や足がかりによってもたらされる症例の複雑さや推論の焦点となる要素，指針のレベルは，教育目的に応じてさまざまです。

●**例**●病態生理学の小人数グループセッションで，貧血の機序を示す一連の症例を用いて，医学生に診断アルゴリズムを使用する機会を与える。

症例検討会（モーニングレポート）で，後期研修医が前日夜に入院した患者の症例を提示する。ファカルティメンバーは，まずは病歴から身体診察，臨床検査所見から得られた臨床情報を整理し推論しながら参加者を指導する。

　この指導法を用いる場合，教育目的に特に注意しながら**症例を選択**することが重要です。仮説の立て方を指導するのにふさわしい症例もあれば，ベイズ推論や因果推論の指導に適した症例もあります。初学の学習者にはシンプルな症例のほうが適切ですが，上級学習者の症例にはより複雑で現実味のある不確実性や曖昧さ，エラーを加えるべきでしょう。実際の患者に対して用いるような方法で，臨床実習を最適にシミュレートし，推論スキルを向上させるには，実際の患者や臨床状況と似た流れで，患者の話や臨床情報が展開するように症例を提示しなければなりません。

　臨床スキルを上達させるのに症例をもとにした指導をするファカルティにとって，提示する症例が実際の患者のものかシミュレーションかにかかわらず，コーチングスキルが役に立ちます[13,49]。臨床推論の監督役として，コーチは複数のタスクを抱えており，そのタスクとは，(1) 学習者のこれまでの知識を活性化する，(2) 学習を個別化する学習者のレベルを評価する，(3) 思考を促し参加を活性化させる高度な質問をする，(4) 生涯にわたる学習スキルの役割モデルとなる，ことです。症例はまとめて提示されることもあり，個々に整理された後グループ内で質疑やコメントが交わされます。学習者は症例についてさらなる情報を求めるよう促され，コーチはなぜそれが要求されたのかについて探ります。質問に応じることはコーチにとって，答えについてフィードバックを与える機会となります。最初に鑑別が展開された後は，コーチと参加者の間で意見交換をしながらさらなる情報が得られるに伴い，診断が洗練されていきます。コーチにとっての挑戦は，セッションが学習者にとって怖気づかされない程度に難しくしながらも，全員の関心を維持し続けることです。また，症例に対してコーチの思考発話法的アプローチを学習者が観察できるよう，コーチが診断を知らされない場合もあります。

　モーニングレポートは症例ベースの指導としては特別なタイプで，研修医の教育によく用いられています。モーニングレポートは通常，教育病院で週1日または数日の頻度で行われ，その目的は新規の入院患者や最近の症例を提示し議論することです。症例は診断不明として提示されることが多く，鑑別診断や治療法，医療エラーの可能性について議論が交わされます。教育プログラムには，これらの検討会へのさまざまなアプローチが含まれています[50]。

　合併症・死亡症例（morbidity and mortality：M&M）検討会では，学習を促す刺激としてエラーを利用します。効果的なM&M検討会とは，患者にとって有害な転帰に至った事象を特定し，有害事象について議論を促し，経験から得られた患者ケアに関する情報や見解を確認かつ拡散させ，質の高いケアを提供する責任を強調し，医師がミスの理由を知り言及するフォーラムを構築するもの，と記述されています[51]。M&Mでは，推論エラーを探求することが可能です。これは，ヒューリスティクスやバイアスがどのようにして不幸な転帰をもたらすかについて論じ，推論エラーの回避に役立つようデザインされた戦略について考える素晴らしい場であるといえます[52,53]。

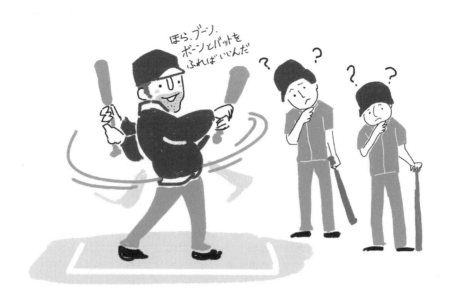

　症例ベースの指導と同様に，**プロブレムベースの学習**でも，臨床的に適切な背景のなかで学習者が知識を得て，それを適用する機会を提供するために症例を使用します。しかし，プロブレム・ベースド・ラーニング（problem-based learning：PBL）は症例ベースの指導とは異なり完全に学習者中心のアプローチで，指導医が内容を提供することはありません。その代わり，学習者はグループとして知識のギャップを特定し，それを埋める方法を探す必要があります。PBLは最初，医学生が知識やスキルを得たものの，患者の問題の評価や管理に知識を適用するのが難しかったという現象がみられたため，それに応じて展開されていました[54]。学習を促進する刺激は，患者の問題や医療供給の問題，または研究についての問題です。医学生は，患者の話をさらに聴くかどうかや，患者の診察や検査のオーダー，治療の提供をするかどうか，などの行動を要求することで問題に取り組みます。本来の形では，患者は仮想の症例として提示され，医学生の行動によって一連の情報が明らかにされてきました。このような教育学的アプローチにより生じるのはほとんど，構造化されていないセッションです。そしてこれはファカルティがセッション前に問題材料を慎重に生み出し，組み立てながら導きます[54]。現時点でのエビデンスではこのアプローチについて，医学教育に対する従来の授業ベースのアプローチと比較して医師の能力に差はないことが証明されています。そして実証された利点は，不確実性に対する対応の改善や，コミュニケーションスキル，自己主導学習に関連しています[55]。

　医学部最終学年の**総仕上げコース**は，臨床推論のパフォーマンスを向上させるようにつくられていることが多くあります。このタイプのコースは，学習者が臨床現場から一歩引いて特定の推論要素を展開させるために集中する時間を与えます。総仕上げコースでは，臨床推論に関連する一般的概念や理学的診断などの特定のタスクに焦点が当てられています。このアプローチの有効性についてのエビデンスは限られていますが，このようなタイプのコースは医学生の自信やスキルを向上させることができることも証明されています[56]。

実際の症例

臨床現場の指導医が臨床推論のモデリングや指導において，独自の役割を担う場合もあります。臨床現場は臨床推論を実践する患者も機会も無限に提供してくれますが，指導医にとっては順応性を高くし，異なる指導方法をいくつか用いなければならない環境でもあります。学習者は複雑で馴染みの薄い環境下で不慣れなタスクをこなしている場合が多いということを指導医は覚えておくことが重要です。指導医は学習者が適応することを援助することで，確実にお互いのかかわり合いを有意義な関係にすることができます[57]。また指導医は，学習者の推論を継続的に向上させられるような適切な症例を選び，また彼らが患者の問題を評価して独自に推論を行うのに十分な機会を保証しなければなりません。指導医は一部に焦点を当てつつ，何をするかを決めるだけでなく，それがなぜかを説明しながら明確に論じることで，推論を簡潔にすることができます。そして，医学生や研修医を教えるなかで，指導医は4つの主な指導タスクに注目することにより臨床推論の展開をサポートすることができるでしょう。それらは，(1) 前述で触れた問題および問題解決に関連するスキーマや一般的ルールまたはその他の教育的足がかりの使用について指導する，(2) 認知負荷と問題・症例の選択に注意を払う，(3) 推論について医学生や指導医によるわかりやすくて明確な表現を期待する，(4) EBMをはじめとして，自己調整学習や生涯学習を勧めることです。

認知負荷は，臨床現場において本質的な問題となりえます。熟練の診断医がいなければ，敗血症性ショックの患者はただ単に構造化されていない一連の症状を伴う患者としかみなされないかもしれません[58]。熟練の診断医は情報(敗血症性ショック)をまとめることができますが，経験の少ない学習者はバラバラになったいくつかの情報(頭痛，筋痛，傾眠，発熱，低血圧，頻脈，冷たく湿った手足など)で診断をしようとします。与えられる情報の数が多すぎると，医学生にとって学習はさらに難しくなり，さらなる認知負荷に陥りかねません。指導医は，症例や推論を取り扱い可能なステップに分けるなどのテクニックを用いて認知負荷の最適化を試みることで，推論を容易にすることができます(2章参照)。

複雑性が低い症例の選択は，認知負荷を減らすもう1つの方法です。初心者にとっては，まずは一般的でわかりやすい内容に焦点を当てて診断を迅速につけた後で，時間とともに複雑性を増やしていくのが有益といえるでしょう。特定の臨床問題を扱う際には，症例の複雑性や学習者の経験について考慮するようにします。症例は多様で，それぞれが知識を適応かつ洗練させる新たな機会となり，さらに検討された診断を確認するためにスキーマ帰納法やパターン認識(またはより質の高い疾患スクリプトの比較)，仮説検定の機会を組むなど，異なる問題解決戦略の使用を促します。臨床学習を容易にするために，指導医は診療の1つの要素のみ，たとえば仮説に基づいて行う検査などに学習者が集中できるようにしてもよいでしょう。学習者は直接的観察を通して，データ収集スキルや仮説に基づいた病歴の評価，診察スキルを向上させることができます。初学者は病歴や検査のどの部分が最も関連深いのかがわらないこともあるため，診療前の指示は学習のために重要かもしれません。

認知負荷を減らす意図で症例を選択したにもかかわらず，患者の抱える問題の数に学習者が圧倒されてしまうような場合もあるでしょう。そのような状況では，指導医は「目標にとらわれないという原則」を用いて認知負荷を減らすこと

が可能です[58]。学習者に最も可能性の高い診断に注目しながら鑑別診断を求めるというのは複雑なタスクです。その代わりに指導医は，病歴や診察時の所見から得た症状と関連深いと思われる診断名をできるだけ多く挙げるよう，学習者に求めてみてもいいでしょう。この目標にとらわれないタスクを議論によって追跡しますが，そのなかで指導医は診断の比較対照を学習者にやらせるのではなく自ら行います。認知負荷を減らすもう1つのアプローチは「診断がついている例」です。この場合，プロブレムや病歴へのアプローチが与えられ，学習者の行うことはその提示されたアプローチを批判することです。これは問題に対する自らのアプローチを説明するよりも単純なタスクです[58]。これらのアプローチはいずれも認知負荷を減らすのに有効であるため，学習者は目の前のタスクに対して十分な作業記憶を得ることができます。

●**例**●患者が呈する多数の症状の複雑さに研修医が圧倒されている。指導医は「まずは患者の症状を集めてみて，思いつく限りの疾患をすべて挙げてみることから始めましょう」といって，目標にとらわれないタスクを与える。診断名のリストを求めた後，指導医は素早く選択肢を比較対照する。

ある医学生が，複雑な疾患を抱えた患者の病歴を訊き診察を行う。指導医は，次に何をすべきかというプランをすみやかに与え，診断検査をオーダーし治療を開始する。指導医は医学生に対して「私のプランを見直してみて，オーダーした検査や治療の背後にある目的や理論的根拠について説明できるかどうかやってみてください」と告げる。

　臨床現場において**推論を明確に表現すること**は，推論の模範を明白に示す指導医の立場からも，得意な点や成長の機会について詳しく評価したい学習者の立場からも重要です。臨床推論が明確に表現されているかは，口頭での症例提示の最中[59]や文書を審査する際に評価することができます。調査によると，学習者は評価や記述を行う前にペースを落としてより分析的に推論を行うと学びが大きいことが示唆されています。たとえば学習者は熟練の臨床医よりも少数の患者を診るようにして，通常の場合初学者であれば1～2人，上級者であれば3～4人とします。質問や助言を用いて，問題特定の評価やサマリーの要求，疾患スクリプトの探究，綿密な因果ネットワーク作成の要求を行うことも可能です。上級学習者には，疾患を定義および区別する重要な特徴に焦点を当て，構成がしっかりしたサマリー記述を作成し，優先順位を決めて入れ換えたプロブレムリストを作成してもらってもよいでしょう。EBMの原則を組み入れることで決断を支援しやすくなり，生涯学習に力を入れることができるようになります。また，診断推論において非分析的アプローチと分析的アプローチの両方を組み合わせて使うよう，すべてのレベルの学習者に奨励します[8]。指導医は，学習者の推論レベルを評価し「学習者を診断」することができます。実際のエラーや診断エラーを正すフィードバックは学習者がスキルを上達させるのに有用です（**4章**参照）。

●**例**●初学者が診断を示唆する。指導医は「この疾患について知っていることを教えてください」と尋ねる。議論を進めながら指導医は「どのような人がこの疾

患に罹るのか？ そして通常，どのような症状を呈するのか？について振り返ってみましょう」と助言し，疾患スクリプトの使用を求める。

ある医学生が息切れの症例を提示する。そして肺塞栓症（pulmonary embolism：PE）と心不全の両方が診断ではないかと考えている。指導医は「病例または診察のどの特徴が心不全である可能性を上げ下げしていますか？ どの特徴がPEを裏づけていますか？ PEを裏づけていない特徴は何ですか？」と尋ね，キーフィーチャーと演繹的推論を強調する。

ある研修医が，疲労と低血糖を伴うI型糖尿病患者の症例を提示する。そして，副腎機能不全が診断であると考えている。上級医は「この症例のエピソードをどのように要約しますか？」と要求する。サマリーを聴いた後でさらに「副腎機能不全の典型的な疾患スクリプトは何ですか？」と尋ね，サマリー記述と疾患スクリプトの方策を用いる。

ロールモデルの分析的推論：研修医は非分析的推論を用いて，労せずして単独で素早く診断や鑑別診断にたどり着くことも多いでしょう。指導医は学習者に振り返りを促すような質問をすることで推論能力を伸ばす手助けをすることができます。単純に「ほかには何が考えられますか？」や「当てはまらないものは何かありますか？」と聞くことで，アンカリング，利用可能性ヒューリスティクス，確証バイアス，代表性ヒューリスティクスを明らかにすることができます。これらの質問をした後で一般的なヒューリスティクスやバイアスについて，またそれらによってどのように誤った診断に至る可能性があるかについて，短く議論を続けることも可能です。その内容を強く意識してもらう方法として有効なのは，指導医が回診中に個人的に経験した診断エラーをチーム内で共有することです[32]。その次に，「いちばん気がかりになることは何ですか？」と質問することで，「ミスが許されない」重要な診断エラーを回避させることができるでしょう[60]。

●例● ある研修医が，胸痛と息切れ，動悸のため救急外来を3回受診した若い女性の症例を提示する。研修医はパニック発作の診断を提示する。指導医は「それ以外には何が考えられますか？ 見過ごしたくない診断は何でしょう？」と質問する。

ほかにも，感情的な対応や反応に基づく感情バイアスに弱い研修医もいるかもしれません。たとえば好ましく感じている患者について「悪い診断」を考えたくはありません。フォローアップで「この患者についてどう感じていますか？」と聞くことで，感情が推論を変えてしまう可能性があることを説明できます。この質問は，さほど好ましく感じていない患者の場合でもきわめて有用です。

●例● ある研修医が，難治性で悪化している線維筋痛症に対してアルプラゾラムとオキシコドンを求めて来院した新規患者の症例を提示する。研修医が有酸素運動と三環系抗うつ薬による治療を勧めると，患者はうつ病ではないといって腹を立てる。ある指導医がこれは違う状況であることに気づき，「彼女の怒りに対して，最初に直観的に感じたことは何ですか？ なぜ彼女は怒っていたと思います

か？ あなたの反応は彼女とのやりとりにどのように影響するでしょう？」と尋ねる。

　臨床現場では珍しくもない忙しなさのなかで，患者がすでに他者によって評価されている場合は，アンカリングバイアスや早期閉鎖，その他のエラーが生じる可能性があります。推論能力を育てるため，指導医は前述のようにこれらの「診断に至っている問題」について学習者に批評させることもできます。入院時によくみられるように，アンカリングバイアスは，患者に診断がついている場合に推論を損なわせてしまう可能性があります。初回の診療がすでに行われていて，別の医師が結果を受け取って判断することもあります。このような状況では，検査の特徴やベイズ確率に関連する考察が，推論を分析し探求する機会をもたらすということもあるでしょう。これらのタイプの考察は鑑別診断の幅を広げ，早期閉鎖の回避に役立つと考えられます[61]。

●**例**●息切れがあり，基礎疾患が心不全である患者が入院となる。入院を受け入れた研修医は，呼吸困難の原因を心不全の増悪によるものとした。上級医は回診で「この患者が他の問題を抱えている可能性はありますか？」と尋ねる。心不全による増悪を原因として探求しながら，上級医は「でも，なぜ今になって悪化したのですか？」と聞く。

　EBMでは，6つのステップのアプローチについて説明しています。これらは，(1) 患者を診る，(2) クリニカルクエスチョンを作成する，(3) 文献を検索する，(4) 文献を批判的に吟味する，(5) 診察した特定の患者にエビデンスを適用する，(6) プロセスについて振り返る，ということです[24]。患者へのエビデンスの適用にはベイズ理論の理解を深めることが含まれており，それにより診断の確率や，治療によるリスクや効果についての確率を決定する数学的予測が可能となります。臨床推論の指導戦略としてのEBMの使用はきわめて指導医主導的なアプローチ（講義や授業など）をとることができる場合もあれば，臨床的に統合されて，学習者による質問や答えによって主導される場合もあります。EBMの指導と学習のモデルは本来，自己主導的で実践ベースの学習へのアプローチの1つとして提唱されました[24]。EBMはSNAPPS-Plusプレゼンテーションの足がかりを利用して，指導に組み込むことができます[41]。検査前確率やNNT（number needed to treat：治療作用確認に必要な患者数），LRなどの重要概念も同様に，患者の問題を解決するために適用することができます。そしてEBMでは，学習者は鑑別診断のそれぞれの条件について検査前確率を求めることを奨励されます。この推定はゲシュタルト（gestalt：全体の俯瞰）であることが多いですが，医学生には検査前確率の予測値の測定または再測定に予測ルール（ウェルズスコアなど）が利用可能である場合は，これを使用することを推奨します。さらに，プランの最中にオーダーした検査に関連するLRの考察が推論を裏づけ，検査結果が陽性か陰性かという検査後確率の推定が可能になることもあります。

　学習者個人の学習を支援したり，上記の指導法を強化したりするのに利用できるリソースについて論じていなければ，指導法についての考察は不完全であるといえます。皮膚科的な所見や画像，組織病理学的所見や可視的な検査結果などの

高度な視覚パターン認識について，パターン認識力を養う方法として，臨床画像ライブラリやアトラスを使用することも可能です。*New England Journal of Medicine* の Images in Clinical Medicine などのリソースは症例ベースの指導を強化させるでしょう。これらのリソースを用いた実践は，個人的な臨床経験を補足する重要なものです。教科書には，特定の症状について考えられる診断名が挙げられていて，初学者が仮説演繹的推論を行う際に役立つかもしれません。その他の教科書には，帰納的推論やスキーマ帰納的推論を支持するさまざまな思考スキーマが集められています。また心雑音などの聴覚パターンの認識についてレビューし実践することも，授業活動やシミュレーションに組み込まれ，単独での実践や学習に用いられるでしょう[62]。しかし，臨床推論スキルを長く維持し，習得するのに必要な経験について，その閾値や反復回数，どの程度の間隔をあけるかなどに関する情報はいまだに不明です。

指導を適用するためのガイド

臨床推論の指導へのアプローチを計画する際には，多くの要素について考慮すべきですが，ここでは学習者のレベルに関する事柄に焦点を当てることにします。患者の臨床的問題に対する精通の程度によっては，学習者ごとに異なった領域（以下に示します）に陥る可能性があることが重要なことです。これらの一般的カテゴリーは過度に単純化されていますが，教育者にとって指導的アプローチの助けになることと思います。

学習者のレベル

学習者の推論スキルは初学者から研修修了者，そして，エキスパートに至るまで幅広いものです。通常，専門知識や能力の向上には，教えられたルールの最初の段階での遵守や，制限のある状況的知覚（背景的な事柄をみる能力など）が関与します。このレベルは，初学者および上級の初学者と相関しています。中級レベルでは，学習者の知識が増え，能力が備わったことで，複数の要素を扱い，優先順位をつけ，ルーチンや根本原理を使用するだけでなく形成することが可能になります。これは，能力が高く熟練のレベルと相関しています。上級者は専門技術を身につけており，状況を直観的に把握し，新たな状況に分析的アプローチを適用できる機敏性をもつことが特徴的です[63]。

●例● ある医学部の1年生が，今後2年間にわたり毎週リウマチ科の実習に参加することになった。臨床前の学習が終了していないため，複雑な患者を評価するのに十分な知識が備わっていない彼には，何をしてもらうのがよいのだろうか？

臨床推論において**初学者や上級の初心者**は多くの場合，手もちの疾患スクリプトが限られているため，教育的足がかりや分析的思考，特に仮説検定に頼ることが多くあります[10,64]。初級の学習者は通常，過去と現在の学習内容をつなぐため，そして臨床的に適用しやすいよう知識を整理するために，豊富な知識ネットワークを築くことから始めます。臨床現場では，患者の病歴や診察から得た情報は，以下の一般的テンプレートに基づいている傾向があり，十分とはいえませ

ん。初級の学習者は通常，ガイダンスに従って，病歴や診察のどの部分が最も関連深いかを特定することから始め，目的をもって所見を探すことができます。仮説に基づいた問診や診察がこの例です[65]。これらの学習者は多くの場合臨床情報を正確にまとめ提示することが可能で，セマンティック・クオリファイアー（急性や慢性，鈍い，鋭いなど症状の鑑別診断を絞りやすくする形容詞）を使用し始めます。情報整理の時間を十分に提供し教育的足がかりを使用することで，初級学習者は通常，臨床情報を一行サマリーや患者の疾患スクリプトなどの意味のある評価に統合し，鑑別診断を提示することができます（優先順位はつけられていないことが多いですが）。そのため，初学者を指導する者の典型的かつ基本的責任は，医学生が疾患スクリプトを構築し，特定の症状ベースのアプローチ・アルゴリズムによって，その知識を効果的に整理するのを手助けすることであるといえます（**Box 5-9**）。

●**例**●あなたは臨床学年になったばかりの医学生の指導を担当している。この医学生はいつも一緒に働いている研修医やフェローとは違い，患者の詳細情報についていけなくなり，次に何をしたらよいのかがわからないことが多い。どうやって手伝えばいいのか？

Box 5-9 ● 初学者および上級の初学者について

- 初学者には，次のレベルへスキルアップしやすくする足がかりが有益である
  - 実習で遭遇する一般的疾患について，集めるべき病歴や診察の構造を示すテンプレートを医学生に与えることを考慮する
- 臨床前の医学生は，患者の評価に使用可能な知識を整理し始めることができる
  - 実習中に扱った一般的疾患についての疾患スクリプトの概要を医学生に述べてもらう。これらの疾患を比較対照させる。遭遇した症例に関する基礎医学的概念を特定させる。概念マップについて考える
- プロセスを各要素に分けて問題解決スキルを訓練することができる
  - 評価や計画について聞く代わりに，患者が呈している問題やキーフィーチャーを特定してもらう。この患者がどの疾患を抱えているかについて，それぞれの批評は求めずに「ひらめき」を尋ねる

中級学習者は熟練度が現れ始めていますが，臨床的環境にある程度慣れてはいるものの，ほとんど自動的に動けるというほどには十分ではありません[66]。彼らの推論はより分析的である傾向にあり，1つの背景（教室や異なる臨床現場）で学んだ情報を新たな環境に移すというポジションにいることが多いです。患者に問診を行う際には，問うべき質問を狭め診察の焦点を絞るほどに初期印象（鑑別診断）が明確でないまま，やみくもにすべての要素について聞いてしまうこともあります。そして，仮説に基づいて病歴をとったり診察したりすることに苦労するかもしれません[10]。中級学習者の症例提示は，事実について正確に報告しているのが特徴的といえるでしょう。しかし要約をしようと試みたときに，中級学習者は無関係の事柄も含めてしまう傾向が高く，エキスパートと比べると患者の言葉をセマンティック・クオリファイアーを用いて変換する傾向は低くなって

います[22]。推論のなかで，この学習者は通常，臨床的な優先順位には気にもとめず，主要症状の原因と考えられるものを挙げる傾向があります。このレベルの学習者はいまだに，優先順位をつけた鑑別診断において代替となるものを比較対照する認知スキルに苦労しているかもしれません。経験不足であることから，通常の臨床的判断にも影響が及び，臨床検査をオーダーしすぎてしまうような場合もあります[67]。したがって，この段階の学習者の一般的目標は，非分析的臨床推論を継続的に向上させながら，分析的推論能力を洗練させることであるといえます。教育担当者のもとで患者と接してみることが鍵です。より多くの患者を診て扱う症例がより複雑になっていくことで，医学生は洗練された疾患スクリプトを展開していきます。指導医は疾患スクリプト，特に，疫学的なキーフィーチャーを強調し，パフォーマンスに対してフィードバックを与えることで，このプロセスに積極的にかかわっていくことができます。これらの学習者は経験が増えるにつれ，よくある状況におかれることで思考がより自動的になっていきます（Box 5-10）。

●例● 私についている後期研修医は概してよい判断を経験している。この時点での訓練では，ルーチンにやや飽きているようにみえ，できるだけ早く診察をこなすことに集中している。時には，慎重に病歴をとったり診察を行わずに結論に飛んでしまう。私は自分がついて診断エラーをみつけることができないときに備え，彼には独立して診療ができるようになってほしい，と思う。効率とエラー回避のバランスをとりながら，彼の診断力をさらに向上させる手助けをするためには何をすればよいか？

> **Box 5-10 ● 中級学習者について**
>
> ● 推論や知識の体系化が明白にされると臨床学年の医学生にとって有益である
>   ○ プロブレムリストや疾患スクリプトのような足がかりを用いて，推論を明白にする。推論を明確にする方法として「あなたのIDEAを教えてください」と尋ねる
> ● 単純で典型的な症例から始めるか，複雑な患者から始めるか，推論において１つのステップに医学生を集中させる
>   ○ 教室内の設定やシミュレーションを用いてスキルを訓練する。推論プロセスの１つの部分のみに集中させる。系統的に問題を聞いてそれらを処理し，認知負荷を減らす手助けをする。各データについて妥当性の優先順位を明確につけ，それらを特定するのを手助けする
> ● リソースを共有し，推論を学習するモチベーションを高める
>   ○ 診断として可能性の高いものを挙げ，その可能性について推理する仮説検定を使用することのできる安全な環境をつくり上げる。可能性を考えるのに役立つリソースを提供する。公表されている一般的なアルゴリズムやポケットガイドを共有する

熟練の臨床医とほぼ熟練の臨床医は，特によくみかけるわかりやすい問題については徐々に非分析的推論に頼るようになり，二重推論（分析的および非分析的）の戦略の応用をさらに洗練させます。このレベルの学習者は患者を問診する際に初期印象（プロブレムの提示）を得ていることが多く[10]，それにより病歴を最初に訊くときも質問を絞り，診察も絞って行うことができるので鑑別診断も狭まっ

ています。可能性の高い診断の最初のリストは無意識(非分析的)に得られていることが多いです。症例を提示する際にこの段階の学習者は通常，セマンティック・クオリファイアーや変換可能な言語を用いながら[68]，重要所見を簡潔にまとめることができ，患者の問題について短くも筋の通った見解に至ります。

　臨床推論の力の継続的な向上は，普段の診療や，他の熟練の臨床医やほぼ熟練の臨床医とともに肩を並べて仕事することと連動しています。臨床推論の上達は，感情的要素や症例の複雑性，適応の必要性が当然のようにある臨床現場で起こります。また，よりよいケアや転帰を患者に届けたいと願う気持ちはよく推論を改善するモチベーションとなります[69]。学習者が単独で熟練度を上げるのに役立つのは，ある程度学習者が自らの責任を認識することにもよるともいえます[70]。そのため，自己評価や振り返りの機会が，それを学び深めてくれるような経験のなかに組み入れられるようにする必要があるといえるでしょう[69]。また，どの異なる疾患が「似ている」かという，さらに複雑な見解を学習者が展開するようになるにつれ，通常彼らの疾患スクリプトはより洗練されたものとなり，知識構造もより精致になります[58]。ムールトン(Moulton)は，自ら説明するところによると，熟練の診断医が不確実性や「不確定の診療領域」に遭遇した際に，どのように反応するかを示すのに「**判断**」という用語を使用しています。エキスパートは通常自己モニタリングを行いスローダウンして，一歩下がったところから問題の症例や状況についてもう一度見直します。上級者や同僚が，より時間をかけて思慮深くアプローチできるような環境のなかでその手がかりを振り返り認識できるよう手助けすることは，指導医の重要な役割であるといえます(Box 5-11)[33]。

Box 5-11 ● ほぼ熟練の診断医および熟練の診断医について

- 振り返りや自己調整を促す
  - 「ほかに何が考えられますか？」，「ほかに可能性のあるものはありますか？」と尋ねる
- 楽しくて脅威のないものにする。自らのエラーや不確実性を認める
  - 自己モニタリングの模範となる。自らの推論エラーの例やそれに関与していたもの(感情，ペース)を共有する
- アセスメントに専念し，その後の検査結果や臨床経過からフィードバックを求める
  - 検査を行う前に，診察や病歴に基づいた診断に専念する。検査結果を予測してみる。予測ルールが存在する場合は，「第1印象」と，ルールや転帰とどのように比較できるかについて振り返る

結論

　臨床推論の指導に対するほぼすべてのアプローチに，紙面上や仮想上，または実際の場合にかかわらず，症例の使用が含まれています。学習者は積極的に問題に取り組んで知識や実践的な推論を適用する機会を必要としています。授業や臨床での指導戦略に向けたテクニックがいくつか紹介されています。これらの指導法はすべてのスキルレベルの学習者に対して適応され，使用することができます。

臨床推論のカリキュラムの大部分は本書でもそうであるように，1つ以上の症状の診断に焦点が当てられています。症状の診断は，患者がケアを求める3つの理由のうちの1つにしかすぎません。患者は通常この3つの基本的ニーズのうちの1つを満たすために医療関係者のもとを訪れます。これらは，（1）予防のための医療的アドバイス，（2）慢性疾患の管理，（3）症状の診断およびマネジメント，です。医師はこれら全種の診療において推論に携わります。私たちは，これまで論じてきた一般的な指導のテクニックが診断推論において有効で，学習者が患者個人の健康リスクや慢性疾患の状態を評価するのに必要な臨床推論を向上させる助けとなるよう応用できるものである，と確信しています。

文献

1. **Lang VJ, Kogan J Berman N, Torre D.** The evolving role of online virtual patients in internal medicine clerkship education nationally. Acad Med. 2013;88:1713-8.
2. **Nixon LJ, Aiyer, M, Durning S, Gouveia C, Kogan, JR, Lang, VJ, Hauer KE.** Educating clerkship students in the era of resident duty hour restrictions. Am J Med. 2011;124:671-6.
3. **Wilkerson L, Irby DM.** Strategies for improving teaching practices: a comprehensive approach to faculty development. Acad Med. 1998;73:387-96.
4. **Bargh JA, Chartrand TL.** The unbearable automaticity of being. Am Psychol. 1999; 54:462–79.
5. **Miller GA.** The magical number seven, plus or minus two: some limits on our capacity for processing information. Psych Rev. 1956;63:81-97.
6. **Schmidt HG, Rikers RM.** How expertise develops in medicine: knowledge encapsulation and illness script formation. Med Ed. 2007;41:1133-9.
7. **Kahneman D.** Thinking, Fast and Slow. New York: Farrar, Straus and Giroux; 2011.
8. **Eva KW, Hatala RM, LeBlanc VR, Brooks LR.** Teaching from the clinical reasoning literature: combined reasoning strategies help novice diagnosticians overcome misleading information. Med Educ. 2007;41:1152–8.
9. **Ark TK, Brooks LR, Eva KW.** The benefits of flexibility: the pedagogical value of instructions to adopt multifaceted diagnostic reasoning strategies. Med Ed. 2007;41:281-7.
10. **Bowen JL.** Educational strategies to promote clinical diagnostic reasoning. N Engl J Med. 2006;355:2217–25.
11. **Pelaccia T, Tardif J, Triby E, Charlin B.** An analysis of clinical reasoning through a recent and comprehensive approach: the dual-process theory. Med Educ Online. 2011;16. doi: 10.3402/meo.v16i0.5890.
12. **Woods NN.** Science is fundamental: the role of biomedical knowledge in clinical reasoning. Med Educ. 2007;41:1173-7.
13. **Kassirer JP.** Teaching clinical reasoning: case-based and coached. Acad Med. 2010; 85:1118–24.
14. **Kuipers B, Kassirer JP.** Causal reasoning in medicine: analysis of a protocol. Cogn Sci. 1984;8:363-85.
15. **Norman GR, Brooks LR.** The non-analytical basis of clinical reasoning. Adv Health Sci Educ Theory Pract. 1997;2:173-84.
16. **Patel VL, Evans DA, Groen GJ.** Reconciling basic science and clinical reasoning. Teach Learn Med. 1989;1:116-21.
17. **Boshuizen HPA, Schmidt HG.** On the role of biomedical knowledge in clinical reasoning by experts, intermediates and novices. Cogn Sci. 1992;16:153-84.
18. **Rikers RM, Loyens S, te Winkel W, Schmidt HG, Sins PH.** The role of biomedical

knowledge in clinical reasoning: a lexical decision study. Acad Med. 2005;80:945-9.
19. **Weed LL.** Medical Records, Medical Education, and Patient Care: The Problem-Oriented Record as a Basic Tool. Cleveland: Press of Case Western Reserve University; 1970.
20. **Weed LL.** Knowledge Coupling: New Premises and New Tools for Medical Care and Education. New York: Springer-Verlag; 1991.
21. **Hartung DM, Hunt J, Siemienczuk J, Miller H, Touchette DR.** Clinical implications of an accurate problem list on heart failure treatment. J Gen Intern Med. 2005;20:143-7.
22. **Bordage G, Lemieux M.** Semantic structures and diagnostic thinking of experts and novices. Acad Med. 1991;66:S70-2.
23. **Kogan J, Nixon J, Lang V.** Beyond the virtual patient: new SIMPLE features to enhance your course or clerkship. Presented at Alliance for Academic Internal Medicine National Meeting. 10–14 October 2012, Phoenix, AZ.
24. **Sackett DL, Straus SE, Richardson WS, Rosenberg W, Haynes RB.** Evidence-Based Medicine: How to Practice and Teach EBM. 2nd ed. Edinburgh: Churchill Livingstone; 2000.
25. **McGee S.** Simplifying likelihood ratios. J Gen Intern Med. 2002;17:646-9.
26. **Goodman SN.** Toward evidence-based medical statistics. 2: The Bayes factor. Ann Intern Med. 1999;130:1005-13.
27. **Mamede S, Schmidt, HG, Rikers RM, Custers EJ, Splinter TA, van Saase JL.** Conscious thought beats deliberation without attention in diagnostic decision-making: at least when you are an expert. Psych Res. 2010;74:586-92.
28. **Medow MA, Lucey CR.** A qualitative approach to Bayes' theorem. Evid Based Med. 2011;16:163-7.
29. **Lucey CR.** From problem lists to illness scripts: teaching clinical problem solving in small groups" Association of Program Directors in Internal Medicine Fall Meeting. 17–20 October 2002. Washington, DC.
30. **Mamede S, Schmidt HG, Penaforte JC.** Effects of reflective practice on the accuracy of medical diagnoses. Med Educ. 2008;42:468-75.
31. **Groopman J.** How Doctors Think. Boston: Houghton Mifflin; 2007
32. **Trowbridge RL.** Twelve tips for teaching avoidance of diagnostic errors. Med Teach. 2008;30:496-500.
33. **Moulton CA, Regehr G, Mylopoulos M, MacRae HM.** Slowing down when you should: a new model of expert judgment. Acad Med. 2007;82:S109-16.
34. **Meyer AN, Payne VL, Meeks DW, Rao R, Singh H.** Physicians' diagnostic accuracy, confidence, and resource requests: a vignette study. JAMA Intern Med. 2013;173:1952-8.
35. **Griggs RA.** Psychology: A Concise Introduction. New York: Macmillan; 2010.
36. **Baker E, Ledford, C, Liston B.** Teaching, evaluating, and remediating clinical reasoning. Acad Med Insight. 2010;8:12-3, 7.
37. **Mandin H, Jones A, Woloschuk W, Harasym P.** Helping students learn to think like experts when solving clinical problems. Acad Med. 1997;*72*:173-9.
38. **Wolpaw TM, Wolpaw DR, Papp KK.** SNAPPS: A learner-centered model for outpatient education. Acad Med. 2003;78:893–8.
39. **Wolpaw, T, Papp KK, Bordage G.** Using SNAPPS to facilitate the expression of clinical reasoning and uncertainties: a randomized comparison group trial. Acad Med. 2009; 84:517-24.
40. **Wolpaw T, Côté L, Papp KK, Bordage G.** Student uncertainties drive teaching during case presentations: more so with SNAPPS. Acad Med. 2012;87:1210-7.
41. **Nixon J, Wolpaw T, Schwartz A, Duffy B, Menk J, Bordage G.** SNAPPS-plus: an educational prescription for students to facilitate formulating and answering clinical questions. Acad Med. 2013;89:1174-9.

42. **SNAPPS.** Alberta Rural Physician Action Plan. Practical Doc. Available at: http://www.practicaldoc.ca/teaching/practical-prof/teaching-nuts-bolts/snapps. Retrieved August 24, 2014.
43. **Neher JO, Gordon KC, Meyer B, Stevens N.** A five-step "microskills" model of clinical teaching. J Am Board Fam Pract. 1992;5:419-24.
44. **Aagaard EA, Teherani A, Irby DM.** Effectiveness of the one-minute preceptor model for diagnosing the patient and the learner: proof of concept. Acad Med. 2004;79:42-9.
45. **Salerno SM, O'Malley PG, Pangaro LN, Wheeler GA, Moores LK, Jackson JL.** Faculty development seminars based on the one-minute preceptor improve feedback in the ambulatory setting. J Gen Intern Med. 2002;17:779-87.
46. **La Rochelle JS, Durning SJ, Pangaro LN, Artino AR, van der Vleuten CP, Schuwirth L.** Authenticity of instruction and student performance: a prospective randomised trial. Med Educ. 2011;45:807-17.
47. **Issenberg SB, McGaghie WC, Petrusa ER, Lee Gordon, D, Scalese RJ.** Features and uses of high-fidelity medical simulations that lead to effective learning: a BEME systematic review. Med Teach. 2005;27:10-28.
48. **Cameron T, Ferguson K, Hagemann H, McCoy L, Stoddard H, Smothers V, Ballard A.** Curriculum Inventory Standardized Instructional and Assessment Methods and Resources. MedEdPORTAL iCollaborative. August 2012. Available at: www.mededportal.org/icollaborative/resource/498. Accessed 16 February 2015.
49. **Gifford KA, Fall LH.** Doctor coach: a deliberate practice approach to teaching and learning clinical skills. Acad Med. 2014;89:272-6.
50. **Cooke M, Irby DM, O'Brien BC.** The resident's experience: graduate medical education. In: Cooke M, Irby DM, O'Brien BC. Curriculum Didactics: Meetings and Conferences. C San Francisco, CA: Jossey-Bass; 2010:121-4.
51. **Orlander JD, Fincke BG.** Morbidity and mortality conference: a survey of academic internal medicine departments. J Gen Intern Med. 2003;18:656-8.
52. **Norman GR, Eva KW.** Diagnostic error and clinical reasoning. Med Educ. 2010;44:94-100.
53. **Graber ML, Kissam S, Payne VL, Meyer AN, Lenfestey, N, Tant E, et al.** Cognitive interventions to reduce diagnostic error: a narrative review. BMJ Qual Saf. 2012;21:535-57.
54. **Barrows HS, Tamblyn RM.** Problem-Based Learning: An Approach to Medical Education. New York: Springer; 1980.
55. **Neville A.** Problem based learning and medical education forty years on a review of its effects on knowledge and clinical performance. Med Princ Pract. 2009;18:1-9.
56. **Nixon J, Harris I.** A one-month course can improve students' confidence and skill at physical diagnosis [Abstract]. Presented at Master of Health Professions Education Summer Conference. July 29-30, 2004; Chicago, Illinois. Available at: www.uic.edu/com/mcme/mhpeweb/2004-proceedings.pdf. Accessed 16 February 2015.
57. **Fraser S, Greenhalgh T.** Complexity science: coping with complexity, educating for capability. BMJ. 2001;323:299-303.
58. **van Merrienboer JJ, Sweller J.** Cognitive load theory in health professional education: design principles and strategies. Med Educ. 2010;44:1365-2923.
59. **Dell M, Lewin L, Gigante J.** What's the story? Expectations for oral case presentations. Pediatrics. 2012;130:1-4.
60. **Croskerry P.** The cognitive imperative: thinking about how we think. Acad Emerg Med. 2000;7:1223-31.
61. **Kurzenhauser S, Hoffrage U.** Teaching Bayesian reasoning: an evaluation of a classroom tutorial for medical students. Med Teach. 2002;24:516-21.
62. **Wayne D, Cohen E, Singer B, Moazed F, Barsuk J, Lyons E, Butter J, McGaghie W.**

Progress toward improving medical school graduates' skills via a "boot camp" curriculum. Simul Healthc. 2014;9:33-9.
63. **Eraut M.** Developing Professional Knowledge and Competence. London: Falmer Press; 1994.
64. **Cuthbert L, B Du Boulay B, Teather D.** Expert/novice differences in diagnostic medical cognition: a review of the literature. Brighton, United Kingdom: Sussex University; 1999.
65. **Yudkowsky R, Otaki J, Lowenstein T, Riddle J, Nigori H, Bordage G.** A hypothesis-driven physical examination learning and assessment procedure for medical students: initial validity evidence. Med Educ. 2009;43:729-40.
66. **Croskerry P.** A universal model of diagnostic reasoning. Acad Med. 2009;84:1022-8.
67. **Iwashyna TJ, Fuld A, Asch DA, Bellini LM.** The impact of residents, interns, and attendings on inpatient laboratory ordering patterns: a report from one university's hospitalist service. Acad Med. 2011;86:139-45.
68. **Bordage G.** Why did I miss the diagnosis? Some cognitive explanations and educational implications. Acad Med. 1999;74(Suppl):S138-43.
69. **Ajjawi R, Higgs J.** Using hermeneutic phenomenology to investigate how experienced practitioners learn to communicate clinical reasoning. Qual Rep. 2007;12:612-38.
70. **Carracio C, Benson BJ, Nixon LJ, Derstine P.** From the educational bench to the clinical bedside: translating the Dreyfus developmental model to the learning of clinical skills. Acad Med. 2008;83:761-7.

参考文献

Dell M, Lewin L, Gigante J. What's the story? expectation for oral case presentations. Pediatrics. 2012;130:1-4.

Eva KW. What every teacher needs to know about clinical reasoning. Med Educ. 2005;39:98-106.

Irby DM. What clinical teachers in medicine need to know. Acad Med. 1994;69:333-42.

Major CH, Palmer B. Assessing the effectiveness of problem-based learning in higher education: lessons from the literature. Acad Exchange Q. 2001;5:4-9.

McGee S. Evidence-based Physical Diagnosis Elsevier Health Sciences; 2007

Rencic J. Twelve tips for teaching expertise in clinical reasoning. Med Teacher. 2011;33:887-92.

Weed LL. Medical records that guide and teach. N Engl J Med. 1968;278:593-599, 652-657.

> **訳者コメント**
> ### 青木眞医師のカンファレンス展開にみる教育効果
> ### 「知識ベースのカンファレンスと思考ベースのカンファレンス」
>
> カンファレンスにもさまざまな形がある．あえて二分するなら，知識を伝達することに主眼をおいたもの，そして皆でその思考や状況を共有して問題解決を図る思考の共有に主眼をおいたものの2つではないかと思う．前者のカンファレンスは重要である．たとえば私の師である青木眞医師の「感染症診療の原則」という講義は日々新いさまざまな知見をもとに更新が繰り返されているが，基本の目的は感染症を診療するうえでの原則論の普及・共有・そして聴衆の知識ベースの標準化である．このような趣旨のもと標準化のカンファレンスを行うことは，スライドを用いるため視覚効果も高く，さらにオンラインでスライドを流せば，理論上無限の聴衆に均質な情報が共有できる（もちろん，聞き手の感受性により教育効果のアウトカムはまちまちかもしれない）．
>
> 一方，青木医師カンファレンスの真骨頂である感染症のリアルケースの症例検討カンファレンスでは，目の前に提示された診断不明の混然一体となっている臨床の問題をていねいに切り分け，それに対する思考プロセスを明確にしつつ，クリアカットに1つひとつ整理していく思考の共有が行われる．この一連の過程は，その場に集まった者にしか共有できないリアルタイムで臨場感あふれる思考共有型のカンファレンスであり，その場，その時間に参加しないと，この思考共有の議論の場に参加することができない．
>
> どちらのカンファレンスにも重要な役割があるが，まず，押しなべて一定数の集団に標準的に周知したいような基本となる内容であれば，前者のカンファレンスが有効である．一方，時々出合う狭い領域の特定のトピックについては，そのトピックに直面してその時点で高い関心が保たれている特定のチームや個人が文献などで調べればよい．特異度の高いトピックの場合まで標準化を狙って一斉講義を考慮すると，こと診断という広い領域であれば，すべての特異度の高い分野を網羅することは難しく，聴衆の関心のばらつきから教育効果のムラがより目立つことになるため，必ずしも効果的ではないと考える．
>
> 一方，思考共有型のカンファレンスであれば，知識共有型とは違い，その時点でその問題に直面していないメンバーも一緒に考えるという能動的カンファレンス参加が見込まれる．また，そこに居合わせるメンバーとリアルタイムでの議論ができることから，参加する意義も高い．このように，用途や集団に分けてその学習効果を考えつつ，カンファレンスを組んでいくということがよいのではないかと考える．

（6章のコラムへ続く）

6 臨床推論の評価

Valerie J. Lang, MD, FACP・Lambert Schuwirth, MD, PhD・
Steven J. durning, MD, PhD, FACP・Joseph J. Rencic, MD, FACP

臨床推論は，現場で診療を行う臨床医が能力の高い医師となるために，紛れもなく（十分でなくとも）必須で重要かつプロフェッショナルな能力です。教育を担当する多くの臨床医は，臨床推論として優れているものといないものを正確に認識できると確信していますが，その根拠を細かく分析するとなると難しく感じます。しかし，各ファカルティや教育機関は自らのアセスメントや評価の正当性を示さなければなりません。私たちは信頼のおける標準試験によってアセスメントの正当化が可能という，ある意味恵まれた時代に生きています。標準化された試験（資格試験など）はこの正当化を助け，今後の診療パフォーマンスをある程度予想することを可能にします[1-3]。しかしこの評価は受験施設の快適な環境下に限られているため，臨床推論を全体的に評価するには十分とはいえません。この評価を完全なものとするには，実際に病院の病棟や診察室にいるファカルティがたとえ学習者を指導する期間が2週間足らずであっても，そして直接監督することがほとんどなかったとしても，学習者の臨床推論に責任をもたなければなりません。このような難しい状況では，臨床推論を評価するエビデンスに基づいた系統的アプローチが必要となります。本章では教育学的研究から集められた臨床推論を評価する重要な原則に焦点を当て，学習者の臨床推論を評価し，改善するという目標を達成することのできるツールについて説明します。そして最後に臨床推論の評価の今後の方向性についても触れていきます。

重要ポイント

- 臨床推論は独立したスキルではなく，プロブレムの内容やその背景に依存している。
- 臨床推論は多様な内容のなかで，幅広い領域のサンプルで評価されるべきである。
- 臨床推論の評価には絶対的な「ゴールドスタンダード」は存在しない。
- 臨床推論を評価するには，標準化された試験の多様なフォーマットや臨床現場に基づいた評価ツールなどのさまざまなツールが存在する。
- ツールを選択する際には，評価の目的，ならびにその評価を展開，管理し，スコア評価するのに利用できるリソースについて考慮する必要がある。
- 複数のエピソードに対してさまざまなツールを用いる評価プログラムを使用して，臨床推論の能力を判断する。
- 評価は学習を促すもので，臨床推論の指導にきわめて重要な要素である。

評価の目標

評価されることが学習を後押しすることは明らかです[4]。学習者は試験で「A（優）」をとることのできるような内容を学習しつつ，エキスパートに対して何を最も学ぶべきなのかという情報を期待しています。評価は，初学者にこれらの解

決の糸口を提供します。試験に暗記が必要であれば，暗記をするでしょう。問題を解くのであれば，問題を解くことを学びます。教育者は評価（試験など）が単にパフォーマンスを評価するだけではなく，学習を強化するものであることを認識しています[5]。この概念が現代の評価のパラダイムを変化させてきました。「学習のための評価」は，今や医学教育者の声高な呼びかけとして「学習の評価」の補完を始めています。この現代のパラダイムのなかでは，明らかに学びを最大化することが評価の基本目標なのです。

自然と，「学びを最大化する評価システムはどのようにしてつくればよいか？」という疑問が生じます。従来の学習評価のパラダイムにおける答えは，強固な構造をつくり，形成的評価に向けて備えることです。形成的評価とは最終的な成績に注目するもの（総括的評価など）とは反対に，特異的，タイムリー，規則性があって低リスクで，双方向性の（学習者と評価者が関与する）アプローチによって，学習者の向上にまず焦点を当てた評価を指します[5]。形成的評価は学習者を階層化し，教えることよりもむしろ振り分けることを目的として選んだ，「期末試験」型一方向性の総括的評価とは対照的といえます[5]。昔からあるこの2つの異なる評価法は，学習パラダイムの評価による人為的なものと認識されています。そのため評価システムにおいて使用する手段や戦略には，「この評価はよりよい医師になるための学習者の能力を最大限に引き出すか？」という単純な「リトマス試験紙」を指標とすべきです。この判断基準は大きな変化をもたらしうるものです。

たとえば信頼性のある試験問題集の評価戦略について考えてみましょう。この試験に向けた勉強で学習者は知識を得ますが，さらに医学生にこの問題集を通して間違えたところを復習し理解してもらうことで知識が増えると考えられます。もしある教育施設で臨床推論の評価戦略に対して，この「学習者の能力を引き出せるか？」という判断基準を用いていたとしたら，確実にその判断基準はこの試験に影響を与え，また試験の改善のための調整に働くと考えられます。このアプローチには不利な点（たとえば，試験の信頼性を失うこと）があるかもしれません。しかし実践的な観点から調整する意図で学習の評価にフォーカスすることによって，学習者は最大限の教育的効果が得られるといえるでしょう。

この評価の第1の目標を超えて，第2の目標は次の教育レベルに進み，また，非監督下で臨床を行うステップに進むコンピテンシーを判定することです。米国の医学部や医学系大学院では，測定評価が可能で心理測定的にも健全な評価法（標準化された多肢選択式問題など）や，臨床ローテーションのパフォーマンスの360度評価，客観的臨床能力試験（objective structured clinical examinations：OSCE），構造化された採点フォームを用いた実際の患者症例の直接的観察〔たとえば，米国内科専門医の短縮版臨床評価試験（Mini-Clinical Evaluation Exercise：Mini-CEX）〕などの複数の戦略に頼りながら，医学生の能力を判定しています[6]。臨床推論の評価はコンピテンシー判定のなかでも重要ですが，一方その評価は困難をもたらします[7]。これらの難題（挑戦）については以下のセクションで取り上げます。

臨床推論の評価の歴史

過去数十年のうち,医師のコンピテンシー能力に関して暗記の役割やその妥当性は時に議論の対象だったかもしれませんが,臨床推論がその中心にあることが脅かされることは一度もありませんでした。臨床推論は医学的な能力および医師としてのパフォーマンスの「聖杯(究極)」とみなされていたこともあり,過去に臨床推論を評価する方法や手段が数多く開発されてきたのも不思議ではありません。

臨床推論の評価に用いられていた従来の方法はベッドサイドの口頭試験で,そこでは患者のケースを通して,患者から得られる重要な臨床所見(症状や身体診察,検査結果,その他の患者の診断に必要な特徴など)を理解して説明し,鑑別診断やマネジメントプランについての理論的根拠を提供する学習者の能力がチェックされていました。口頭試験は有効な評価法とはみなされている(何を望むか,何を検査したいかを評価する,など)ものの,主観的で信頼するに足りない(異なる評価者や学習者によって結果に一貫性や再現性がみられなかった,など)とも考えられており,より構造的で標準的な評価法が考えられるようになりました[8]。

推論を評価する直観的アプローチは,構造的な口頭試験や筆記試験,そしてコンピュータのシミュレーションを使用して,実際の患者の診療を想定することでした。通常,評価される候補者は初診時の症状を与えられ,それに関して病歴を訊き,適切な身体診察を「施行して」その他の診断のための検査をオーダーしなければなりませんでした。このプロセスでは,受験者は自ら求めた情報しか与えられません。受験者が引き出したすべての関連情報と正しい診断および治療について評価が行われます。患者の診察をできるだけ慎重に模することで,臨床推論のプロセスは最も妥当に評価されると考えられていました。このアプローチで最も広く知られているのはPMP(Patient Management Problems:患者管理の問題)[9]とCBT(Computer based Test)ですが,ほかにも多くのアプローチが存在しました。PMPは世界中でさまざまな形で用いられてきました。その1つがproblem boxで,その中には,実際に患者のシナリオが書かれた紙や音声情報(カセットテープ),視覚的情報(スライドの回転ラック)が入れられていました。特殊なインクでシナリオが書かれた紙面上で,フェルトペンで擦って情報を得て,病歴を訊き出し,身体診察を「行い」,その他の診断検査を「オーダー」することができます。別の形としては,質問や身体診察やその他の情報が表に,その答えが裏に書かれたカード(試験者が用いる)が束になったP4〔Portable Patient Problem Pack(携帯用の患者問題パック)〕や,構造的な口頭試験などもありました。コンピュータを使用した試験でも同様のアプローチが行われましたが,それに反応するのはコンピュータでした。

これらの長い(同一症例に対する複数の質問など)シミュレーションは妥当にみえましたが,深刻な問題も生じました。受験者の各決断に対して評価点を与えるように指示された熟練の医師たちの間で,各決断についての特定の評価点のみならず,シミュレーションを通した最適な経路は何かということについても意見が異なっていたのです。これはよく,問題解決プロセスの特異性と呼ばれていま

す。一方プロセスの成果（診断および治療）や明らかに最も重要な決断のいくつかについては，多くの同意がみられました[10]。

さらに2つ目の問題として，1つの症例に対するパフォーマンスから他の症例に対するパフォーマンスを予測できるというわけでもなく，受験者が1つの症例でよいパフォーマンスをしても別の症例ではよくなかったということもありました。このいわゆる背景特異性（3章参照）は信頼度に対する深刻な影響を与えます。というのも重要な決断をする場合にも，十分に信頼できるような試験には多数の症例が必要となるためです。各症例のパフォーマンスを終えるのに多大な時間がかかるため，合計の試験時間はきわめて長くなってしまいました[10-12]。3つ目の問題が生じたのは，これらの試験でのエキスパートのパフォーマンスが，中級者（最近医学部を卒業した医師など）のそれよりも劣っていたことが明らかになったときです。エキスパートの実力は中級者を大きくしのぐものであってその逆はありえないため，この結果は予想外で，臨床推論の評価に長いシナリオを用いるアプローチの正当性について大きな疑問を投げかけるものとなりました[13,14]。

これらの主要な懸念に基づき，臨床アセスメントに2つの軸が加わりました。1つでは最終の決断のステップに焦点を当てられ，もう1つでは推論プロセスの最も関連深い部分を把握することに焦点が当てられました。前者の例はキーフィーチャー（重要な特徴）についての試験（key features exam：KFE）[15,16]の症例と，拡大したマッチングアイテム（extended matching item：EMI）[17]で，後者の典型的アプローチはスクリプト一致度テスト[18]です。KFEとEMIはいずれも重要な決断のみを求める質問に関連する臨床問題〔またはヴィグニティ（小症例）〕の短い記述を使用します。KFEの症例では，決断のタイプはその症例（多くの場合，診断と治療）によってさまざまです。EMIは可能性の高い解答・選択肢のパネルから開始し，その後，ヴィグニティに続きます。受験者は各ヴィグニティについて最も妥当な選択肢を選ぶようにいわれますが，選択肢は1回以上選ぶことができ，どのヴィグニティに対しても当てはまらない選択肢というのもあります。これらの狙いは成果や重要な決断（エキスパートがより納得する決断）により焦点を当てることで，内容特異性による影響を軽減させることでした。短い症例を用いると幅広いサンプリングを得ることができますが，これは信頼性を高めることにつながりました。

アセスメントプログラムを概念化する際には，ミラー（Miller）の三角形がよく知られるようになりました[19]。このモデルは，完全な評価プログラムには能力に関して4つの局面，つまり，「知っている」，「方法を知っている」，「方法を示す」，「行う」が含まれていることを示唆しています。信頼性の高くない試験の状況下で，知っていることと，問題を解決するために知識を適用できることについては下の2層で表現されます。試験の状況での（OSCEのような）スキルの証明は3番目の層です。想定患者ベースの試験やOSCEでの臨床推論の評価の展開は，ミラーの三角形の最初の3レベルを十分に説明しているように感じられましたが，実際の実習で学習者が「行う」レベルですることについての確証的評価を含める必要がありました。

そのため，今なお開発中の現在のアプローチは構造的でない評価に戻り，特に，臨床現場に基づいたアセスメントでは，ヒトの即座の判断力がより大きく関与する傾向があります。これにより，アセスメントの発展は一巡して戻ってきた

ようにもみえるかもしれませんが，単に信頼性の低い任意の評価に戻ったというわけではなく，むしろ，主観性と信頼性の間の関係[20]や構成概念の妥当性[21]，臨床推論の性質[22]をより深く理解した結果であるといえます。

臨床推論を評価する原則

臨床推論に関する最も重要な発見は，これが一般的スキルではないということです[22]。臨床推論は，当面の問題やこれまでの経験についての有効かつ実際的な知識と深く関連しています。問題に取り組む者が整理された関連知識や経験を十分に備えていない場合，症例のマネジメントがうまくいく確率は大幅に下がります。これ自体が背景特異性を説明しており，患者に与えられる最適なケアが状況（知識や経験など）に特異的であることから，臨床推論や問題解決もそうであるといえます。

また，臨床推論がうまくいくということは，いわゆる問題の深層構造を理解しているということでもあります〔クスマウル（Kussmaul）呼吸を単なる一連の症状としてではなく，酸塩基平衡異常の観点から理解している，など〕[23]。この深層構造を理解するということは重要です。それにより，「移行」や，無関係と思われる2つの症例，たとえば，不安発作の過換気と糖尿病性ケトアシドーシスのKussmaul呼吸の類似点と相違点を見極めるような能力が促されるためです。

最後に，「チャンキング」という面で臨床推論の役割を理解しておく必要があります。チャンキングは，ヒトがやや大きめな情報の塊（チャンク）を作業記憶に蓄えて処理し，問題解決のために使用することのできるプロセスです[24]。たとえば数学では，"$12 \times 12 = x$"という問題は1つのチャンクとして保存され，その答えは自動的に"144"となります。"$17 \times 18 = x$"の場合，問題は通常"17"と"$\times$"と"18"の3つのチャンクで表され，解答を得るには解析が必要です。"$3,867 \times 2,492 = x$"の場合，チャンクの数はさらに顕著に大きくなります。そのため，臨床技術の発達に関して広く知られている理論の1つでは，ばらばらの事実がいわゆるセマンティックネットワークとしてつながる際に，臨床推論能力の発達が始まる，と述べられています。これが集まると，疾患スクリプト（肺炎球菌性肺炎など特定の疾患の1つのチャンクの描写）となり，最終的には，背景因子（患者の典型的外観など）も集められて，実例的なスクリプトとなります[25]。そのほかにも，さまざまな理論でやや異なる見方が描かれていますが，これらはすべて臨床的な問題解決の専門技術はプロセスの効率と問題認識の信頼度（つまり，より大きなチャンク）に関連しているという観念のもとにまとまるようです。これよりも広く普及しているチャンキング（およびつながり）の形式がシステム1／システム2の推論（非分析的／分析的臨床）モデルです[26]。

妥当性について考察する

前述で，また**3章**で述べた原則と理論は，臨床推論の評価方法の妥当性を判断するうえで重要です。評価の妥当性は，その手段が評価しようとしたものを測定できる程度と関連しています。臨床推論のプロセスは直接確認することができない（「潜在的」な構成概念である）ため，臨床推論の手段の妥当性を決めるのは簡

単なことではありません。症例で行う具体的な選択(つまり臨床的な意思決定)や，自らの思考プロセスを言葉で表したもの(考えを口に出す方法など)から憶測する必要があるのです。最も妥当性が高いと考えられる臨床推論やあらゆる評価手段はいずれも，議論や判断，研究成果によって決められなければならないでしょう。20世紀から21世紀にかけて，妥当性についてさまざまな異なる見方が展開されてきましたが，そのほとんどが，それ自身で妥当な評価というのは存在せず，むしろ，各評価は常に特定の目的に対してのみ(そして特定の背景でのみ)妥当であるという点については一致していました[20]。そのため，臨床推論の評価の妥当性は，どのような臨床推論か明らかな概念がすでに形成されている場合のみ構築されます。

臨床推論の場合，予測妥当性のアプローチ(「ゴールドスタンダードに基づいて『新しい』試験は成果をうまく予測できるか？」)が使えないことは明らかです。ゴールドスタンダードが存在しないため，評価の方法を確証する対象がないのです。クロンバック(Cronbach)とミール(Meehl)による独創性ある研究[27]以降，評価の目的を踏まえ，試験のスコアとそれについての予想の関連性を集中的に調査することで，妥当性の研究が行われてきました。1つの簡単な例は，「臨床推論に長けているとされるエキスパートは，当然のごとくそうでない者(つまり中級学習者)よりも試験の成績がよいのか？」というものです。その点では，長く分岐したシミュレーションの妥当性に対して，この中間の効果が主な議論の的となったことは明らかです。

妥当性に対する最近のアプローチとしては，ケイン(Kane)によって明確化されたものがあります(表6-1)[21]。彼は妥当性を議論の鎖とみなしています。鎖が最初にリンクしているのは「観察」から「スコア」，2番目が「観察されたスコア」から「測定領域スコア」，3番目が「測定領域スコア」から「標的領域」，そして，最後が「標的領域」から「構成概念」です。患者の健康状態を知るために行う血圧の測定にこれを当てはめてみると，最初の推論は，血圧計を観察し，コロトコフ(Korotkoff)音を聴いて，数値(120/80 mmHg)を得ることから始まります。2番目の推論は，測定を数回繰り返し，すべての結論が1つの測定のみによってもたらされたものではないことを確認し，一般化の可能性や信頼性を向上させることによって得られます。3番目の推論は，一般化することのできる血圧から心血管系の状態を得る(たとえば，心音の聴診と脈拍とで三角測量する)ものです。最後に，心血管系の状態から健康(肺や腎臓，肝臓を含め)への推論があります。

表6-1　ケイン(Kane)の妥当性の論証

リンク	観察	観察されたスコア	測定領域スコア	標的領域	構成概念
例	血圧計を観察しコロトコフ(Korotkoff)音を聴く	血圧の数値(例：120/80 mmHg)	測定を複数回繰り返し，信頼性や一般化可能性を向上させる	心血管系の状態(たとえば，心音の聴診と脈拍とで三角測量する)	全身の健康(肺や腎臓，肝臓を含める)

文献21から引用。

臨床推論について把握しようとする他のどのテストにも，同じアプローチを使用することができます。質問への答えをどのように採点するか，スコアを一般化する可能性，臨床的意思決定を評価するための多様な試験結果の組み合わせ，そして，臨床的意思決定から臨床推論に至るまでの推理を行うためにこれらの結果を他の結果と合わせることについての決断があります。臨床推論の評価に対する新たなアプローチを検証するには，1つの研究では到底足りないことが，ここまでで明らかになったと思います。そのためには，慎重に計画を練った研究プログラムが必要になります。

新たなアプローチ全体を検証しようとすることなく，それぞれの試験の妥当性を確認するに当たり，いくつかのステップを行う必要があります。メシック（Messick）による妥当性のエビデンスの枠組みでまとめられた最も重要なステップを **Box 6-1** に示します[28]。

Box 6-1 ● それぞれの試験の妥当性を確認するステップ

▶内容
- 青写真（試験の各トピックについて，いくつの質問に答えるのかについて詳細を示す表）を作成する必要がある
- 問題解決能力の最適な予測因子となるように項目を書く必要がある。偽陽性の解答（能力が不十分な医学生が質問に正しく解答すること）や，偽陰性の解答（能力が十分な医学生が質問に誤って解答すること）は避けなければならない
- スコア評価システムを慎重に考慮する必要がある。通常，特定の質問を重要視するかどうかなどについても考える（標準的にはそうしないように推奨されている）[4,20]

▶内部構造
- 信頼性と一般化可能性を向上させるため，項目数と評価エピソード（直接的観察など）の数を十分にする。対象数が不足していると「構成概念の過小評価」につながる
- 評価の難しさと，評価でパフォーマンスの高さや低さを区別できる可能性を見定める必要がある

▶反応プロセス
- エラーによりスコアに影響が出る「構成概念に無関係な分散」の概念を防ぐため，エラーの原因（項目の策定不備，評価中の注意散漫など）はできる限り除外しなければならない

▶結果
- 相応性原則を適用する。つまり，試験の結果は，評価プロセスの妥当性と相応しているということである。重要性の低い結果は単純な観察や試験に基づいていてもよいが，重要な決断には，常に幅広い評価と豊富なデータの生産が必要となる。1つの試験，そしてもちろん1つの症例に基づいて重要な決断をしても，正当化はできない

▶他の変数との関連性
- パフォーマンスを他に評価したものと比較するようにする。新たな評価が完全に相関していれば新しい情報は得られないかもしれないが，リソースを使用する効率がよければ価値がある場合もある。概して専門技術が増えればパフォーマンスは向上する

臨床推論の評価における挑戦

推論としての臨床推論評価

これまでの「原則」についてのセクションでは，臨床推論の能力は学習者の診断の精度や臨床意思決定から推測される，と指摘しました。学習者が複数の背景で正しい診断に至ることができれば，評価者は，学習者が適切に推論し十分に学習できていると考えます。しかし学習者が定期的に正しい診断を得られない場合はどうでしょうか？　その場合教育者は通常，よりよい結果（診断精度など）が得られるように学習者の推論プロセスを理解し，正すようにします。ここにジレンマが存在します。すべての推論プロセスは一部の要素が無意識であることが多いため，学習者はなぜ評価者に指摘されたときに特定の決断が得られるのかについて誤って考えてしまうでしょう。患者の呈する症状や徴候を明確に説明できない学習者を想像してみてください。学習者はプロブレムの提示に関する問題を抱えているとも考えられますが，適切なデータを集め，どのデータを最優先にするかを認識するのに十分な疾患スクリプトが不足していたのかもしれません。実際にほとんどの場合，最も優秀な評価者は学習者の臨床推論プロセスの欠点を暴こうと鋭い質問を投げかけて，それをもとに学習者エラーを特定しフィードバックを提供することができます。このフィードバックのアプローチにはこれまでに述べたような制限はあっても，いまだに何らかの教育的価値はあるといえます。

臨床推論プロセスにゴールドスタンダードは存在しない

前述のように，臨床推論プロセスとは独特なもので，臨床医の知識や経験，患者の要素，診察の背景がかかわり合って決定されます。つまり状況特異的なのです。「成功」を測るうえで重要なのは，正しい診断を下し，正しい管理計画を選ぶことです。しかし，学習者が改善点を伴う中間ステップを踏んで正しい診断に

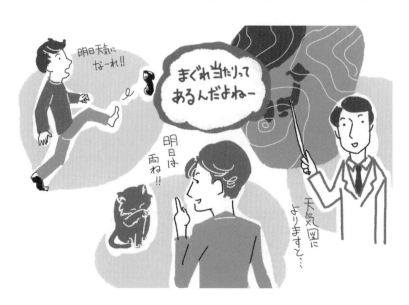

至ってしまうこともあり，そのせいで，次に同様の症例を扱う際に誤った診断につながってしまうため，このアプローチは問題です．さらに，正しい答えに至るために用いることのできる問題解決法は数多く存在するので，エキスパートの戦略やアプローチも異なってきます．言い換えると，臨床推論は線形の現象ではないのです．この課題が完全に克服される可能性は低そうですが，マイクロ分析法や概念マッピングのような新しいアプローチによって（11章参照），成功を予見させる要因について，さらなる洞察がもたらされるかもしれません（メタ認知的知識など）．

臨床的不確実性

仮に，「ゴールドスタンダード」の臨床推論プロセスを決めることができたとしても，臨床的不確実性により，その評価にはまた別の課題が生じます．診断がはっきりしてその治療法も複雑でない場合，評価は比較的単純です（胸痛と前壁誘導の急性ST上昇を伴う患者が心筋梗塞で再灌流が必要という場合など）．しかし難解または複雑な症例では，不確実性や患者の好みなどの背景的要因により，妥当な診断的かつ治療的アプローチの幅が広がります．解決策として可能なのは，ストライクゾーンを類推して不確実な条件下で臨床推論や意思決定について考えてみることです．臨床推論の能力を示す，妥当な診断や診療行為は（ストライクゾーンの範囲のように）幅広く存在します．この類推が適切だとして，「このストライクゾーンをどのように標準化するのか？」という疑問が生じます．ストライクを判定する能力のレベルやストライクゾーンの正確な位置についての意見が審判によって異なるのと同様に，推論能力のレベルや特定の臨床背景において何が「よい」臨床推論なのか，という意見（つまり，妥当な臨床的判断の「ストライクゾーン」）は，臨床医によって違ってきます．不確実な条件下で診断推論の「ストライクゾーン」が何かということを仲裁して決めるのは誰か？　審査するメンバーは一般医か専門医か，またはその両方とすべきか？　それらの人物をどの基準（経験，評判など）で選ぶべきか？　これらの課題や他の問題を踏まえて，臨床的不確実性や曖昧なシナリオは重要な評価から除外すべきだと論じる者もいるでしょう．実際に，前述のようにこの議論によって，現在私たちが使用している標準化された試験やOSCEのような評価戦略が導き出されています．しかしこのアプローチでは，確実な条件下でうまく仕事をこなせる学習者や医師が，不確実な条件下でも同様によいパフォーマンスを行えるものだと想定されています．このような仮説・想定については，明らかに追加の調査が必要です．

背景特異的な現象としての臨床推論

本章と2章でも述べたように，臨床推論のパフォーマンスも，背景または個人の状況や診察の詳細に大きく依存しています．胸痛について異なるプレゼンテーションが5つあるとすれば，その最終診断と治療が同じであったとしても，各臨床医の診断パフォーマンスは症例によって異なります．それはつまり，同じ診断でも臨床医の診断パフォーマンスの相関性は低い（その臨床医個人内の信頼性）ということです．臨床状況の異なる要素（患者の性別，医療環境，担当医の情動など）が，臨床推論の結果に大きな影響を及ぼす場合もあります．推論の評価における背景特異性を説明するには，さらに大規模な臨床推論のパフォーマンスの

サンプルが必要不可欠です。

構成概念としての臨床推論

臨床推論は，複数の相互作用要素（医学知識やコミュニケーションスキル，診察スキルなど）が組み合わさった構成概念です。臨床推論の評価に異なるツール（診察後フォーム vs. チェックリスト vs. 口頭プレゼンテーション）がともに使用されている場合，データ間の相関性は低いことが確認されており[29]，各手段は臨床推論の異なる局面を評価している可能性が示唆されます。そのため，ファカルティによる包括的サマリー評価が臨床推論の「全体的な」構成概念を評価するのに最良である，と考える人もいるかもしれません。しかし，前述したような課題や評価者間の「非信頼性」，直接的観察の不足，背景特異性は，それらの手段が臨床推論の評価のゴールドスタンダードになるかどうかについて一石を投じています。存在する臨床推論のすべての局面を評価することのできる魔法の手段は存在しないという現実を踏まえ，私たちは，臨床推論の異なる局面を評価するツール（医学知識のテスト，直接的観察，包括的サマリー，思考発話法，カルテを利用した思い出し法など）を複数用いることを推奨します。臨床推論の評価精度を最大限にする異なるツールの理想的な数や割合についてはいまだ定められていませんが，手段が多すぎても（5つ以上）ファカルティは評価をもて余すこととなり，それぞれの手段を有効に使いこなす能力が落ちてしまうと確信しています。

指導者に対する考察

重要な実践的質問

前のセクションで述べた原則や考察は，臨床推論評価のすべての方策に反映される必要があります。これらの評価を包括的プログラムに組み込むには，以下の疑問に答えなければなりません。

1. 臨床推論評価にどの手段を使用するか？
2. どのセッティングで臨床推論を評価するか？
3. 評価は標準化されているか，されていないか？
4. 評価の展開，管理，採点について十分なリソースが存在するか？
5. ファカルティや運営陣には，評価を展開・管理する時間があるか？
6. ファカルティや運営陣は，パフォーマンスを正確に展開・評価する専門技術をもっているか（ファカルティ・ディヴェロップメントは必要か）？
7. 他のリソース〔標準化された患者（standardized patient：SP），学習者のために確保する時間，カルテ〕は利用可能か？

臨床推論の評価プログラムを展開するうえで，教育施設は少なくとも2つの重要な課題に直面します。すなわち，(1) 意義あるデータを入手することと，(2) 学習者やファカルティ，施設のパフォーマンスを向上させるためにそれらのデータを使用すること，です。2つ目の課題については本章では扱いませんが，最近，他の文献で触れられています[30]。筆記試験については次章で論じることとし，臨床推論の包括的サマリーと直接的観察について焦点を当てます。

評価の手段に関する文献から，いくつかの洞察が得られています。はじめにいくつかの研究では，臨床的パフォーマンスの包括的評価におけるほぼすべての不

一致は2つの構成概念のみ，つまり患者ケアと臨床能力，および専門性と対人関係およびコミュニケーションスキルによって説明がつくことが示唆されています[31,32]。臨床推論は双方に当てはまる傾向にありますが，前者のカテゴリーのほうが多いでしょう。包括的評価によって（たとえ直接的質問であったとしても），臨床推論の純粋な評価が得られるわけではないということを知っておくことが重要です。米国卒後医学教育認定評議会(Accreditation Council for Graduate Medical Education：ACGME)のマイルストーン構造を用いる場合は臨床推論について判別しやすくなるかもしれませんが，仮説は依然証明されていないままです。マイルストーンフレームワークのなかでは，臨床推論の周りの実施可能業務〔信頼できるプロフェッショナルな行為(entrustable professional activity：EPA)〕を構成することをイメージするかもしれませんが，現時点では，それについて記述した文献は存在しません。

　臨床現場に基づいた（直接的観察）評価の手段の役割についても述べておくべきでしょう。評価手段の選択に注目するのはごく自然なことですが，少なくとも1つの研究では評価における不一致の原因が手段である確率は10%以下であることが示唆されています[33]。それでも，評価手段や実行方法の特定の特徴によって，調査対象の能力が評価しやすくなる場合もあります（**Box 6-2**）。**Box 6-2**に挙げた重要ポイントを使用する際に注意すべきは，これらが臨床推論の評価に有用であることが直接的に示されているわけではない，ということです。しかし臨床推論の評価を向上させるうえで，これらがなんらかの役に立つと考えるのが妥当と思われます。その評価フォームは比較的一目瞭然で，簡単に使用することができ，長すぎず，数値を多用するよりもむしろ対話式の（ナラティブな）ものとします。最近の文献では，手段は評価者の専門スキルに見合ったものとすべきと示唆されています[38]。初級の，あるいは中級の評価者には，より構造化されたフォームが有用となるでしょう。実際に，評価者の専門スキルに基づいて評価手段の段階的バージョンを作成するのは現実的とはいえませんが，対話式のコメントを入れるスペースが十分にあると，熟練の評価者はそのフォームに自らの判断を記入することができます。しかし，これらの前提条件が満たされたとしても，「完璧な」フォームは存在しないということを認識しておかなければなりません[39]。

　評価手段のツールだけでは有用なデータが十分に得られないという場合は，評価の向上にファカルティ・ディヴェロップメントが重要な要素となる，という見方もありますが（**8章**参照），臨床スキルの評価を向上させるためにファカルティ・ディヴェロップメントの訓練を行っても，厳密性は増すものの，残念ながら評価者間の信頼性に有意な改善はみられませんでした[37]。それでも，ファカルティ・ディヴェロップメントの介入，特に，厳密または寛容にフィードバックを与える構造化された手段は，「タカ（攻撃的）」か「ハト（協調的）」かというパフォーマンス採点の標準化には必須と考えられます。さらに，学習者のパフォーマンスについて意義ある観察をより行えるようにするファカルティ・ディヴェロップメントの最良の手段を明らかにするために，さらなる研究を行う必要があります。

　これらの包括的見解を踏まえると，臨床推論の評価に関して特にどのような実践のための秘訣が挙げられるでしょうか？

> **Box 6-2 ● 臨床現場における臨床的パフォーマンスの評価についての重要点**
>
> 1. 臨床パフォーマンスについて信頼のおける（＞0.7〜0.8）包括的サマリーを得るには，異なる評価者から7〜11の評価を得るようにする[34]
> 2. 通常のパフォーマンスに相関する結果を得るには，学習者に評価されていることを知らせないようにする（非通知の標準化された患者など）[35]
> 3. 評価フォームを短くしておく。臨床パフォーマンスの評価における不一致のほとんどは患者ケアとプロフェッショナリズムに由来する[36]
> 4. フィードバック効果を高めるため，アンカー（評価基準法の各基準・レベルに対応するパフォーマンスの実例のもので，採点の信頼性を担保するうえで不可欠なもの）に対話を書き込むスペースのあるフォームを用いる
> 5. 訓練により評価精度が上がるというエビデンスは限られていることを踏まえ，手段を使いこなして厳密もしくは寛容にフィードバックを与えられるように評価者を訓練する[37]

1. 標準化した評価手段（筆記試験やOSCEなど）を，実際の臨床現場に基づいた評価手段（包括的評価，Mini-CEXなど）と組み合わせる

    1つの評価手段で臨床推論の構成概念の全容を把握することはできないということを踏まえ，このアプローチは標準的であるといえます。臨床推論は明らかに医学的知識以上のものによって構成されています。そのため，学習者の臨床推論をより包括的に理解するために，臨床現場において学習者を評価する手段（文書）を用いることが重要です。

2. 臨床現場に基づいた臨床推論評価に妥当で信頼のおける手段を使用する

    Mini-CEXはファカルティがオプショナルなコメントとともに学習者の判断を1〜9の尺度で評価することによってのみ臨床推論を評価するものですが，最も確実で信頼できるエビデンスで，その妥当性に疑いの余地はありません。しかし，評価すべき特定の行動について記述するアンカーがないと，他の評価者が臨床推論の異なる局面に焦点を当ててしまう可能性も高くなります。この方法の学習に関しての特異性や実用性が，意義のあるコメントに依存していることは明らかです。行動的アンカーを含む他の多くのツールについても研究が行われてきました。コーガン（Kogan）らはこのトピックについて包括的なレビューを書いています[40]。

3. 評価に慣れて厳密性を向上させるために，ファカルティ・ディヴェロップメントを重視する

    ファカルティの訓練は，強力な臨床推論評価プログラムを展開していくうえで重要な要素です[37]。ダリワル（Dhaliwal）は，臨床推論におけるファカルティ・ディヴェロップメントのための優良なワークショップ構造について発表しました。しかし，その実用性についてのエビデンスは満足度の自己報告[41]に限られており，シュタイネール（Steinert）らによるシステマティック・レビューでは，長期的な新しい試みが有効である可能性が高いことを示唆しています[42]。

4. 臨床推論の評価システムにおいて，横断的（ローテーション中や所定の学年を通して）かつ縦断的に（各学年につないでいく形で）展開することを重視する

横断的な臨床推論の評価は長年行われてきた標準的なアプローチで、その大部分は臨床（上級）学年に集中しています。信頼できるプロフェッショナルな行為[43]や最近のACGMEの画期的な新しい試み[44]では、何年にも及ぶ訓練を経た後での学習者の能力向上に焦点が当てられてきました。臨床推論の要素について評価者が評価することが多くの節目（マイルストーン）で求められますが、その節目自体については、特に定義はされていません。

評価法

　以下のセクションでは、臨床推論の標準化された評価と臨床現場に基づいた評価のさまざまなツールについて簡単に述べます。徹底的とまではいかずとも、各ツールへの主な賛否について焦点を当てていきます（表6-2）。

　臨床推論は背景特異性であるため、評価のツールはそれに応じて選ぶ必要があります。標準化された試験（筆記試験またはOSCE）では、あらかじめ決められた一連の問題についてすべての学習者を評価し、制限時間のなかで幅広い内容領域のサンプルを集めることが可能です。しかし標準化された評価では、学習者は人工的背景（コンピュータ試験センターなど）のなかにいるため、臨床推論のすべての局面について評価されることはありません。臨床現場に基づいた評価は、医師や未来の医師が実際に働いているより現実的な背景で行われます。しかし、これらの臨床推論は、通常の場合よりも特殊な症例群について行われています。各症例の内容や複雑性は、同じグループの異なる学習者によっても違うでしょう。評価の質が同等である限り、臨床現場に基づいた評価がすべて同じ内容で行わなければならないということはありません[45]。評価プログラムの一環として、標準化された評価と臨床現場に基づいた評価のバランスが重要です。

　評価のツールは刺激と反応で成り立っています。臨床推論の評価では刺激とは通常、紙面上またはコンピュータベースの患者の症例、役者またはシミュレーターが演じている患者、または実際に主訴を抱えている本物の患者です。そして反応とは、学習者の能力を確認する手順です。標準化された試験において、この手順はあらかじめ決められた選択肢（「選択された反応」）か、フリーテキスト（「構築された反応」）を伴った問題文によって構成されていることが多いです。標準化された患者または実際の患者を用いて学習者を評価するに当たり、反応は学習者による臨床現場の評価の直接的観察であるか、口頭プレゼンテーションや筆記である場合もあります。

標準化された試験
多肢選択式問題

　標準化された試験として、多肢選択式問題はおそらく最も広く知られている形式で、米国では、重要性の高い試験のほか、重要性の低い試験や施設内で作成された試験で頻繁に使用されています。臨床推論を評価する際に、刺激は通常症例形式で、その後に問題と通常3〜5個から成る短い解答の選択肢が続きます。反応は、最も好ましい単一の答えです。

（本文は128ページに続く）

表 6-2　医学研修者の臨床スキルの標準的評価法

評価法	刺激形式	反応形式	信頼度*	リソース強度[†] (展開/管理)	利点	欠点	実例	推奨される評価法の使用[‡]
標準的評価法								
多肢選択式問題	症例報告	短い選択肢リストからのシングルベストアンサー選択	高	高/低	学習者に馴染み深い。今後の多肢選択式試験のパフォーマンスを予測できる	手がかり効果の混同。臨床パフォーマンス予測能力の限界	USMLE	知識および臨床推論。よくみられる問題と稀な問題
キーフィーチャー（重要な特徴)についての試験(KFE)	症例報告	短い・長いリストからの複数の選択、フリーテキスト、部分点、「毒」となる反応	中～高	高/低	臨床実習でのパフォーマンスを予測できる	試験を作成するのに膨大な研修が必要	カナダの医療協議会の資格試験(Medical Council of Canada Qualifying Exam)、オーストラリアの一般医(GP)フェローシップ試験、医学生の進級試験	共通の臨床問題を解決する重要な決定を行うための知識の適用
拡大したマッチン グアイテム	症例報告	共通のトピックに関する複数の症例報告に共通の長い選択肢からの最も適切な解答	高	高/低	パターン認識の試験		USMLE	診断推論
スクリプト一致度テスト	症例報告	5段階のリッカート(Likert)尺度に基づく仮説の可能性に対する新データの影響の重みづけ	高	高/低	エキスパートの意見が合理的に一致していない部分の選択肢についてスパートの審査員が必要	エキスパートの回答の鍵（アンサー・キー)を確立するためにエキスパートの審査員が必要。最適な採点法が不明	臨床前および臨床学年の医学生、研修医、フェロー、ファカルティ	不確実な状況で新しい情報を解釈する能力。疾患スクリプト

表6-2 医学研修者の臨床スキルの標準的評価法（続き）

評価法	刺激形式	反応形式	信頼度*	リソース強度†（展開/管理）	利点	欠点	実例	推奨される評価法の使用‡
ショート・アンサー	症例報告または診断的または治療的アプローチの比較・対照に関する質問	フリーテキスト	低～中	中/高	手がかりを回避、原因となる推論について学習者に説明させることができる	試験可能な内容の幅が制限されている、エッセイを採点するファカルティの時間	大学の医学部のコース	形成的フィードバック、進級試験
臨床推論問題	症例報告	仮説のフリーテキストの作成、リッカート尺度に基づく各仮説に対する重要所見の影響度の重みづけ	不明	高/低～中	疾患スクリプトの精度を特定する、鑑別診断の手がかり	診断推論に限られる、管理では手がかりの重要所見のない、疾患所見の手がかり	医学生	診断的知識・疾患スクリプト
概念マップ	幅広い臨床トピック	トピックの特徴間の関係を表した図	不明	中/高	疾患スクリプトの精度を評価する、学習者の研修が必要、手がかりを回避	試験可能な内容の幅が制限されている	大学の医学部のコース	1つのトピックに関する知識の構造および深さ
口頭試験	症例報告、標準化された患者、構造的・非構造的の診察、実際の患者の診察	言葉による質問と回答、構造的インタビューと研修は	構造的低～中	中/高	手がかりを回避、試験官が学習者の判断の理由となる推論や、自分で考える能力を探ることができる	試験官のバイアス（受験者の身なりや自信が現れる、など）	認定専門医資格	複雑なデータを統合し思考プロセスを明瞭にする能力、形成的フィードバック

（次ページへ続く）

表 6-2　医学研修者の臨床スキルの標準的評価法（続き）

評価法	刺激形式	反応形式*	信頼度*	リソース強度†（展開/管理）	利点	欠点	実例	推奨される評価法の使用‡
OSCE	標準スクリプトを用いて患者を演じる訓練を受けている役者	病歴や診察、コミュニケーションスキルを評価する観察者または標準化された患者(SP)によるチェックリスト、診療後フォーム	低〜中	高/高	標準化された臨床的シナリオや推論の応用についての評価	標準化された臨床の研修者が必要、採点ツールによりより徹底性が過剰評価される場合がある	USMLE ステップ2 臨床スキル	病歴をとり身体診察をする間に集めるべき適切なデータを選ぶ能力、共同意思決定に患者が関与する
	再現性の高いシミュレーションタスクトレーナー、共謀者の援助を伴う（技術的援助を伴う・伴わない）	マネキンまたは病歴、診察または手技を行う研修者の観察、リアルタイムでの疾患管理、チェックリストまたは包括的評価フォーム	低〜中	高/高	希少だが重要なシナリオにおける臨床的意思決定の評価	器具の操作に訓練を受けたスタッフと共謀者として演じるスタッフが必要	心肺停止のシミュレーション	特に重要な状況においてリアルタイムで決断する能力、多分野にまたがるチームとの意思決定におけるコミュニケーション
臨床現場ベースの評価法								
カルテを利用した思い出し法/レビュー	実際の患者の診察記録	言葉による質問および回答、非構造的	不明	低/中	試験官が学習者の判断の理由となる推論を探ることができる	医学的意思決定が他の医師の決断を反映している可能性がある	研修医の画期的（マイルストーン）評価	高度に独立している学習者への形成的フィードバック

表 6-2 医学研修者の臨床スキルの標準的評価法（続き）

評価法	刺激形式	反応形式	信頼度*	リソース強度†（展開／管理）	利点	欠点	実例	推奨される評価法の使用‡
口頭症例プレゼンテーション	実際の診察についての口頭プレゼンテーション	非構造的または構造的（1分間指導法モデルまたはSNAPPSの枠組み）	不明	低／中	すぐに使用できる、患者ケアや指導に組み込める	患者数によってトピックの幅が制限される、他の提供者の患者評価の影響	入院患者の回診、診察セッション、モーニングレポート検討会	形式的フィードバック
臨床または手技スキルの直接的観察	実際の患者を伴う現実的なタスク（データ収集、カウンセリングなど）	リッカート尺度と言葉によるフィードバックを伴う採点フォーム（Mini-CEXなど）	低〜中	低／高	すぐに使用できる、患者ケアや指導に組み込める	学習者、患者、観察者が参加できる診療のコーディネート、研修により観察者の観察スキルの向上する	内科研修医のマイルストーン	病歴をとり身体診察をする間に集めるべき適切なデータを選ぶ能力、共同意思決定に患者が関与する、形成的フィードバック
包括的評価	臨床ローテーションの過程を通した相互的かかわり合い	採点フォーム、通常はリッカート尺度と対話式のコメントを伴う	低〜中	低／中	すぐに使用できる、患者ケアや指導に組み込める	信頼度が低く、学習者に無関係の要素の影響を受ける	医学生、研修医、フェロー、ファカルティのローテーション終了時の評価	臨床ローテーションの総括的評価

Mini-CEX＝短縮版臨床評価試験、OSCE＝客観的臨床能力試験、USMLE＝米国医師国家試験

*通常、信頼性は項目数が増えるほど、評価時間が長くなるほど向上する。したがって、一般的な評価時間内に挙げられた報告に従って信頼性を推定した。本表では、一般的な評価法については、信頼性を向上させるため、臨床現場での十分な数の評価を集めてもよい。
†リソース強度。この他の目的のため特定のツールが有用である場合がある。
‡一般的推奨

> **Box 6-3** ● **医学研修者の臨床スキルを評価する標準化された方法についてのリソースの強度**＊
>
> **開発**
> ▶低：刺激・反応の選択肢を作成するために事前の準備は不要（すでに作成されている）
> ▶中：刺激・反応の選択肢を作成するためにいくらかの準備が必要
> ▶高：刺激・反応の選択肢を作成するために大がかりな準備が必要
>
> **管理**
> ▶低
> ● 反応を管理・スコア評価するのに全くまたはほとんど時間を要さない（自動採点など）
> ● 試験官が必要かもしれないが，それがファカルティである必要はない
>
> ▶中
> ● 評価ツールの管理・反応のスコア評価にいくらかファカルティが時間を割く必要があるか，または
> ● 評価ツールの管理・反応のスコア評価を要する患者ケア時に，日常的に利用可能ではないリソースもいくらかある
>
> ▶高
> ● 評価ツールの管理・反応のスコア評価にファカルティが大きく時間を割く必要があるか，または
> ● 評価ツールの管理・反応のスコア評価を要する患者ケア時に，日常的に利用可能ではないリソースが大量にある
>
> ＊表6-2参照。

短時間で複数の内容領域をテストできることから，多肢選択式試験はきわめて信頼性が高いといえます。研修における多肢選択式試験でのパフォーマンスは将来的な多肢選択式試験のパフォーマンスの予測にもなり[46,47]，限定的なデータが実践的パフォーマンスとの正の相関を示しています[48]。フリーテキスト形式の質問と比べて，多肢選択式問題は学習者にヒント（手がかり）を与えることができます[49]。しかし，ヒントによる影響というのは質問の難易度次第です。難しい問題では，学習者はヒントによって正しい解答に導かれる傾向がありますが，簡単な問題では間違った解答に導かれやすくなります[49]。最も適切なものを問う解答形式では書ける質問のタイプが制限されますし，施設内で作成した試験の多くにも質問項目を書く際に不足があったり，妥当なデータがほとんどなかったりする場合もあります[50,51]。しかし，質の高い多肢選択式問題を書くためにきわめて有用なリソースを国立医療試験審議会（National Board of Medical Examiners：NBME）から入手することが可能です[52]。もう1つのリソースは，試験問題用の教材を作成する過程のガイダンスを提供しています[53]。

キーフィーチャー（重要な特徴）についての試験

キーフィーチャー（重要な特徴）からのアプローチは本来，現在は標準化試験としては廃れてきたPMPとして知られる長いケースに代わるようデザインされたも

のです[16]。キーフィーチャーは，臨床問題を特定または解決する重要なステップと定義されています[54]。臨床的意思決定の際に長いケースから重要な鍵となる分岐点が抽出されます。そこで，きわめて重要な情報を特定して正しい診断に至ったり，マネジメントにおける重要なステップを特定して患者の転帰が決定されたりします[16]。導入は症例形式で，学習者は症例について1つかもしくは複数の質問（通常は2～3個）を問われます[55]。反応はフリーテキストの場合もあれば，あらかじめ決められていた選択肢から選択する場合もあります。

キーフィーチャーについての試験のスコア評価は，多肢選択式試験のそれとは異なります。現実に即したシナリオで複数の選択肢を選ぶことが予想される場合は得点になるのはキーフィーチャーのみですが，正しい解答を複数選ぶことも可能です。それぞれのキーフィーチャーに対して部分点が与えられますが，試験内で扱われる各症例の総得点は同一になります。患者にとって有害となるような決断（「毒となる反応」）では，キーフィーチャーのすべてのポイントを失いますが，症例全体のポイントを失うわけではありません[56]。解答を提出した後に変えることのできないコンピュータ式では，新たな情報を用いて症例を展開させます。あらかじめ決められた選択肢を用いたコンピュータベースでの試験は自動的に採点することが可能ですが[57,58]，フリーテキストの反応は手動で採点しなければなりません。

キーフィーチャーについての試験は，カナダにおいて医学部終了時に行われる重要性の高い資格試験[16]をはじめとして，他でも重要性が高い[59]か，もしくは中等度[58,60,61]の試験で用いられていますが，米国ではほとんど使用されていません[62]。キーフィーチャーの症例に対するパフォーマンスは，患者が医師に対して不満を抱く可能性，降圧薬のアドヒアランス不良の可能性を含め，臨床実習におけるパフォーマンスと顕著に関連しています[1,63]。

キーフィーチャーについての試験の欠点は，症例を開発するために幅広い研修が必要になることと，採点システムが複雑であることです。一方，キーフィーチャーの症例をデザインし作成するための優良なガイドラインもいくつか存在します[56,59,64]。

拡大したマッチングアイテム（EMI）

EMIは，各質問に対して最も適切な解答が存在するという点で多肢選択式の問題と似ています[65]。そして，2つ以上の一連の症例のセットを導入として使用します。類似した対象領域（肺炎など）の内容を評価するため，グループ内のすべての症例をセットで出題します。グループ内のすべての症例に共通の，長めの選択肢のセットを1つ用意します。限られた時間のなかでも8つの選択肢があれば，学習者を最適に評価することができます[66]。

EMI形式の利点は，短時間でさまざまな臨床症状について診断推論をテストすることができ，その信頼性も高いことです[67]。さらに，解答の選択肢のリストは，リストから正答を絞り込む手がかり効果（キューイング効果）を生じさせません[67]。国立医療試験審議会の委員は，質の高いEMIを作成する優良なリソースを提供しています[52]。

スクリプト一致度テスト

スクリプト一致度テストでは，作成されたシナリオにおいて新しいデータを解釈する能力を評価します[68]。このテストは，疾患スクリプトの理論から進化しました[69]。疾患スクリプトとは，臨床的特徴や疫学，管理，原因となっている病態生理学などの疾患に関する情報を整理する方法です[70]。経験を重ねるにつれ疾患スクリプトは豊富になり，スクリプト一致度テストのパフォーマンスは経験とともに改善される傾向にあります[71]。しかし疾患スクリプトは特異的なもので，あるエキスパートが解答を軌道修正する方法が別のエキスパートのそれと異なっている場合もあります。そのため，テストは複数の熟練の審査メンバーの解答に基づいてスコア評価されます[72]。

導入は短い症例で，その後に仮説(可能性のある診断やマネジメントプランなど)が続きます[73]。その後受験者は追加データ(身体所見または検査結果など)を与えられ，仮説の可能性がどの方向(正または負)にどの程度影響するかについて聞かれます[73]。解答はリッカート(Likert)尺度の形式で，通常は5ポイントとなっており，ニュートラルな解答(-2〜$+2$)も含まれます[73]。各症例報告の後に多肢選択式問題が続く場合もあります。スクリプト一致度テストに関しては複数のガイドラインが利用可能となっています[74,75]。

スクリプト一致度テストのスコア評価には多様なアプローチがあります。最も一般的なものは，10〜15人の審査員に試験を与え解答したものを各解答を比較検討する際に使用する方法です[72]。たとえばエキスパートの60%が1つの答えを選び40%が別の答えを選んだ場合，最初の答えを選んだ受験者はその質問について満点をもらい，後者を選んだ受験者は部分点をもらうというのがその例です。

スクリプト一致度テストの利点は，正しい答えについてエキスパートの意見が合理的に割れているようなシナリオでも臨床推論の評価を可能にすることです。短時間で複数の内容領域を試験できるので，試験の信頼度も上がります[68]。しかし，いくつかの議論が分かれる部分もあります。審査メンバー内やメンバー間のエラー，試験-再試験測定エラーを含む多くのエラーの原因が信頼度推定値に反映されていないかもしれないということです[76]。それにより受験者は，単にリッカート尺度の両端を回避するだけでスコアを上げることができるかもしれません[76]。参照する審査員が実際の知識を欠いており質問に対して異なる解答をするなどして[76]，審査メンバーの構成(直属の監督者 vs. コミュニティー内のその他の監督者)がスコアに影響を与える場合もあります[77]。スクリプト一致度テストでは臨床推論のみが評価されその他の局面は評価されないという想定のように[80]，スコア評価の最適なアプローチについて議論が交わされます[78,79]。

ショート・アンサー・エッセイ

ショート・アンサー・エッセイには症例や個人の症例経験に関する問題，または臨床的問題に対する異なる対処法について学習者に比較するよう求める質問など，多様な刺激が含まれていると考えられます[81]。反応はフリーテキストです。

ショート・アンサー・エッセイの利点は，学習者が自らの思考プロセスを明瞭にすることができ，あらかじめ決められた解答の選択肢を用いる形式的なものよりも複雑な説明が可能になることです。明確な正しい答えをもたない複雑な臨床的シナリオについての推論を評価するうえで，これは特に重要です[82]。エッセ

イ式質問に答える際に学習者は，仮説演繹的推論とは反対のスキーマ帰納的推論を用いる傾向があります[83]。欠点は各エッセイの採点を手動で行わなければならないことです。採点の規定または内容や形式，明瞭性についてのガイドラインについては通常，指針が作成されていますが[81]，視点の一貫性については数十年間にもわたり疑問が投げられてきました[82,84]。各エッセイを完成させるために必要な時間の関係で，与えられた時間で試験できる内容領域の幅は限られてしまいます。概して，エッセイ式質問は，推論の幅というよりも，むしろ深さを評価するのに最もふさわしい手段であるといえます。

臨床推論の問題

臨床推論の問題では，短い臨床症例が導入として与えられ，学習者は主な鑑別診断の提出を求められます[85]。学習者に重要な所見をリストアップさせる形式もあれば，それが与えられている形式もあります。受験者は，それぞれの重要所見がどの方向性でどの程度，各診断の可能性に影響するかを，−2〜+2までの5段階のリッカート尺度を用いて推定するよう求められます。試験の採点はスクリプト一致度テストの場合と同様です。

臨床推論の問題の利点は，受験者に鑑別診断を展開するように求めることで，手がかりを与えるのを回避することです。これらは，受験者の疾患スクリプトを理解するうえで有用となるでしょう。診断をどのように描写するかというバリエーションに対応するため，採点の規定を作成する必要があります（"CHF" vs.「急性収縮期心不全」など）。採点は手動または高精度のコンピュータプログラミングを用いて行う必要があります。臨床推論の問題に関する研究では医学部の学年が上がるにつれパフォーマンスの向上が示されていますが，医学部教育以外では妥当性のあるデータが存在しません[85,86]。

概念マップ

概念マップは，臨床的トピックについての知識構造やその深さを評価するようデザインされています[87]。導入は単純で，学習者は命題を伴う節点（node）や矢印を用いて，異なる概念がどのように相互関連しているかを説明しながら，トピックに関する知識をマッピングすることを求められます。これらは階層構造や相互の関連性，実例を示す場合もあります。たとえば，深部静脈血栓について聞かれた場合，学習者は原因をマッピングし，誘発因子の重要性のランクづけを行い，血液凝固カスケードや診断ツール，治療レジメンを示すかもしれません。採点は異なった方法で行われますが[87-90]，プランの数とその質や重要性を組み合わせることによって信頼度は最も高まります[89]。概念マップは，医学生の評価[90]のほか，問題ベースの学習においてクリティカルシンキング（批判的思考）を促すために用いられており[91]，初期研修医に対しても同様です[87,89]。

概念マップの利点は，学習者が質問に対して正解しているかどうかを単に評価するのではなく，むしろより一般的なトピックについての知識を正しく豊富にもち，整理しているかを評価することです。一方欠点は，各質問に対して答えるのに時間がかかり，評価できる内容の量が制限されてしまうことです。十分な信頼性を得るにおよそ4〜5回のセッションが必要でした[89]。学習者はマッピング法の訓練を受けなければなりません[88,89]。そして，ファカルティは採点法の訓

練を受ける必要がありますが，ファカルティにとって結果を採点するのは時間がかかる作業です。ある研究では評価者のバリエーションが少なく[89]，別の研究では，マップの質が向上するにつれ評価者間信頼性も改善されました[87]。

口頭試験

口頭試験では，試験官が呈する一連の質問に対し受験者は口頭で答えなければなりません。刺激は，臨床的シナリオに関してあらかじめ決められた一連の質問の場合もあれば，診察のシミュレーションや，学習者の患者ケア記録のレビューである場合もあります[92,93]。

口頭試験の利点は，短いエッセイのように学習者が自らの解答に潜む思考プロセスを明瞭にすることができることです。また口頭試験により，学習者のコミュニケーション能力や「自分で考える」能力を評価することも可能になります。一方欠点は，臨床推論能力とは無関係の独特のバイアスを生じさせることです。学習者の装い[94]や自信の表れ[94,95]が，試験官によるパフォーマンス解釈に影響してしまう可能性もあります。また，口頭試験の実施はリソースを酷使するものでもあります。試験官は訓練を受けていなければならず，それぞれの試験に膨大な時間がかかります[96]。与えられた時間で試験できる内容の幅も限られています。これらの制限にもかかわらず，口頭試験はいまだに重要性の高い試験に用いられています[92,93,97]。

客観的臨床能力試験（OSCE）

OSCEは，再現性の高い他のシミュレーションといくらか重複しています。OSCEでは，さまざまな臨床スキルを評価するようデザインされた一連のステーションを学習者が回ります。導入の刺激となるのは通常，標準化された患者（SP）として訓練された役者です。SPはスクリプトをもっており，身体所見の異常を模倣する場合もあります。シナリオによって学習者は問診や診察を行いSPにカウンセリングをすることもあります。学習者を評価するのは通常SPで，彼らは病歴についてどのような質問をされたかや，どのような診察法が行われたかを記録し，学習者のコミュニケーションスキルを評価することもできます。ファカルティの試験官が，診察について，同期的（ファカルティが試験部屋に同席しながら）または非同期的に（ファカルティがSPの診察記録を確認しながら）採点することもあります。スコア評価ツールには，チェックリストや包括的評価尺度が多く用いられます。ほかにも，学習者の臨床推論を評価するものとして，診察後フォーム[29,98]やノート〔SOAP（subjective, objective, assessment, and plan：主観的情報，客観的情報，評価，計画）のメモなど〕，口頭試験などがあります。学習者は通常これらによって症例を総合し，重要所見を特定し，優先順位をつけた鑑別診断を展開し，プランを提示することを求められます[29]。

OSCEは米国医師国家試験（United States Medical Licensing Examination：USMLE）のステップ2 臨床スキル〔Step 2 CS（Clinical Skills）〕の試験や，カナダの医学部終了時の資格試験（卒業試験）で使用されています[99,100]。そして，多くの医学部が学内試験にOSCEを取り入れてきました[101]。複数の研究では，OSCEのパフォーマンスと多肢選択式試験のパフォーマンスの相関性は弱いことが示されていて，OSCEによって評価されるのは異なる構想概念であることが示唆され

ています[102-104]。

　OSCEの利点は，筆記試験よりも現実に即した状況に学習者をおき，患者から情報を集めるためどのように臨床推論を用いるかを説明してもらうことです。その一方で，それを展開し，行っていくうえでリソースの消耗が著しいという欠点もあります[105,106]。SPは訓練を受けなければならず，その時間に対して通常は費用が支払われます。診察を採点するためのチェックリストや診察後フォームも作成しなければなりません。ステーションを観察するのであれば，試験官はSPの診察の観察のほか，ノートや診察後フォーム，SP診察後の口頭試験の評価に時間を割く必要があります。また，評価者は，前の受験者のパフォーマンスが次の受験者への評価に影響するという対比効果バイアスの対象となります[107]。データ収集や筆記によるコミュニケーションスキルは，女性のほうがよりパフォーマンスに優れている傾向があります[108]。また，いくつかのエビデンスでは，実際のパフォーマンスが試験日の経過によって変わるというシークエンス効果も示唆されています[109]。信頼度はさまざまですが，ステーションの数を増やし[110,111]，ステーションあたりの試験官を増員して[110]，徹底性を重視するのではなく，診断を確立するのに最も重要な診療に重点をおくように採点チェックリストを狭める[112]ほど信頼度は向上します。一方各チェックリスト項目についてスコアに多様な重みづけをしても，信頼度は向上しません[113]。

再現性の高いシミュレーション〔標準化された患者(SP)以外〕

　再現性の高いシミュレーションには，さまざまな形のものが存在します。SPを用いたOSCEは再現性の高いシミュレーションですが，マネキン人形や，マネキンの一部，またはその他の道具を用いて，診察やその手順をシミュレーションすることも可能です。臨床推論の評価については，導入が，切迫しているか緊急の臨床シナリオである場合が多くみられます[114,115]。通常は，患者の想定にマネキン人形が使われて，他の役者〔"confederates(共謀者)"とも呼ばれる〕は患者の家族や，医療ケアチームの他のメンバーを演じます。技術的に高性能のマネキン人形を用いて，心血管系や呼吸器系が不安定な状態をシミュレーションするようプログラミングすることも可能でしょう。シミュレーションの後にはデブリーフィング(報告)が続きますが，そこでは，訓練を受けたファシリテーター(進行役)が，シナリオに対応している最中に決断されたことの理由となった推論について探ります[116]。2012年に米国とカナダの医学大学90校を対象に行われた調査では，72校(80％)で臨床的思考や意思決定の評価にシミュレーションが採用されていました[117]。

　再現性の高いシミュレーションの利点としては，学習者の「自分で考える」能力を評価できることが挙げられます。現実では緊急の場合は少ないため，シミュレーションはめったには遭遇しないながらも重要なシナリオで，学習者がパフォーマンスを行う機会となっています[118]。シミュレーションには複数の学習者や共謀者が含まれることがあるため，チーム内で臨床的意思決定を評価する機会を設けています。最も大きな欠点は，シミュレーションの展開や施行，採点にリソースが必要となることです[117]。高精度のマネキンは高額です。また評価を行うには症例を演出するチームメンバーとして，マネキンを操作する訓練を受けたプログラマーや役者，実際の医療従事者(薬剤師や看護師など)が必要となるほ

か，ファカルティはシミュレーションを観察し，その後，受験者の報告を聞くために時間を割かなくてはなりません。費用がさほどかからず，再現性の低いシミュレーションと比較した場合の再現性の高いシミュレーションの利点については，白熱した議論が続いています[119,120]。しかし再現性の高いシミュレーションについて評価目的での研究はほとんど行われておらず，臨床推論の評価目的でシミュレーションを行った研究はさらに稀少です。ある研究では，シミュレーション中に技術的なスキルを自己評価する場合とは異なり，非技術的なスキル（認知スキルやコミュニケーションスキルなど）の自己評価は，エキスパートの評価と相関性が低いことが明らかになりました[121]。また別の研究では，非技術的なスキルの評価では，評価者間信頼性が低いことが示されています[122]。重みづけした道具を用いて，初級学習者と熟練の学習者を区別した研究もありました[123]。また，SP症例の場合と同様に，包括的評価尺度はチェックリストよりも信頼性が高いことを示すエビデンスも存在しています[124]。

臨床現場に基づいた評価
カルテを利用した思い出し法

カルテを利用した思い出し法の導入は，入院ノートなどの学習者自身の患者ケア記録です。口頭試験と同様に，患者記録に記されている判断の理由となった学習者の推論を試験官が探ります[125]。レビューを導くのにワークシートを使用する場合もあります[125,126]。

カルテを利用した思い出し法の利点は，準備がほとんど不要で，内容も学習者が責任を担っていた実際の臨床症例に基づいていることです。またこの方法により学習者は，カルテには十分に書かれていないかもしれない，判断の理由となった思考プロセスを明瞭にすることができます[125]。欠点は，この方法を実施するのに，試験官と学習者のスケジュールを一致させなければならないことです。

口頭でのケースプレゼンテーション

指導目的でのプレゼンテーションは，モーニングレポートの検討会で実際の患者症例の提示が口頭で行われます。患者ケア目的では，回診や臨床セッション中にそのようなプレゼンテーションが行われます。評価ツールとしての口頭プレゼンテーションについて妥当なエビデンスはほとんど存在しませんが，学習者の臨床推論を引き出すような形で症例をプレゼンテーションする2つの枠組みに関しては研究が行われてきました。1分間指導法（One-Minute Preceptor：OMP）モデル（5段階のマイクロスキルモデルともいう）はどちらかといえば指導者主導ですが，前述のSNAPPS（5章）モデルは学習者主導です。OMPモデルでは，学習者が症例をプレゼンテーションする際に，以下の枠組みが指導者によって使用されています[127]。

- 専心させる（鑑別診断など）
- 裏づけとなるエビデンスを探る（たとえば，症例の重要所見がどのようにして各診断を支持または論破するか）
- 一般的ルールを指導する
- 正しく行われたものについて強調する

- 誤りを正す

SNAPPSのフレームワークでは，学習者は6つの部分から成る記憶術を使用して，症例を提示する方向に導かれる必要があります[128]。

- **S**ummarize briefly the history and findings（病歴と所見を短く要約する）
- **N**arrow the differential diagnosis to 2 or 3 possibilities（鑑別診断を2〜3つの可能性に絞る）
- **A**nalyze the differential diagnosis by comparing/contrasting the possibilities（可能性を比較対照して鑑別診断を分析する）
- **P**robe the preceptor by asking questions（質問し，指導者の考えを探る）
- **P**lan management for the patient's medical issues（患者の医学的問題について治療法を計画する）
- **S**elect a case-related issue for self-directed learning（自己主導学習のために症例に関連する問題を選択する）

いずれのフレームワークにも，学習者の臨床推論を評価する特定の採点ツールはありませんが，OMPやSNAPPSにより，医学生は鑑別診断やその理由である臨床推論をより明確に表現できるようになり，ファカルティも医学生の評価ができることに自信が深まります[128,129]。

OMPやSNAPPSの枠組みの有無にかかわらず，口頭でのケースプレゼンテーションを使用する利点は，症例をすぐに使用することができて，効率には大きな影響を与えずに，評価を実際の患者ケアの背景に織り込めることです[129]。そして，その欠点は，患者はすでに他の医師から評価された後で学習者に「引き継がれた」可能性があり[130]，口頭プレゼンテーションは学習者自らの臨床推論ではなく，他の医師から得た情報を反映しているだけかもしれないという点です[37]。

臨床スキルの直接的観察と手技スキルの直接的観察

臨床スキルの直接的観察や手技スキルの直接的観察への刺激は，実際の患者を診察したり，その患者に対して手技を行ったりすることです。試験官は，学習者が臨床現場において問診や診察，カウンセリング，手技などの臨床スキルの実際を観察します。採点は通常，リッカート尺度や行動アンカーまたはチェックリストを伴うツールを用いて行われます。多くのツールのなかでも，Mini-CEXのツールでは臨床スキルの直接的観察に使用するうえで最も妥当なエビデンスが得られています。2009年のシステマティック・レビューでは，55種類の異なるツールに関する記述がみつかりました[40]。診察の後は，観察者と受験者によるフィードバックセッションがもたれます。直接的観察は，学習者が診断仮説によって導かれながら問診や身体診察を行う間に，どのデータを選んで集めるかということや，手技を行っている間にどのような決断をするかということを見極めるために行われます。フィードバックセッションは学習者の判断の理由となる推論を探るために用いられます。

直接的観察の利点は，臨床現場で日和見的に行うことができることと，学習者と評価者がともに責任を担う患者のケアに織り込むことができるかもしれないことです。しかし，この方法では，観察者が，学習者や患者と都合を合わせなけれ

ばなりません。直接的観察を用いて学習者のパフォーマンスの局面を正しく確認する能力は，訓練によって向上させることができます[131]。

包括的評価

ローテーションの後で，後期研修医や初期研修医，医学生は通常，それぞれを受け持つファカルティや研修医，同僚から評価を受けます。評価フォームにはしばしば，リッカート尺度や行動チェックリスト，そして，対話式のコメントを書き込めるスペースが含まれています。

包括的評価の利点は，これらが臨床現場での実際の日々のパフォーマンスに基づいていることです。包括的評価の精度の多くは，学習者の好感度や評価者との性別差，評価者の寛大さや厳密さ，そして，評価からフォーム記入までの時間の遅延などの多くの要因によって影響を受ける可能性があります[37]。しかし，包括的評価の信頼度は，**表6-2**にまとめたガイドラインを用いて向上させることができます。

評価の今後の方向性

臨床推論の評価において今後考えられる方向性のいくつかについて触れておくことは重要です。その一部は他の章で述べているため，ここでは短く扱います。本章の前半で考察したように，臨床推論の評価は容易なものではありません。その理由は，評価が各評価者の考えに基づくという現時点での私たちのアプローチの性質に根差しているからです。この点に留意して，今後は理論によってさらに裏づけを行い，中間のステップを組み入れて，より臨床現場に根差し，生物学とより連携を深めながら努力していくことの必要性を強調したいと思います。基礎研究に先立ち広く行われた患者管理の問題のフォーマットを扱った経験から，評価ツールの理論的基礎を開発することで経済面や時間，リソースの無駄を減らせることが明らかになっています。

試験可能な予測を伴う評価のアプローチに対して，臨床推論の理論は「視点」や展望となりえます。このことからその理論を深めていくと，評価の機会が得られます。**3章**で触れた理論的概念のように，臨床推論の理論はその由来も展開も幅広いものです。しかし，臨床推論の指導のための研究はまだたくさんあります。たとえば学習者がどのように臨床推論を展開するか，また医師が年をとると臨床推論能力はどうなるかという評価に役立つ理論がさらに必要となっています。また私たちの理論は，システムや文化，チームではなく，それぞれの意思決定者に焦点を当てることで制限されています（**3章**参照）。理論を用いることで臨床推論を評価するためのツールを開発し，評価できるほか，それらを推進することにもなります。臨床推論の評価に今後期待されているいくつかの理論に自己調整学習や状況性，認知負荷，二重プロセスが含まれます（**3章**に詳細）。

もう1つの将来的な方向性は，プロセスに中間ステップを組み込むことです。私たちは，臨床推論は単一のプロセスではなく（複数の過程や戦略を用いて「答え」にたどり着くもので），だからこそ中間ステップ（最適かつ理論的に導かれるもの）を評価することで，臨床推論の評価に重要な進歩をもたらすことができるということを学んでいます。そしてこれは，診断推論（さまざまな経過を経てた

どり着いたかもしれない患者の状態について答えの数が限られていたり，1つしか考えられない場合)から，やはり患者を取り巻く状況や好みを考慮しなければならない治療推論へと移動する際に，さらに重要であると私たちは確信しています。治療推論はその性質から診断ラベルにたどり着くというよりも，「価値主導」もしくは「倫理主導」であるといえ，許容できる診療行為の要素もさらに多様となっています。中間ステップのこの領域の働きには，マイルストーンと信頼のおける専門的活動が含まれます。これらのアプローチは臨床推論(において熟練度を向上させるための「道標」や中間ステップマイルストーン)であり，それらの中間ステップに適合するために必要なパフォーマンス領域(信頼のおける専門的活動)であることから，有用であると思われます。同じ理由で，概念マップやスクリプト一致度テスト，そして(やはり重要な役割をもつ多肢選択式問題と比較して)自由解答式の質問も役に立ちます。さらに，「進化する」症例や，学習者へのフィードバックを組み込んだ症例も，そのような意味で期待されます。分析論を学ぶトピックや MedU や i-Human といった仮想患者が進化していて，それにより，臨床推論パフォーマンスの中間ステップや軌道について理解(および評価)が深まっています。

また私たちは，生体外の(「*in vitro* の」研究における)臨床推論と生体内の(「*in vivo* の」研修現場における)臨床推論は異なっている可能性があることについても学んでいます。今日の標準理論的アプローチよりも包括的である状況性のような理論は，臨床現場で何が起こっているかをより深く理解するのに有用な手段です。さらに臨床現場で臨床推論について学ぶことで，背景特異性のような悩ましい現象を解決することができます。

生物学との連携も，推論の評価を進歩させる重要な手段です。結局のところ，生物学は私たちのアキレス腱(弱点)なのです。私たちは，学習者の推論を直接「観察」するのではなく，行動から憶測しています。そのような意味で調べる手段としては，より直接的に医師の思考プロセスを推し測るもの，つまり，機能的核磁気共鳴断層画像法(functional magnetic resonance imaging：fMRI)やポジトロン断層撮影法(positron emission tomography：PET)，また，瞳孔径や心拍変動，ガルバニック皮膚反応などの認知活動の生理学的測定が挙げられます。これらの生理学的尺度を(ひょっとすると，携帯技術によってより便利に行えるようになった心拍変動モニターは例外かもしれませんが)，普段の実践に組み入れることは容易ではないかもしれませんが，それらの測定値によって，必要とされていた評価の信頼性および妥当性データを得ることができます。これらの結果は，私たちの通常の評価作業により簡単に組み込むことができるかもしれません。

文献

1. **Tamblyn R, Abrahamowicz M, Dauphinee D, et al.** Physician scores on a national clinical skills examination as predictors of complaints to medical regulatory authorities. JAMA. 2007;298:993-1001.
2. **Wenghofer E, Klass D, Abrahamowicz M, et al.** Doctor scores on national qualifying examinations predict quality of care in future practice. Med Educ. 2009;43:1166-73.
3. **Ramsey PG, Carline JD, Inui TS, Larson EB, LoGerfo JP, Wenrich MD.** Predictive validity of certification by the American Board of Internal Medicine. Ann Intern Med. 1989;110:719-26.

4. **Schuwirth LW, Van der Vleuten CP.** Programmatic assessment: from assessment of learning to assessment for learning. Med Teacher. 2011;33:478-85.
5. **Larsen DP, Butler AC, Roediger HL 3rd.** Test-enhanced learning in medical education. Med Educ. 2008;42:959-66.
6. **Harlen W, James M.** Assessment and learning: differences and relationships between formative and summative assessment. Assess Educ 1997;4:365-79.
7. **Schuwirth L.** Is assessment of clinical reasoning still the Holy Grail? Med Educ. 2009;43:298-300.
8. **Harden RM, Gleeson FA.** Assessment of clinical competence using an objective structured clinical examination (OSCE). Med Educ. 1979;13:41-54.
9. **Berner ES, Hamilton LA Jr, Best WR.** A new approach to evaluating-problem-solving in medical students. J Med Educ. 1974;49:666-72.
10. **Swanson DB, Norcini JJ, Grosso LJ.** Assessment of clinical competence: written and computer-based simulations. Assess Eval Higher Educ. 1987;12:220-46.
11. **Norman GR, Smith EK, Powles AC, Rooney PJ, Henry NL, Dodd PE.** Factors underlying performance on written tests of knowledge. Med Educ. 1987;21:297-304.
12. **Eva KW, Neville AJ, Norman GR.** Exploring the etiology of content specificity: Factors influenceing analogic transfer and problem solving. Acad Med. 1998;73:s1-5.
13. **Schmidt HG, Boshuizen HP.** On the origin of intermediate effects in clinical case recall. Memory Cogn. 1993;21:338-51.
14. **Schmidt HG, Boshuizen HP, Hobus PP.** Transitory stages in the development of medical expertise: the "intermediate effect" in clinical case representation studies. Proceedings of the 10th Annual Conference of the Cognitive Science Society. Montreal, Canada: Lawrence Erlbaum Associates; 1988:139-45.
15. **Bordage G.** An alternative approach to PMP's: the "key-features" concept. In: Hart IR, Harden R, eds. Further Developments in Assessing Clinical Competence, Proceedings of the Second Ottawa Conference. Montreal: Can-Heal Publications Inc; 1987:59-75.
16. **Page G, Bordage G.** The Medical Council of Canada's key features project: a more valid written examination of clinical decision-making skills. Acad Med. 1995;70:104-10.
17. **Case SM, Swanson DB.** Extended-matching items: a practical alternative to free response questions. Teach Learn Med. 1993;5:107-15.
18. **Charlin B, Brailovsky C, Leduc C, Blouin D.** The Diagnostic Script Questionnaire: a new tool to assess a specific dimension of clinical competence. Advanc Health Sci Educ. 1998;3:51-8.
19. **Miller GE.** The assessment of clinical skills/competence/performance. Acad Med. 1990;65:S63-7.
20. **Van der Vleuten CP, Norman GR, De Graaf E.** Pitfalls in the pursuit of objectivity: issues of reliability. Med Educ. 1991;25:110-8.
21. **Kane M.** Validation. In: Brennan RL, ed. Educational Measurement. Westport: ACE/Praeger; 2006:17-64.
22. **Elstein AS, Shulmann LS, Sprafka SA.** Medical Problem-Solving: An Analysis of Clinical Reasoning. Cambridge, MA: Harvard Univ Pr; 1978.
23. **Chi MTH, Glaser R, Rees E.** Expertise in problem solving. In: Sternberg RJ, ed. Advances in the Psychology of Human Intelligence. Hillsdale, NJ: Lawrence Erlbaum Associates; 1982:7-76.
24. **Chase W, Simon H.** Perception in chess. Cogn Psychol 1973;4:55-81.
25. **Schmidt HG, Boshuizen HP.** On acquiring expertise in medicine. Special Issue: European educational psychology. Educa Psychol Rev. 1993;5:205-21.
26. **Kahneman D.** Thinking, Fast and Slow. New York: Farrar, Strauss, and Giroux; 2011.

27. **Cronbach L, Meehl P.** Construct validity in psychological tests. Psychol Bull. 1955;52:281-302.
28. **Downing SM.** Validity: on meaningful interpretation of assessment data. Med Educ. 2003;37:830-7.
29. **Durning SJ, Artino A, Boulet J, et al.** The feasibility, reliability, and validity of a post-encounter form for evaluating clinical reasoning. Med Teach. 2012;34:30-7.
30. **Donato AA.** Direct observation of residents: a model for an assessment system. Am J Med. 2014;127:455-60.
31. **Verhulst SJ, Colliver JA, Paiva RE, Williams RG.** A factor analysis study of performance of first-year residents. J Med Educ. 1986;61:132-4.
32. **Ramsey PG, Wenrich MD, Carline JD, Inui TS, Larson EB, LoGerfo JP.** Use of peer ratings to evaluate physician performance. JAMA. 1993;269:1655-60.
33. **Landy FJ, Farr JL.** Performance rating. Psychol Bull. 1980;87:72-107.
34. **Williams RG, Klamen DA, McGaghie WC.** Cognitive, social and environmental sources of bias in clinical performance ratings. Teach Learn Med. 2003;15:270-92.
35. **Kopelow ML, Schnabl GK, Hassard TH, et al.** Assessing practicing physicians in two settings using standardized patients. Acad Med. 1992;67:S19-21.
36. **Ramsey PG, Carline JD, Blank LL, Wenrich MD.** Feasibility of hospital-based use of peer ratings to evaluate the performances of practicing physicians. Acad Med. 1996;71:364-70.
37. **Holmboe ES, Hawkins RE, Huot SJ.** Effects of training in direct observation of medical residents' clinical competence: a randomized trial. Ann Intern Med. 2004;140:874-81.
38. **Govaerts MJ, Schuwirth LW, Van der Vleuten CP, Muijtjens AM.** Workplace-based assessment: effects of rater expertise. Adv Health Sci Educ. 2011;16:151-65.
39. **Noel GL, Herbers JE Jr, Caplow MP, Cooper GS, Pangaro LN, Harvey J.** How well do internal medicine faculty members evaluate the clinical skills of residents? Ann Intern Med. 1992;117:757-65.
40. **Kogan JR, Holmboe ES, Hauer KE.** Tools for direct observation and assessment of clinical skills of medical trainees: a systematic review. JAMA. 2009;302:1316-26.
41. **Dhaliwal G.** Developing teachers of clinical reasoning. Clin Teach. 2013;10:313-7.
42. **Steinert Y, Mann K, Centeno A, et al.** A systematic review of faculty development initiatives designed to improve teaching effectiveness in medical education: BEME Guide No. 8. Med Teach. 2006;28:497-526.
43. **ten Cate O.** Nuts and bolts of entrustable professional activities. J Grad Med Educ. 2013;5:157-8.
44. **Iobst W, Aagaard E, Bazari H, et al.** Internal medicine milestones. J Grad Med Educ. 2013;5:14-23.
45. **Schuwirth L, Swanson D.** Standardised versus individualised assessment: related problems divided by a common language. Med Educ. 2013;47:627-31.
46. **Zahn CM, Saguil A, Artino AR Jr, et al.** Correlation of National Board of Medical Examiners scores with United States Medical Licensing Examination Step 1 and Step 2 scores. Acad Med. 2012;87:1348-54.
47. **Dong T, Swygert KA, Durning SJ, et al.** Is poor performance on NBME clinical subject examinations associated with a failing score on the USMLE step 3 examination? Acad Med. 2014;89:762-6.
48. **Norcini JJ, Boulet JR, Opalek A, Dauphinee WD.** The relationship between licensing examination performance and the outcomes of care by international medical school graduates. Acad Med. 2014;89:1157-62.
49. **Schuwirth LW, van der Vleuten CP, Donkers HH.** A closer look at cueing effects in

multiple-choice questions. Med Educ. 1996;30:44-9.
50. **Jozefowicz RF, Koeppen BM, Case S, Galbraith R, Swanson D, Glew RH.** The quality of in-house medical school examinations. Acad Med. 2002;77:156-61.
51. **Kelly WF, Papp KK, Torre D, Hemmer PA.** How and why internal medicine clerkship directors use locally developed, faculty-written examinations: results of a national survey. Acad Med. 2012;87:924-30.
52. **National Board of Medical Examiners.** Item Writing Manual. Available at www.nbme.org/publications/item-writing-manual-download.html. Accessed March 16, 2014.
53. **Draaijer S, Hartog R, Hofstee J.** Guidelines for the design of digital closed questions for assessment and learning in higher education. e-JIST. 2007;10:1-29.
54. **Bordage G, Brailovsky C, Carretier H, Page G.** Content validation of key features on a national examination of clinical decision-making skills. Acad Med. 1995;70:276.
55. **Norman G, Bordage G, Page G, Keane D.** How specific is case specificity? Med Educ. 2006;40:618-23.
56. **Medical Council of Canada.** Guidelines for the development of key feature problems and test cases, version 3. Ottawa, Ontario: Medical Council of Canada; August 2012.
57. **Schuwirth LW, van der Vleuten CP, Stoffers HE, Peperkamp AG.** Computerized long-menu questions as an alternative to open-ended questions in computerized assessment. Med Educ. 1996;30:50-5.
58. **Fischer MR, Kopp V, Holzer M, Ruderich F, Jünger J.** A modified electronic key feature examination for undergraduate medical students: validation threats and opportunities. Med Teach. 2005;27:450-5.
59. **Farmer EA, Hinchy J.** Assessing general practice clinical decision making skills: the key features approach. Austral Fam Phys. 2005;34:1059-61.
60. **Rademakers J, Ten Cate TJ, Bar PR.** Progress testing with short answer questions. Med Teach. 2005;27:578-82.
61. **Hatala R, Norman GR.** Adapting the key features examination for a clinical clerkship. Med Educ. 2002;36:160-5.
62. **Trudel JL, Bordage G, Downing SM.** Reliability and validity of key feature cases for the self-assessment of colon and rectal surgeons. Ann Surg. 2008;248:252-8.
63. **Tamblyn R, Abrahamowicz M, Dauphinee D, et al.** Influence of physicians' management and communication ability on patients' persistence with antihypertensive medication. Arch Intern Med. 2010;170:1064-72.
64. **Page G, Bordage G, Allen T.** Developing key-feature problems and examinations to assess clinical decision-making skills. Acad Med. 1995;70:194-201.
65. **Case SM, Swanson DB.** Extended-matching items: a practical alternative to free-response questions. Teach Learn Med. 1993;5:107-15.
66. **Swanson DB, Holtzman KZ, Allbee K.** Measurement characteristics of content-parallel single-best-answer and extended-matching questions in relation to number and source of options. Acad Med. 2008;83:S21-4.
67. **Fenderson BA, Damjanov I, Robeson MR, Veloski JJ, Rubin E.** The virtues of extended matching and uncued tests as alternatives to multiple choice questions. Human Pathol. 1997;28:526-32.
68. **Lubarsky S, Charlin B, Cook DA, Chalk C, van der Vleuten CP.** Script concordance testing: a review of published validity evidence. Med Educ. 2011;45:329-38.
69. **Brailovsky C, Charlin B, Beausoleil S, Cote S, Van der Vleuten C.** Measurement of clinical reflective capacity early in training as a predictor of clinical reasoning

performance at the end of residency: an experimental study on the script concordance test. Med Educ. 2001;35:430-6.
70. **Charlin B, Boshuizen HP, Custers EJ, Feltovich PJ.** Scripts and clinical reasoning. Med Educ. 2007;41:1178-84.
71. **Humbert AJ, Miech EJ.** Measuring gains in the clinical reasoning of medical students: longitudinal results from a school-wide script concordance test. Acad Med. 2014;89:1046-50.
72. **Gagnon R, Charlin B, Coletti M, Sauve E, van der Vleuten C.** Assessment in the context of uncertainty: how many members are needed on the panel of reference of a script concordance test? Med Educ. 2005;39:284-91.
73. **Lubarsky S, Dory V, Duggan P, Gagnon R, Charlin B.** Script concordance testing: from theory to practice: AMEE Guide No. 75. Med Teach. 2013;35:184-93.
74. **Fournier JP, Demeester A, Charlin B.** Script concordance tests: guidelines for construction. BMC Med Inform Decis Mak 2008;8:18.
75. **Dory V, Gagnon R, Vanpee D, Charlin B.** How to construct and implement script concordance tests: insights from a systematic review. Med Educ. 2012;46:552-63.
76. **Lineberry M, Kreiter CD, Bordage G.** Threats to validity in the use and interpretation of script concordance test scores. Med Educ. 2013;47:1175-83.
77. **Charlin B, Gagnon R, Sauve E, Coletti M.** Composition of the panel of reference for concordance tests: do teaching functions have an impact on examinees' ranks and absolute scores? Med Teach. 2007;29:49-53.
78. **Wilson AB, Pike GR, Humbert AJ.** Analyzing script concordance test scoring methods and items by difficulty and type. Teach Learn Med. 2014;26:135-45.
79. **Lubarsky S, Gagnon R, Charlin B.** Scoring the script concordance test: not a black and white issue. Med Educ. 2013;47:1159-61.
80. **Wilson A, Pike G, Humbert A.** Preliminary factor analyses raise concerns about script concordance test utility. Med Sci Educ. 2014;24:51-8.
81. **Oermann M.** Developing and scoring essay tests. Nurse Educator. 1999;24:29-32.
82. **Elstein AS.** Beyond multiple-choice questions and essays: the need for a new way to assess clinical competence. Acad Med. 1993;68:244-9.
83. **Heemskerk L, Norman G, Chou S, Mintz M, Mandin H, McLaughlin K.** The effect of question format and task difficulty on reasoning strategies and diagnostic performance in internal medicine residents. Advanc Health Sci Educ. 2008;13: 453-62.
84. **Abrahamson S.** A Study of the objectivity of the essay examination. Acad Med. 1964;39:65-8.
85. **Groves M, Scott I, Alexander H.** Assessing clinical reasoning: a method to monitor its development in a PBL curriculum. Med Teach. 2002;24:507-15.
86. **Lee A, Joynt GM, Lee AK, et al.** Using illness scripts to teach clinical reasoning skills to medical students. Fam Med. 2010;42:255-61.
87. **West DC, Pomeroy JR, Park JK, Gerstenberger EA, Sandoval J.** Critical thinking in graduate medical education: a role for concept mapping assessment? JAMA. 2000;284:1105-10.
88. **West DC, Park JK, Pomeroy JR, Sandoval J.** Concept mapping assessment in medical education: a comparison of two scoring systems. Med Educ. 2002;36:820-6.
89. **Srinivasan M, McElvany M, Shay JM, Shavelson RJ, West DC.** Measuring knowledge structure: reliability of concept mapping assessment in medical education. Acad Med. 2008;83:1196-203.
90. **Azarpira N, Amini M, Kojuri J, et al.** Assessment of scientific thinking in basic science in the Iranian second national Olympiad. BMC Res Notes. 2012;5:61.

91. **Veronese C, Richards JB, Pernar L, Sullivan AM, Schwartzstein RM.** A randomized pilot study of the use of concept maps to enhance problem-based learning among first-year medical students. Med Teach. 2013;35:e1478-84.
92. **American Board of Obstetrics and Gynecology.** 2014 Bulletin for the Oral Examination for Basic Certification in Obstetrics and Gynecology. Available at www.abog.org/bulletins/current/basic.oral.bulletin.pdf. Accessed March 16, 2014.
93. **American Board of Emergency Medicine.** Oral examination description and content specifications. Available at https://www.abem.org/public/emergency-medicine-(em)-initial-certification/oral-examination/oral-examination-description-and-content-specifications. Accessed March 16, 2014.
94. **Burchard KW, Rowland-Morin PA, Coe NP, Garb JL.** A surgery oral examination: interrater agreement and the influence of rater characteristics. Acad Med. 1995;70:1044-6.
95. **Rowland-Morin PA, Burchard KW, Garb JL, Coe NP.** Influence of effective communication by surgery students on their oral examination scores. Acad Med. 1991;66:169-71.
96. **Mount CA, Short PA, Mount GR, Schofield CM.** An end-of-year oral examination for internal medicine residents: an assessment tool for the clinical competency committee. J Grad Med Educ. 2014;6:551-4.
97. **de Virgilio C, Yaghoubian A, Kaji A, et al.** Predicting performance on the American Board of Surgery qualifying and certifying examinations: a multi-institutional study. Arch Surg. 2010;145:852-6.
98. **Williams RG, Klamen DL, Markwell SJ, Cianciolo AT, Colliver JA, Verhulst SJ.** Variations in senior medical student diagnostic justification ability. Acad Med. 2014;89:790-8.
99. **Brailovsky CA, Grand'Maison P.** Using evidence to improve evaluation: a comprehensive psychometric assessment of a SP-based OSCE licensing examination. Advance Health Sci Educ. 2000;5:207-19.
100. **Tamblyn R, Abrahamowicz M, Brailovsky C, et al.** Association between licensing examination scores and resource use and quality of care in primary care practice. JAMA. 1998;280:989-96.
101. **Simon SR, Volkan K, Hamann C, Duffey C, Fletcher SW.** The relationship between second-year medical students' OSCE scores and USMLE Step 1 scores. Med Teach. 2002;24:535-9.
102. **Rifkin WD, Rifkin A.** Correlation between housestaff performance on the United States Medical Licensing Examination and standardized patient encounters. Mt Sinai J Med. 2005;72:47-9.
103. **Harik P, Cuddy MM, O'Donovan S, Murray CT, Swanson DB, Clauser BE.** Assessing potentially dangerous medical actions with the computer-based case simulation portion of the USMLE step 3 examination. Acad Med. 2009;84:S79-82.
104. **Saber Tehrani AS, Lee H, Mathews SC, et al.** 25-year summary of US malpractice claims for diagnostic errors 1986–2010: an analysis from the National Practitioner Data Bank. BMJ Qual Saf. 2013;22:672-80.
105. **Petrusa ER, Blackwell TA, Rogers LP, Saydjari C, Parcel S, Guckian JC.** An objective measure of clinical performance. Am J Med. 1987;83:34-42.
106. **Grand'Maison P, Lescop J, Rainsberry P, Brailovsky CA.** Large-scale use of an objective, structured clinical examination for licensing family physicians. CMAJ. 1992;146:1735-40.
107. **Ramineni C, Clauser BE, Harik P, Swanson DB.** Contrast effects in the USMLE step 2 clinical skills examination. Acad Med. 2008;83:S45-8.
108. **Swygert KA, Cuddy MM, van Zanten M, Haist SA, Jobe AC.** Gender differences in

examinee performance on the step 2 clinical skills data gathering (DG) and patient note (PN) components. Advance Health Sci Educ. 2012;17:557-71.
109. **Ramineni C, Harik P, Margolis MJ, Clauser BE, Swanson DB, Dillon GF.** Sequence effects in the United States Medical Licensing Examination (USMLE) step 2 clinical skills (CS) examination. Acad Med. 2007;82:S101-4.
110. **Brannick MT, Erol-Korkmaz HT, Prewett M.** A systematic review of the reliability of objective structured clinical examination scores. Medical education 2011;45:1181-9.
111. **Carraccio C, Englander R.** The objective structured clinical examination: a step in the direction of competency-based evaluation. Arch Pediatr Adolesc Med. 2000;154:736-41.
112. **Yudkowsky R, Park YS, Riddle J, Palladino C, Bordage G.** Clinically discriminating checklists versus thoroughness checklists: improving the validity of performance test scores. Acad Med. 2014;89:1057-62.
113. **Sandilands DD, Gotzmann A, Roy M, Zumbo BD, De Champlain A.** Weighting checklist items and station components on a large-scale OSCE: is it worth the effort? Med Teach. 2014;36:585-90.
114. **Aylward M, Nixon J, Gladding S.** An entrustable professional activity (EPA) for hand-offs as a model for EPA assessment development. Acad Med. 2014;89:1335-40.
115. **Mudumbai SC, Gaba DM, Boulet JR, Howard SK, Davies MF.** External validation of simulation-based assessments with other performance measures of third-year anesthesiology residents. Sim Healthc. 2012;7:73-80.
116. **Arora S, Ahmed M, Paige J, et al.** Objective structured assessment of debriefing: bringing science to the art of debriefing in surgery. Ann Surg. 2012;256:982-8.
117. **Passiment M, Sacks H, Huang G.** Medical simulation in medical education: results of an AAMC survey. Washington, DC: Association of American Medical Colleges; 2012.
118. **Spillane L, Hayden E, Fernandez R, et al.** The assessment of individual cognitive expertise and clinical competency: a research agenda. Acad Emerg Med. 2008;15:1071-8.
119. **Norman G, Dore K, Grierson L.** The minimal relationship between simulation fidelity and transfer of learning. Med Educ. 2012;46:636-47.
120. **Issenberg SB, McGaghie WC, Petrusa ER, Lee Gordon D, Scalese RJ.** Features and uses of high-fidelity medical simulations that lead to effective learning: a BEME systematic review. Med Teach. 2005;27:10-28.
121. **Arora S, Miskovic D, Hull L, et al.** Self vs expert assessment of technical and non-technical skills in high fidelity simulation. Am J Surg. 2011;202:500-6.
122. **Morgan PJ, Kurrek MM, Bertram S, LeBlanc V, Przybyszewski T.** Nontechnical skills assessment after simulation-based continuing medical education. Sim Healthc. 2011;6:255-9.
123. **Lipner RS, Messenger JC, Kangilaski R, et al.** A technical and cognitive skills evaluation of performance in interventional cardiology procedures using medical simulation. Sim Healtc. 2010;5:65-74.
124. **Hall AK, Pickett W, Dagnone JD.** Development and evaluation of a simulation-based resuscitation scenario assessment tool for emergency medicine residents. CJEM. 2012;14:139-46.
125. **Goulet F, Jacques A, Gagnon R, Racette P, Sieber W.** Assessment of family physicians' performance using patient charts: interrater reliability and concordance with chart-stimulated recall interview. Eval Health Prof. 2007;30:376-92.
126. **Schipper S, Ross S.** Structured teaching and assessment: a new chart-stimulated recall worksheet for family medicine residents. Can Fam Phys. 2010;56:958-9, e352-4.

127. **Aagaard E, Teherani A, Irby DM.** Effectiveness of the one-minute preceptor model for diagnosing the patient and the learner: proof of concept. Acad Med. 2004;79:42-9.
128. **Wolpaw T, Papp KK, Bordage G.** Using SNAPPS to facilitate the expression of clinical reasoning and uncertainties: a randomized comparison group trial. Acad Med. 2009;84:517-24.
129. **Salerno SM, O'Malley PG, Pangaro LN, Wheeler GA, Moores LK, Jackson JL.** Faculty development seminars based on the one-minute preceptor improve feedback in the ambulatory setting. J Gen Intern Med. 2002;17:779-87.
130. **Lang VJ, Mooney CJ, O'Connor AB, Bordley DR, Lurie SJ.** Association between hand-off patients and subject exam performance in medicine clerkship students. J Gen Intern Med. 2009;24:1018-22.
131. **Holmboe ES.** Faculty and the observation of trainees' clinical skills: problems and opportunities. Acad Med. 2004;79:16-22.

訳者コメント

青木眞医師のカンファレンス展開にみる教育効果
「知識ベースのカンファレンスと思考ベースのカンファレンス」（5章の続き）

それでは，診断に当たってのカンファレンスはどのようなものがよいだろうか？仮に「診断の原則」というタイトルをつけるとすればおそらく，二重プロセス理論のシステム1（非分析的思考）とシステム2（分析的思考）の話や，前述のpivot and clusterなどの診断戦略（診断の型）など，診断の原則論の知識を共有するところまでは知識伝達型のカンファレンスでいけるだろう。その後の実践編ともいうべき現場での診断の思考を鍛えるために，実際はどのようにその型を使い応用していくかという訓練を行っていくのがよいだろう。その実践は，基本的には現場のリアルな患者ケアのなかで行われることが最も教育効果が高い。一方，臨床のさまざまな状況因子を排除した情報のなかでの思考の訓練にも意義がないわけではなく，この場合は思考共有型のオフ・ザ・ジョブのカンファレンスで，診断の思考・推論に主眼をおいたカンファレンスを行えばよい。このように，診断においても，知識共有型と思考共有型のカンファレンスを教育の段階や聴衆によって使い分けることがよいだろう。

Section 3
臨床推論を教えるうえで考慮すべきこと

7 ファカルティ・ディヴェロップメントと普及

Jennifer R. Kogan, MD・Eric S. Holmboe, MD, FACP

はじめに

　有効な指導を確実に行うためには，指導を行うファカルティを育成することが重要です。この育成は，変化に富む医学教育と医療サービスの背景に関係があります。これらの背景では，指導医たちは新しいコンピテンシーを身につけ，また自身の研修では明確には学ばなかったスキルをモデル化し教えることが求められます。こうした進化していくニーズを満たすために，ファカルティには新たな知識およびスキルの習得が不可欠です[1-3]。

　質の高い患者ケアの中心に効果的な臨床推論があること，そして診断エラーについて精通することが重要であることを考慮すると，研修プログラムは研修卒業生の臨床推論の能力を確かなものにするものでなければなりません（臨床推論と診断エラーの区別への考察については1章を参照）。したがって，教育者は効果的に臨床推論を指導し，学習者にフィードバックを与え，コンピテンシーの総括的アセスメントを実施し，必要に応じて学習者を軌道修正させていく必要があります。研修医の臨床推論の向上のために，教育上の新しい試みの実現を監督する立場の教育者たちは教育者として現場に立つ指導者の貢献度を最大化させなければなりません[4]。臨床推論に関する優れた要項を備えた革新的なシラバスがあったとしても指導者の指導および評価業務に関するファカルティが育成されていなければ，学習目的，既存の斬新な指導戦略，および十分に考察された評価ツール，そしてその取り組みが損なわれることになります[4]。

重要ポイント

- 臨床推論に特に焦点を当てたファカルティ・ディヴェロップメントの新しい試みに関する文献は希少なため，臨床推論に関するファカルティ・ディヴェロップメントプログラムを作成する場合は，より一般的なファカルティ・ディヴェロップメントの実践の結果を適用する。
- 臨床推論に関するファカルティ・ディヴェロップメントプログラムを作成する場合は，カリキュラム開発で推奨されている一般的な段階〔例：カーン（Kern）の6段階アプローチ〕を踏む。
- ファカルティ・ディヴェロップメントプログラムでは，体験的学習，実践およびフィードバックの機会，相互ロールモデル構築，および混合型指導法（講義形式と双方向形式）など，指導の有効性を改善することが示されている教育戦略を使用する。
- 長期的なファカルティ・ディヴェロップメントプログラムおよびソーシャルネットワークおよび実践のコミュニティーを開発および（または）強化するよう設計されたプログラムを検討する。

医学教育者の大半が自らの医学訓練で病歴，身体所見，および鑑別診断を臨床的問題解決の一部として学習する一方，臨床推論に関連する特別な技術を習得する者はほとんどいません[5]。現実的には臨床推論を指導し評価し，または診断に苦労する学習者を正しく導くことができるようにトレーニングを受けた人は実に少ないのです[5]。実際，学習者の臨床推論の問題への対処に関連するファカルティの知識やスキルのレベルは不均一です[5]。たとえばファカルティが研修者を評価するために用いる主要な手法は，臨床推論を調べるために質問をすることです。それらの質問は研修者の臨床推論の学習を補助するためにも不可欠です[6]。しかしファカルティでさえ，研修者が行う決断の背景にある論理や理論的根拠を検出できないことはよくあります[7]。臨床推論の指導がとりわけ難しいのは，教育者が医学生に自身の臨床推論を明確に述べるために自らの診断的思考を分解し，そのメタ認知的プロセス(自らの思考プロセスを認識し分析する)を説明できることが必要になることが多いからです[8]。ファカルティが臨床推論の理論において強力な基盤をもっていたとしても，これを実行するのはきわめて難しいでしょう。

したがって，臨床推論の有効な指導，アセスメント，および軌道修正を保証するためには，ファカルティの必須の知識およびスキルの習得を支援することが必要です。ファカルティは，臨床的に重要な特徴および所見などの臨床推論プロセスの構成要素に重点をおいた質問を行い，認知に関する研究から得た教訓を組み込むことができるような指導スキルを発展させる必要があります[6]。臨床推論の指導には，多種多様な教育環境(マンツーマン vs. グループ指導，講義 vs. 臨床訓練環境での指導など)でさまざまな学習者(医学生，初期研修医，後期研修医など)に適応できる幅広い戦略の適用が必要であるため，この目標を達成するためにはファカルティ・ディヴェロップメントが不可欠です[8]。

本章の目的は，ファカルティの臨床推論の指導，アセスメント，および指導の軌道修正の有効性を向上させるために，ファカルティ・ディヴェロップメントプログラムをどのように開発および実施するかを読者の皆さんに提案することです。臨床推論に焦点を当てたファカルティ・ディヴェロップメントの研究や解説は不足しています。実際私たちの知る限り，ファカルティ・ディヴェロップメントプログラムが臨床推論の教育者の理解を改善した，またはファカルティ・ディヴェロップメントプログラムが臨床推論の教育法を使う能力や意識を高めた，というようなファカルティ・ディヴェロップメントの新しい試みについて記述した報告はほとんどありません[9]。さらに，臨床推論をどのように指導するのが最良か，あるいはどのようにアセスメントを行うかについて明確なコンセンサスはありません[10]。こうした限界を考慮して，本章では，現在知られているファカルティ・ディヴェロップメントの最良の方法について一般論を記述し，それを臨床推論に反映させたものを提示していきます。おそらく，他のタイプのファカルティ・ディヴェロップメントに照らして作業をするうえでわかることが，臨床推論にとっても有用となりうると信じています。本章を通して私たちは「**ファカルティ**」という単語を使用しますが，これは基本的には，医学生，初期研修医，および後期研修医の教育を担当する医師を指します。ただし，「ファカルティ」・ディベロップメントプログラムは，研修プログラム，施設，および医師以外の医療従事者をも成長させます。

私たちはまず，臨床推論の指導，アセスメント，および改善を行うためにファカルティを育成するうえで，ファカルティ・ディヴェロップメントが重要となる理由についての概観および理論的根拠を示します。その後，臨床推論に関連するファカルティ・ディヴェロップメントプログラムの開発，実施，および評価のための枠組み，または段階（ステップ）について記述します。ファカルティ・ディヴェロップメントプログラムの作成に必要な段階の多くはカーンらによって提唱された6段階アプローチと類似しています[11,12]。指導戦略について記述する際，私たちは一般に指導の有効性を改善するとされているファカルティ・ディヴェロップメントのアプローチに重点をおきます（前述したとおり，臨床推論に特化したファカルティ・ディヴェロップメントについての情報がほとんどないため）。そうすることで，他の環境においても有効なファカルティ・ディヴェロップメントの実践を共有します。最後に，ファカルティ・ディヴェロップメントのベストプラクティス（最良の実践）を形成することができるよう，私たちは今後も研究を継続することの必要性に重点をおきます。

ファカルティ・ディヴェロップメントの理論的根拠

　ファカルティ・ディヴェロップメントは，教育者，研究者，および管理者としての既存の，あるいは進化していく役割においてファカルティを刷新し，支援し，または育成するために施設が用いる多数かつ広範な活動と定義されます[13,14]。ファカルティ・ディヴェロップメントにはよく，現行のトレーニングおよび医療を提供する環境におけるリソースと時間，高額な物資が必要となりますが，ファカルティ・ディヴェロップメントは多くの要因によって正当化されています。第1に，ファカルティ・ディヴェロップメントはファカルティメンバーの指導能力をより効率的かつ有効に強化する可能性があります。また，ファカルティ・ディヴェロップメントは，(1)施設の教育者の専門性を継続的に高め，(2)継続的なプログラムの品質改善の重要な要素であり，かつ(3)教育の学識を促進し，(4)認定機関〔つまり，卒後医学教育認定評議会（Liaison Committee on Medical Education and Accreditation Council for Graduate Medical Education）に関するリエゾン委員会〕によって必要とされていることからその存在は正当化されています[4]。

　臨床推論に特に焦点を当てているファカルティ・ディヴェロップメントによって，教育者自身の臨床推論が向上する可能性もあります。そうなると，教育スキルのみならずファカルティ自身の患者ケアも向上するため，ファカルティ・ディヴェロップメントはさらに正当化されることになるでしょう。私たちの事前調査では，ファカルティが研修者の臨床スキルのアセスメントのトレーニングを受ける場合（つまり，病歴，身体診察，および診察），そのトレーニングは単に教育者としてのスキルを向上させるだけでなく，患者にケアを提供するスキルをも向上させると考えられます[15]。臨床推論に関するファカルティ・ディヴェロップメントについても同様のことがいえます。臨床推論を教育するための学習が内在的能力を改善または強化し，それが患者のケアへと転換される可能性が高いのです。このことはファカルティ・ディヴェロップメントの「二重の利益」となる可能性を強調します。

ファカルティ・ディヴェロップメントの重要な目標は，ファカルティがファカルティ・ディヴェロップメントに刺激され，自らが指導を通して成し遂げたいこと，および自身とその学習者が達成しなければならない目標を十分に省察するようになることです。ファカルティ・ディヴェロップメントなしでは，ファカルティは教育やそれに関連する責任を，特別に与えられた責任ではなく他者から期待を受けているものとみなしてしまう可能性があります[4]。ファカルティ・ディヴェロップメントによって指導者の教育活動が専門化し，また，教育構造の基盤が強化され，さらに説明責任が増します[16,17]。また，ファカルティが指導の微妙な差異まで理解することで彼らの持続的な専門性の発展を改善するだけでなく，その微妙な差異を理解することにより，参加者が指導および学習が科学的根拠に基づいたものであることを発見する機会も得られます[18]。ファカルティ・ディヴェロップメントに個人が自発的かつ定期的に参加すると，その個人は，(1) それが個人および専門家としての成長を促すものであると認め，(2) 学習および自己改善を尊重し，(3) トピックが自身のニーズに関連していると考え，(4) 同僚とのネットワークを構築する機会の真価を認めることになります[19]。

理想的には，ファカルティ・ディヴェロップメントが成功し，斬新な指導スキルやアセスメント能力を習得するなどの指導パフォーマンスが向上し，カリキュラムの計画と実施の強化につながることが望ましいといえます[20]。また成功したファカルティ・ディヴェロップメントは理想的には，学習者の学習成果の向上につながるべきです[20]。指導の有効性を改善するように設計されている Best Evidence in Medical Education(BEME)のファカルティ・ディヴェロップメントに関するシステマティック・レビューでスタイナート(Steinert)らは，ファカルティ・ディヴェロップメントが，参加者の指導に対するモチベーションや情熱の向上と，指導能力(強みおよび限界の双方)に関する自己認識の改善に関連していることを示しています[20]。このような根拠を統合すると，ファカルティ・ディヴェロップメントと，医学生の参加を促す学習者重視の教育スキルへの教育者の深い理解や挑戦への強い意欲との関連性が明らかになります[20]。教育の有効性を改善するためにファカルティ・ディヴェロップメントに参加しているファカルティは，学習者のニーズを評価し，学習者の省察を促進し，フィードバックを与える能力が高まった，と報告しています[20]。

臨床推論に関するファカルティ・ディヴェロップメントプログラムの開発のステップ

このセクションでは，計画，実施，および評価など，臨床推論に関するファカルティ・ディヴェロップメントプログラムの開発のための重要なステップについて説明します。これらのステップはファカルティ・ディヴェロップメントプログラムが体系的に計画され実施されることの重要性に重点をおいています。カーンのカリキュラム開発の枠組みを用いて，また，マクリーン(McLean)らの記述に従って，ファカルティ・ディヴェロップメントの効果的な実践の主だったものの概要を表 7-1 に示しています[11]。臨床推論に特化したプログラム開発についての研究はないため，下記に概要を示したステップが，カリキュラム開発および全般的に教育の有効性を改善するためのファカルティ・ディヴェロップメントプロ

表7-1 臨床推論に関するファカルティ・ディヴェロップメントプログラムの開発に用いるステップの概要

ステップ1	問題の特定 ●臨床推論の指導，アセスメント，改善
ステップ2	ニーズアセスメントの実施 ●ファカルティ自身の臨床推論スキル ●ファカルティ自身の臨床推論指導，アセスメント，改善のスキル
ステップ3	目標および具体的で測定可能な成果を定める ●知識，理解，適用，分析，統合，評価
ステップ4	ファカルティ・ディヴェロップメントプログラムの内容と有効な教育戦略を選択する ●体験的学習を含める ●新たな知識/スキルを実際の状況に適用する際に提示する ●実践とフィードバックの機会を設ける ●非公式で，快適かつ柔軟な威圧的でない状況を整備する ●ロールモデルとして同僚を活用する ●多種多様な指導法を用いる（講義形式と双方向形式の両方） ●長期的なプログラムを検討する ●既存のリソースを最大限に活用する
ステップ5	プログラムの実施 ●リソースの検討 ●時期の特定 ●参加者の特定 ●仕事現場に基づいた学習および実践のコミュニティーの概念を組み込む
ステップ6	プログラムの有効性を評価する ●成果を評価する（反応，学習，行動の変化，組織的/文化的変化） ●参加者と主要な利害のある関係者とで気づいた点を分析し，共有する

グラムの作成，実施，および評価における効果的な実践となると想定されることに留意してください。

ステップ1：問題の特定

ファカルティ・ディヴェロップメントプログラムの計画における第1段階は，提案されているファカルティ・ディヴェロップメントの目的を定めることです。解決しようとしている問題は何か，大目的は何か，について考えます。概説すると，ファカルティ・ディヴェロップメントは臨床推論と関連する場合，3つの領域が挙げられます。それは，臨床推論の指導，臨床推論のアセスメント，そして臨床推論の改善です。このうちどれが自分のファカルティ・ディヴェロップメントプログラムを満たすために重要かは，想定される指導者の役割および責任によります。たとえば，臨床推論指導の上達に関心があるのか，あるいは，臨床推論に苦労する学習者を助けるファカルティの能力を向上させたいのか，あるいは，教室または臨床現場で臨床推論指導に集中することに関心があるか，などです。「評価が学習を推進する」という格言が示しているように，評価と学習には密接なつながりがあります。ファカルティ・ディヴェロップメントの焦点に関する問題について考えるとき，教育プログラムにおける鍵となる関連性および領域

を省察することが重要です。ファカルティ・ディヴェロップメントの目的の統一を確認するために有益な戦略は，（1）臨床推論の指導，アセスメント，または改善の現状はどうですか，（2）どのような状態を望んでいますか，という質問をすることです。ファカルティ・ディヴェロップメントの目的は，現状と望んでいる状態のギャップを埋めることです[11]。

ステップ2：ニーズアセスメント

早い段階でファカルティ・ディヴェロップメントプログラムが作成された場合，ファカルティ・ディヴェロップメントプログラムがファカルティと施設の目標にきちんと対応するよう，ファカルティである指導者と施設双方のニーズアセスメントを実施することが重要です。指導の有効性を改善するために設計された多くのファカルティ・ディヴェロップメントプログラムからは，たいていこの段階が抜け落ちています[20]。臨床の質改善と同様，ニーズアセスメントを行うことによって，ファカルティ・ディヴェロップメントプログラム実施前に参加者がパフォーマンスのギャップを特定できるようになります。それにより，ファカルティ・ディヴェロップメントの内容が確実にニーズと合致しやすくなります。ニーズアセスメントはファカルティが新しい試みに賛成し，開発の必要性を認識することを確実にするためにも重要です。必要性を認識していないのであれば，ファカルティ・ディヴェロップメントプログラムへ参加する可能性は低いでしょう。プログラムの参加者となりうる候補者を従事させることは，複数の困難な臨床，研究，および学術的要求により多忙なファカルティにとって特に有用です。最終的に，ファカルティはニーズアセスメントによって，これから何を行うか，および新たに習得した知識およびスキルの有効性をどう測定するかについての計画をファカルティ・ディヴェロップメントプログラムに託すことが可能となります[21]。ニーズアセスメントに関する情報源を表7-2に示します。

表7-2　ニーズアセスメントに関する情報源

ファカルティ自身の臨床推論能力
臨床上でよくみられる診断エラーについて記述している文献
施設の合併症・死亡症例（M&M）検討会
望ましくない成果に関するカルテレビュー（再入院，ER受診）
ファカルティの臨床推論の指導，アセスメント，および改善のスキル
ファカルティの自己アセスメント
教育に関するリーダー（中心となるファカルティ，プログラムの責任者，臨床実習責任者，教授，学長）
施設の品質および安全性担当者
学習者（主観的ニーズ，臨床推論アセスメントの客観的レビュー）
想定されるカリキュラム
臨床推論カリキュラムの潜在的な目的
カリキュラムの目的を満たす指導者の役割／責任

ファカルティ自身の臨床推論能力

　ファカルティが有効に学習者を指導，評価，および手助けするためには，ファカルティ自身に，最低限支障のない優良な臨床スキルが必要です[22-25]。つまり，指導者としてのファカルティの役割においてファカルティ自身の臨床スキルが重要なのです。したがって，最初のニーズアセスメントにはファカルティメンバーに自らの臨床推論へのアプローチ，そして自身がもつ強みや潜在的な弱みを認識してもらう部分が必要となります。自分がまだ習得していないこと〔ベイズ（Bayes）推論や診断エラーの分類法〕を指導しなければならない困った立場にあることに気づくファカルティもいる可能性もあり，これは重要なことです。

　ファカルティ自身の臨床推論能力のニーズアセスメントを実行する方法がいくつか存在します。単純に，ファカルティに対して臨床推論の概念に対する理解に関する簡単な調査または自己アセスメントを求めてもいいでしょう。あるいは，多数の文献をレビューし，臨床ケアの現場で起こる頻度の高い診断エラーを同定することもできるでしょう[26]。これらの項目は，ファカルティ・ディヴェロップメントの内容の焦点となりえます。そのほか，自分が所属する施設の過去の合併症・死亡症例（morbidity and mortality：M&M）検討会を振り返り，各状況においてどのような頻度で，また，どのような種類の診断エラーが起こっていたのかを確認するというアプローチもあります。そして，それらのアプローチがファカルティ・ディヴェロップメントの対象分野となりえます。シン（Singh）らの最近の報告で，現場環境における診断エラーの潜在的発生率を算定するための比較的シンプルな方法が提案されています[27]。診断エラーにおける既知因子の体系的項目を用いて，初診から14日以内に予期せずに再来院またはER搬送となった患者のカルテのレビューが行われました。この研究では，初診時の診断エラーが，医療ケアのための予期せぬ再来院の主要な原因であることが発見されました[27]。この技法は，質改善のための豊富なデータとなると同時に，ファカルティ・ディヴェロップメントの一部に適用されうる診断エラーのニーズアセスメントの情報源にもなります。しかし，このニーズアセスメントのアプローチ（診断の信頼性評価）は比較的新しく，現場で行うことは困難です。このアプローチによって価値のある情報が得られるかもしれませんが，施設の全面的な承認およびリソースを必要とする大規模な試みとなってしまう可能性があります。そのため，ニーズアセスメントの多くでこのアプローチは採用されないと思われますが，対象となる分野が十分に成熟すれば，その状況も変わってくる可能性はあります。

　これらの各アプローチにより，ファカルティ・ディヴェロップメントの内容が得られるだけでなく，自身の臨床推論に関するファカルティ・ディヴェロップメントの必要性に対してファカルティの積極性が促される可能性があります。これらの観察事項をファカルティと共有すれば問題の範囲が明確になり，診断エラーが単に研修者の問題ではないことが強調されることになる可能性があります。それによりファカルティは自身の学習ニーズを省察し，特定することに意欲的になるでしょう。

ファカルティの指導者としてのスキル

ニーズアセスメント実施におけるもう1つの重要な段階は，ファカルティの指導の役割に関する情報収集です。ファカルティ・ディヴェロップメントの課題は，(1) 臨床推論カリキュラムの学習目的のレビュー，(2) その学習目的を満たす指導者の役割および責任の特定，(3) 網羅すべき最も適切なトピック(つまり，臨床現場での指導，小人数グループによる学習の促進，大人数グループに対する講義，フィードバックの提供)を検討することによって共有することができます。ニーズアセスメントの実施のための別の戦略には，臨床推論指導に対する障害の特定があります。障害を特定しそれに明示的に対応するファカルティ・ディヴェロップメント戦略を選定することで，参加候補者の関心を高められるようになります[4]。

文書によるアンケート / 調査票，インタビュー，および(または)フォーカスグループを用いたニーズアセスメントに関する情報の収集も可能です。それには，少なくとも5つの情報源があります。まず，ファカルティ参加候補者に学習者の臨床推論の指導，アセスメント，改善に対する自信または能力の自己アセスメントを実施するよう求めることもできます。彼らに「うまくいっていることは何ですか？」，「うまくいっていないことは何ですか？」，「臨床推論の指導において改善できることは何ですか？」といった広範な質問をしてもよいでしょう。第2に，施設内のその他の教育リーダー(つまり，中心となるファカルティ，プログラム責任者，学科長，学部長 / 提携の学部長，カリキュラム委員会，医学教育のインタレストグループ)から情報が得られる可能性があります。

第3に，質の改善および安全性担当者との議論は，特に，各施設での研修者による診断エラーにパターンがみられるかどうかを知るのに役に立つことがあります。第4に，学習者(現在または以前の)は重要な情報提供者となる可能性があります。臨床推論のトレーニング / アセスメントにおいて彼らが強みまたは弱みであると認識していることを確認することは有益なことです。学習者に，自身の臨床推論で改善すべきことは何かについて質問してみるとよいでしょう。指導者が特定したファカルティ・ディヴェロップメントのニーズは，学習者のそれとは完全に合致しないため，学習者の見解を引き出すことが重要です。臨床推論に関する学習者のスキルの客観的な測定により，ファカルティ・ディヴェロップメントの内容が導き出される可能性があるため，これもまた，情報源として利用できます。標準化された試験，研修中の学習到達度試験，専門医試験，および標準化された患者を用いた試験に伴う患者カルテのパフォーマンスといった学習者の臨床推論に対する形成的または総括的なアセスメントを適用することにより，ファカルティ・ディヴェロップメントに何が必要かについての情報が得られます。第5に，ニーズアセスメントは臨床推論における国内リーダーの意見や報告が指針となる可能性があります。いずれにしてもニーズアセスメントを実施する場合は，より多くの情報を取得したほうが実際のニーズのより正確な実態を表現できると認識することが重要です。

ニーズアセスメントに必要な情報をすべて収集したら収集した情報を統合する必要があります。ファカルティ・ディヴェロップメントを計画している，またはファカルティ・ディヴェロップメントに参加している他のメンバーとニーズアセスメントの結果について議論することが有益となるでしょう。目標はニーズの主

な分野を特定することですが，ファカルティ・ディヴェロップメントプログラム
を通して達成しうる分野を選択することを忘れないようにしましょう。最後に，
最初に初期ニーズアセスメントを実施したうえでファカルティ・ディヴェロップ
メントのニーズアセスメントを繰り返し評価すると，新出のニーズに対応しやす
いということを忘れないことが重要です[28)]。

ステップ3：目標および具体的で測定可能な成果を定める

ニーズアセスメントを実施し結果を分析した後に，ファカルティ・ディヴェロッ
プメントを通してどのような知識，スキル，および態度を習得する必要があるの
かを特定することができます。目標は，カリキュラム全体の目的を伝える広範に
わたる教育的な方向性を得ることです（たとえば，臨床現場で臨床推論の指導を
向上させるなど）。目的はより具体的な教育方針です（たとえば，臨床推論の指導
法としてカルテを利用した思い出し法を使用するためにファカルティの能力を向
上させるなど）。

　ファカルティ・ディヴェロップメントプログラムに関する学習目的を文書化す
る際プログラムが成功裏に終了した後，学習者であるファカルティに，実際に示
すことができるようになってほしいことを正確に記載した目標をつくる必要があ
ります。たとえばその目的として，（1）**知識／記憶**（以前学習した情報を認識し／
思い出すことができる能力），（2）**理解／解釈**（意味を把握し，自分の言葉で情報
を再現または説明できる能力），（3）**適用**（新しい状況で情報を使用できる能力），
（4）**分析**（情報の批判的検討，資料を構成部分ごとに分類し構成部分間の関連性
を示す能力），（5）**統合**（個別の考え方をまとめて，新しいモデルを構築すること
ができる能力），または（6）**評価**（学習した情報の価値を査定または判断する能
力）などを記載することができます[29,30)]。目的を記載したら，それが"SMART"
〔**s**pecific（具体的），**m**easurable（測定可能），**a**ttainable（達成可能），**r**elevant（適
切），および**f**ramed（時間枠が設定されている）〕な目的であることを確実にする
よう努めなければなりません。目的は「**誰が**（パフォーマンス／行動），**何をど
の程度**（どれだけ十分に），**いつまでに，またどこでやるのか**」という問いに対応
している必要があります。たとえば，「臨床推論ファカルティ・ディヴェロップ
メント会議の終了時までに（**いつまでに，どこで**），各参加者が（**誰が**），早期閉鎖
を解説する1件の（**どの程度**）簡単な記述を作成する（**何をやるか**）」といった記
載が可能となります。目的を記載する際は目的達成機能動詞のリストの参照が役
に立つでしょう[29,30)]。目的の記載法に関する多数の指針がオンラインで閲覧可
能です[31)]。

ステップ4：カリキュラムの内容と教育戦略

ファカルティ・ディヴェロップメントプログラム作成の次の段階は，ファカル
ティ・ディヴェロップメントプログラムの内容とその内容を指導するために用い
る戦略を選ぶことです。この各サブ段階の説明は次のとおりです。

臨床推論に関するファカルティ・ディヴェロップメントプログラムの内容

ファカルティ・ディヴェロップメントプログラムの内容に関する決断は，実施さ
れたニーズアセスメントと，特定された目標および具体的かつ測定可能な成果に

関する情報に基づいています。前述のとおり，ファカルティ・ディヴェロップメントの一部はファカルティ自身の臨床推論スキル向上に役立つ指導的内容である可能性があります。

臨床推論の指導 臨床推論に関する原則についてのファカルティの知識にばらつきがあることを前提として考慮した場合，ファカルティが臨床推論プロセスの要素に精通していることを確実にすることが重要です。たとえばファカルティ・ディヴェロップメントには，仮説の作成やその改良，検査結果の解釈，ベイズ推論，確率推論，認知エラー，不確かな状況での治療，リスク・ベネフィット評価，治療閾値，臨床推論における分析的および非分析的プロセス，および二重プロセス理論などの臨床推論の語彙に関する指導が含まれることがあります[32,33]。臨床推論に関する内容には，指導用の症例をどのように選定するかなどの臨床推論を指導するためのアプローチを含めることができます[7]。臨床推論指導に関する内容に対するさらなる提案については**5 章**を参照してください。ファカルティ・ディヴェロップメントでは，教育を担当する臨床医の臨床推論指導能力強化のために戦略を見直すこともあります（**表 7-3**）[34]。

臨床推論のアセスメント ファカルティ・ディヴェロップメントは臨床推論のアセスメントに焦点を当てることがあります。アセスメントについてのファカルティ・ディヴェロップメントでは，最も重要な原則の 1 つに訓練担当の評価者がアセスメントのためのツールを使用することの重要性を認識することがあります。通常新しくアセスメントを行う場合，それを使うためにファカルティを訓練するよりもツールの開発に最も時間と労力を注ぐ傾向があります[35]。有効なアセスメントの鍵となるのはアセスメントにおけるファカルティ・ディヴェロップメントです[36]。しかし，何がファカルティの臨床推論アセスメントの改善のために有効なファカルティ・ディヴェロップメントを構成しているのかについての実証的研究はほとんどありません。そのためここでは，一般的にアセスメントを改善するために重要だと認識されている段階について説明します。

　アセスメントにおいて不可欠な段階は，評価される能力の直接観察を確実に実施することです。したがってファカルティが研修者の臨床推論を観察しなければならない機会を明確にすることが，ファカルティ・ディヴェロップメントに関する内容として重要になる可能性があります。これには，現行の教育および患者ケアのシステムにおける臨床推論の直接的観察に対する障害および制約についての議論も含まれなければなりません。さらに，そうした障害を克服する戦略についての議論が必要となることがあります。より端的にいえば，直接的な監督下，間接的な監督下（つまり，症例についての議論中），または医療記録（たとえば患者カルテ）のレビュー中のそれぞれにおいて，どのように臨床推論を観察するのかを特定することが有益となります。通常評価者は異なった視点をもっているため，研修者がどのように推論しているのかを判断するには十分なサンプル抽出および集団の意思決定が必要です。評価者が十分なサンプルを備えた課題抽出を行えば，アセスメント決定の信頼性，妥当性，質，および防御可能性が向上します。しかし，診断に到達するまでの「経路」（異なる質問，検査の順序，検査の選定）が多数あるにもかかわらず，質の高い医療には「限界」があります。研修

表 7-3　ファカルティ・ディヴェロップメントワークショップの焦点となる領域：12 の秘訣に基づく臨床推論指導

秘訣	ファカルティの指導に関連する内容
1. 患者とのやりとりから学んだことを最大化する	●診察のための学習者育成の方法 ●学習者にデータを評価，理解/省察する時間を提供する方法 ●学習者のレベルに合った患者をいかに選定するか
2. 積極的な情報探索を行い，見落としのエラーを最小限にする	●学習者が早期に仮説生成を行った後に確認と否定を行うよう，どのように促すか ●学習者が見落としを回避するためにいかに指導するか
3. 診断のために病理生理学的知識を活用する	●学習者が複雑または不慣れな臨床問題を精査する補助を行うため，有用な病理生理学的概念をどのように使用するか
4. 疫学を使用する	●適切な疫学および疾患罹患率をいかに重視するか
5. 診断上の可能性について明確な比較を行う	●学習者に最も可能性が高い診断を比較および対比させるよう指示することにより，いかに疾患スクリプト作成を支援するか ●SNAPPS の口頭発表モデルの指導[45]
6. 診断推論を行うときは柔軟性をもつ	●学習者がパターン認識によって特定した「クロスチェック」診断に対する分析的アプローチを使用できるよう，いかに指導するか
7. 学習者の深い関与を促す	●学習者が診断に深く関与し，段階的な質問により利益/損失を含む評価/治療計画を策定するようにいかなる質問をすべきか
8. 熟考して実践する	●学習者に対し，臨床推論に関する形成的なフィードバックをいかに提供するか ●研修者のスキルの発展に役立つ，さらなる学習機会をいかに特定するか
9. ベイズ推論を実際に使用する	●ファカルティが検査前確率を算出するために役立つリソースを特定する
10. 根拠に基づいた意思決定を重視する	●患者ケアの現場で質の高い根拠に基づいた文献検索を実施するなど，いかに根拠に基づく意思決定のロールモデルを提供するか
11. 患者だけでなく学習者も診断する	●臨床推論における問題の根源を特定するために，学習者についてどのように精査するか
12. コーチになる	●どのようにロールモデルを提供し，動機づけを行い，フィードバックを与えるか

文献 34 から転載。

　者が安定した臨床推論を行うための方法は無限ではありません。
　ファカルティ・ディヴェロップメントの重要な焦点は，臨床推論の指導者が有効な臨床推論とはどうあるものかについてのメンタルモデルの共有を確実に行うことです。一般的にこのメンタルモデルを開発するためには，評価すべき項目をメンタルモデルの細かな構成要素に分解するための話し合いが必要です。これま

で，有効な臨床推論の鍵となる多数の構成要素が記述されてきましたが，それらは共通のメンタルモデルの基盤として使用することができます（**6章参照**）[7,37]。ファカルティ・ディヴェロップメントに対するアプローチの1つとして，臨床推論に関するさまざまな構成要素を明らかにする既存の枠組みをファカルティへ提供する方法があります。そのほか，ファカルティがグループでの議論によって独自のアセスメントの枠組みを開発する可能性もあります。後者のアプローチには時間がかかりますが，結果的にしばしばアセスメントツールへの積極性を強化する結果を得ることになります。

アセスメントにおける第3の段階は，指導者の観察を統合し標準に照らして研修者の行動を判断することです。ファカルティ・ディヴェロップメントは「**満足**」を，できれば，通常のリッカート（Likert）型尺度[38]ではなく，より説明的な語句で定義するコンセンサスを確立することに焦点を当てています。そのためには，規範的なアセスメント（個人を他者と比較することで，どれほど優れているか判断する）vs. 目標基準に準拠した評価（個人を規定の標準と比較して，どれほど優れているか評価する）の比較などのトピックを取り上げる必要があります。能力に基づく医学教育の役割の拡大を考慮すると，アセスメントを委任の概念（つまり，研修者に監視なしでスキルの実施を委任できるか）に基づく目標基準に準拠した評価をする役割が増強されています[39-41]。こうした用語は多くのファカルティにとって新しくなじみがないものかもしれません。「**満足がいく**」や「**能力を満たす**」の定義に有用なことは，ファカルティ・ディヴェロップメントに準拠枠トレーニングを含めることです。この種のトレーニングでは，パフォーマンスの判断に用いる標準を定義し適用します。準拠枠トレーニングに組み込まれる段階には，（1）臨床推論の異なるパフォーマンスレベルの事例のレビュー，（2）それらの事例に対する行動に基づく枠組みによる判断，（3）評価者のアセスメントの正確性に関するフィードバックの提供，および（4）提示された事例および参加者のアセスメントとの矛盾（強み／エラー）についての議論などがあります[42]。ファカルティは共同評価者のものと比較した各種スコアに関するフィードバックを受ける必要があります。臨床推論のアセスメントを行うファカルティのトレーニングには，容易な症例，不確かな診断を含む複雑な症例および一連の合理的な診断上，管理上の戦略が含まれなくてはなりません。

臨床推論のアセスメントに関するファカルティ・ディヴェロップメントには，学習者の臨床推論のアセスメントのために使用される手段や方法が網羅されている必要があります。たとえば，学習者の臨床推論は，患者の診察または記載されたカルテを通して患者との臨床上のやりとりにより評価されるのか，評価者は短縮版臨床評価試験（Mini-Clinical Evaluation Exercise：Mini-CEX[35]）を記入またはカルテを利用した思い出し法を実施するのか[43,44]，あるいは評価者はSNAPPS（**6章参照**）を使用して医学生を評価するのか[45]，などです。これらは，研修プログラムにおいて臨床推論のアセスメントに使用される戦略が，ファカルティ・ディヴェロップメントプログラムの内容のもととなっていることを示したほんの数例です。臨床推論アセスメントのアプローチに関してさらに知りたい場合は，**6章**をご参照ください。ファカルティ・ディヴェロップメントの内容は，アセスメントの焦点がフィードバックにあるのか評価にあるのかによっても影響を受けます。フィードバックの最良の実践については推奨すべき事項があります[46]が，

私たちの知る限り，臨床推論に関するフィードバックの提供法について詳細に記述している研究はありません。自己調整学習では，質問を用いて臨床推論のプロセスを個別の段階へ分類することにより，フィードバックの可能性がある方法を紹介しています（10 章参照）。

臨床推論の改善　ファカルティ・ディヴェロップメントでは，臨床推論に関する問題を抱えている学習者を改善させるファカルティのスキルに焦点を当てることがあります。臨床推論および改善方法に関連する主な概念について精通しているファカルティもいるかもしれませんが，基盤となる原則を深く理解しているファカルティはほとんどいません[5]。臨床推論の改善において多くのファカルティが課題を抱えていることを考慮すると，ファカルティ・ディヴェロップメントの内容として重要な領域は，ファカルティが診断し，臨床推論の問題を補正するのに役立つ戦略を指導することかもしれません。ファカルティ・ディヴェロップメントプログラムの一部としてファカルティが指導を受ける可能性のある，学習者の改善のための実践については 9 章を参照してください。

教育的戦略　この項では，指導の有効性を改善する教育的戦略の概観を提供します。その後指導法を選び，すでに開発されているリソースを活用する方法を説明します。

有効な教育的戦略の概観　あるシステマティック・レビューでは，指導の有効性の改善に関連したファカルティ・ディヴェロップメントプログラムのキーフィーチャー（重要な特徴）が抽出されています[20]。その特徴については，**表 7-1** に概要を示しています。まず，ファカルティ・ディヴェロップメント実施中と実施後に学習したこと，実践スキル，およびスキルに対するフィードバックを適用すること，と定義される体験的学習が重要です。ファカルティには学習したことを実践する機会がなくてはなりません[20]。次に，参加者は系統的で建設的なフィードバックを受ける必要があります[20]。第 3 に，ロールモデルとして同僚を活用し，参加者が情報や意見を交換できるようにすることが重要です。このことでファカルティ・ディヴェロップメントに参加している同僚とともに，成長が促進されそれを維持できます[20]。第 4 に，小人数グループの議論，双方向形式の演習，およびロールプレイなど，学習目的に合致したさまざまな指導法を使用することが有益となります。医師の生涯教育においては，双方向性の部分および講義形式の部分のどちらも含む勉強会によって最良の成果を得ることができます。双方向形式の勉強会だけ，あるいは講義だけでは，十分な有効性が得られません[47,48]。第 5 に，時間とともに拡大し長期化するファカルティ・ディヴェロップメントでは，短期のワークショップのような一度だけの介入を行うよりも良好な成果が得られます[20]。このことは，集団内で時間をかけて交流を図ることで，メンバーが学習およびネットワークのコミュニティーを形成することができるという事実にも一部関連しています。

　これらの最良の実践を行うことに加え，有効なファカルティ・ディヴェロップメントプログラムは学習理論の原則に沿っている必要があります。ファカルティ参加者が学習目的について協議し，学習者重視を促進した教育的プロセスやテク

ニックを推進することは有益なことです[49,50]。ファカルティは新しい知識を実際の状況に適用できる状態にあるとき，最も有効に知識を得，スキルを学ぶことができます[51]。学習はそれを実践する環境から切り離すべきではありません[52]。実際，その題材がすぐに役に立つ状況が学習するのに最良のタイミングです。さらに，ファカルティは学習に対する意欲をもつ必要があります[53]。関連性があるという感覚(コミュニティーの一員であるという感覚)，自主性という感覚や達成感をもつことは，学習意欲を高めるのに役立ちます[53]。環境，状況，そして学習者が自己を認識する文化により学習は函養されまた相互に関連するため，学習環境が明示的および暗示的なカリキュラムに沿っていることを確実にすることが重要です[54]。また現場での実践経験も有益なものであり[55]，教育の中心は経験を分析することでなければなりません[51]。ファカルティは問題を解決する機会をもつべきで，その経験を他の状況で応用し，実践する必要があります[56]し，また教育現場は形式ばらない，心地よい，柔軟で，脅威のない環境である必要があります[51]。認知的負荷(物事を考えるために必要な精神力)は考慮されるべきであり，それによって学習者が発達上，適切な最適業務量を受け入れることができ，その業務量は学習者として意欲を掻き立てるものであるが受容限度は超えていない程度の量である必要があります[57]。

指導法の選定 ファカルティ・ディヴェロップメントプログラムに利用できる指導法が豊富であることを前提にすると(表7-4)，目標および目的に応じて，どの方法を選定し使用するかを慎重に検討することが重要です。指導法には，講義(対面またはオンライン)，小人数グループでの議論，双方向形式の演習，ロールプレイ，およびパフォーマンスのシミュレーションおよび映像によるレビューなどがあります。ファカルティはDVDを鑑賞する，またはオンラインの研修プログラムを受講することができます。ファカルティがさまざまな施設に分散して配置されている場合は，コンピュータを用いた学習機会が有用です。インターネットを用いたさまざまな学習プログラムを作成することで，ファカルティ・ディヴェロップメントを参加者の個別のニーズに応じてカスタマイズすることができます[58]。インターネットを用いたモジュールは独立した活動となり，その他の学習活動と組み合わせる，またはグループ議論の基盤とすることもできます[59]。大規模オンライン公開コース(massive online open courses：MOOC)は，ファカルティ・ディヴェロップメントのもう1つの手段となる可能性があります[60]。最近，コーセラ(Coursera)が臨床問題解決に関するMOOCを開始しましたが，これは指導に関する情報および指針を網羅しています[61]。MOOCの最終的な修了率は低い傾向がありますが，ルーシー(Lucey)は2014年のMedBiquitous年度総会で，臨床問題解決MOOCの早期成果を提示しました[62]。ルーシーは同MOOCを修了した受講者の満足度は高かった，と報告していますが，その結果に対するピアレビューおよび臨床推論と指導を改善する能力に対するアプローチの妥当性評価が必要です。

体験的学習を含む指導により，指針に基づいた実践およびフィードバックの機会が得られます(マイクロティーチング)。マイクロティーチングおよび実践機会を伴う特定のスキルに基づく業務は，特に評価の高い指導戦略です[58]。マイクロティーチングは臨床環境で発生する，あるいはロールプレイまたは客観的指導

表 7-4	ファカルティ・ディヴェロップメントに関する指導法

内部のファカルティ・ディヴェロップメントプログラム

ジャーナル記事やニュースレターの配布

グランドラウンド

セミナー（1時間～90分）

標準化された患者／標準化された医学生

ワークショップ（＞2時間）

外部のファカルティ・ディヴェロップメントプログラム

全国規模での教育トラック〔米国での例：米国内科学会（American College of Physicians），専門部会，Alliance of Academic Internal Medicine，米国医科大学協会（Association of American Medical Colleges）〕

研修者のための長期研修プログラム

文献 7 から転載。

訓練（objective structured teaching encounters：OSTE）の使用を通して，シミュレーションされる可能性があります。OSTE は標準化された学習者が組み込まれたシミュレーション済みのシナリオで構成されており，このシナリオでは，「指導者」はフィードバックを提供され，しばしば指導パフォーマンスを評価するための所定の行動に基づく尺度またはチェックリストが指針となります。ファカルティ・ディヴェロップメントに OSTE 使用の指示書を提供する枠組みが公表されています[63]。OSTE（必ずしも臨床推論指導に関するものとは限らない）に参加するファカルティは，OSTE が有益な経験であることに気づき，指導能力の向上を促すものとして認識しています。ただし，OSTE が実際に，指導評価または指導パフォーマンスを向上させたというデータはわずかしかありません[64,65]。

ピア・コーチングは，業務に基づくファカルティ・ディヴェロップメント法で，指導者が互いの指導を省察し，改善するのに役立ちます[66]。ピア・コーチングの構成要素には，同僚による指導に対する観察があり，これは同僚が観察しフィードバックを与え，ファカルティメンバーの指導を支援する仕組みですが，目標は両者間の協力にあります[66]。フィードバックを受け省察することは，質の高い訓練の重要な構成要素です（**2 章**参照）[67,68]。臨床推論指導に対する同僚による観察については特に記述はないものの，問題解決型学習の指導，小人数グループでの指導，症例ベースの指導，および病棟ベースの指導に対する同僚による観察が有用であるとみなされ，ファカルティの指導実践にも関連していることを示す研究があります。この研究では，指導に対する同僚による観察は脅威とならないと考えられており，参加者は自らの指導の質が高まり専門性の深化を促すと感じたとされています[69]。

指導戦略が豊富である場合，ファカルティ・ディヴェロップメントプログラムに関して特定した目標および目的を達成するために最も適切な指導法を選定することが非常に重要です。たとえば，臨床推論の語彙におけるファカルティの知識は，自主的な読書や対面式の，またはインターネットを用いたモジュールによる

短時間の講義を通じて有効に増やすことができます．対照的に，症例ベースの議論での臨床推論に関する能力の強化は，実験的な演習，ロールプレイ，または指導に対する同僚による観察を通して得られる可能性があります．第2に，ファカルティ・ディヴェロップメントプログラムでは，体験的学習，省察，フィードバック，および適用の即時性を促す多種多様な教育法を活用する必要があります．参加者がその新しいスキルを職場へ持ち帰って応用するために役に立つ活動が重要です[20]．前述のとおり，混合戦略によるアプローチは有益です（つまり，小規模な講義，グループでの議論，ロールプレイ，フィードバック）[70,71]．指導法について，それらを学習環境（個人対グループ）および形式（形式的なものとそうでないもの）に基づいて分類して考察することも役に立つことがあります[72]．

既存のリソースの活用　　表面化するファカルティ・ディヴェロップメントの重要性を考慮し，多くの個人および施設は，臨床推論に焦点を当てたファカルティ・ディヴェロップメントプログラムの作成を開始しています．既存のプログラムまたはリソースが利用可能な場合は，「一から土台をつくり直す」ことやプログラムをゼロから作成する必要はありません．MedEdPORTAL®の検索（ピアレビュー済みの教育ツールやプログラムに関する教育に関するレポジトリ）[73]，インターネットを用いた検索（たとえば，「ファカルティ・ディヴェロップメント」や「臨床推論」などの用語を用いたキーワード検索），またはPubMed検索など複数の手段によって，既存のファカルティ・ディヴェロップメントプログラムをみつけることができます[4]．多数の医学教育学会および専門家学会がリストサーヴを保有しており，それによって，同業者に臨床推論に焦点を当てたファカルティ・ディヴェロップメントの運営経験について質問することができます．最後に，Society to Improve Diagnosis in Medicine（診断改善学会）という，インターネット上で教育リソースを開発し掲載している比較的新しい団体も，ファカルティの臨床推論指導に役に立ちます[74]．多くの人々が教育プログラムおよびその成功および挑戦について共有することを望み，その意思があるということは珍しいことではなくなるでしょう．

　臨床推論に明確に焦点を当てたファカルティ・ディヴェロップメントプログラムの構造について記述している文献から，2つの例を下記に示します．Google検索（「ファカルティ・ディヴェロップメント」および「臨床推論」）でも，ファカルティ・ディヴェロップメントのワークショップを数例検索しました．そのプログラム，形式，および目的の概要を**表7-5**で示しています．既存の資料を使用するに当たっての注意が1つあります．それは，すべてのリソースでピアレビューが実施されているわけではない，ということです．したがって，採用する前にリソースを慎重にレビューすることが重要です．さらに，採用しようとするリソースの使用許可を求めることも重要です．

事例1：臨床推論を指導するためのファカルティ・ディヴェロップメントワークショップ　　ダリワル（Dhaliwal）は，「臨床推論の文献を検索し，双方向の形式でテクノロジーベースのアナロジーを使用して，日々臨床推論を促進し改善している第一線の指導者にとって『臨床推論』の語彙を親しみやすいものにすること」を目標とした2時間のワークショップについて記述しています[9]．このファ

7章 ● ファカルティ・ディヴェロップメントと普及　165

表 7-5　臨床推論に関するファカルティ・ディヴェロップメントのワークショップ

ワークショップの タイトル	施設／進行役	説明
臨床推論の問題：診断と治療 www.mcgill.ca/ familymed/node/1978	マギル大学 (McGill University) Dr. Daniel Ince-Cushman	このワークショップでは，まず参加者が，医学教育のなかで学習者が遭遇する臨床推論におけるさまざまな状況について学習することのできる多数のセッションを行う。その後，実践的なセッションで，症例に関するセッションを行い，学習者が問題を克服するための支援の方法を学習する **学習目的：** ワークショップ終了時に，参加者は次のことができるようになる 1. それぞれの状況において医学教育における臨床推論の5つの問題に名前をつける 2. 代表的な行動の事例を挙げる 3. 自分の仮説を確認するまたは否定する質問を言葉で表現する 4. 改善戦略を提案できるようになる
臨床推論スキルの指導 education.med.ufl.edu/ faculty-development/ faculty-affairs/faculty- development- skills-in-education/ miscellaneous-other- teaching-clinical- reasoning- skills/	フロリダ大学医学部 (University of Florida College of Medicine) Jay Lynch, MD	**説明：** このプレゼンテーションでは，臨床推論の概念とそのスキルを指導し，評価する方法を探索する。内容には，臨床推論の定義，この分野の教育に関する文献のレビューが含まれ，臨床推論スキルを向上させるために医学部3年次の医学実習中に使用されている特定の小人数グループ戦略について記述されている **構成：** 30～40分の講義形式のプレゼンテーションだが，聴講者の必要に応じて変更可能
学習者における臨床推論をどのように評価するか www.med.ualberta.ca/ about/faculty/ development/ teachingmastery/ clinicalreasoning	アルバータ大学 (University of Alberta)	臨床診断推論は臨床能力の主要な構成要素である。しかし，医学研修生の臨床診断推論スキルの観察およびアセスメントは複雑なタスクである この90分間の双方向形式ワークショップの学習目的は，簡素かつ体系的なツールを提供し，学習者の臨床診断推論のパフォーマンスに関する系統的な観察，アセスメント，および質のフィードバックの提供を支援することである 説明的な双方向形式のプレゼンテーションによって，臨床診断推論の観察およびアセスメントに関する既存の根拠および概念的枠組みを概説し，その観察，アセスメント，およびフィードバックを補助する簡素で体系的なツールを示す この体系的ツールを学習者-指導者間の複数の臨床診断推論のシナリオのシミュレーションにおいて実践した後，グループによる議論を行う

カルティ・ディヴェロップメントワークショップはファカルティ参加者から高く評価され，教育の実践を変える意図に関連しているとされていました．ワークショップはコアファカルティと地域のファカルティに，6年かけて少なくとも19回行われました[9]．このワークショップの概要を**表7-6**に示しています．

ワークショップの冒頭の1時間で，臨床推論プロセスを，指導者が日々の患者ケアに関する議論のなかで評価および介入できる4つの構成要素（データ収集，プロブレムの提示，疾患スクリプトの内容，および疾患スクリプトの比較と選定）に簡略化します．これらの構成要素は，講義形式および双方向形式の演習によって議論されました．次の1時間では，ワークショップの参加者をグループに分け，異なる臨床推論の課題を有する3人の研修者の症例提示例の分析を行いました．使用された症例は，（1）推論は優れていたが，疾患スクリプトに不足がある研修者，（2）知識はあるものの2年目の初期研修医としてリーダーシップをとろうとするとプロブレムの提示ができない初期研修医，（3）確実でない知識を有し，整理されていない鑑別診断を行った医学生，によるものでした．参加者は，臨床推論モデルの4段階のうちそれぞれの段階を評価し，最も重要な改善点に対する指導プランを提案するよう求められました．

例2：症例提示に用いるSNAPPSモデル　臨床推論の指導の有効性を改善するためのファカルティ・ディヴェロップメントのもう1つの例として，ファカルティに対し，症例提示に用いるSNAPPSモデルの使用法を指導することがあります．SNAPPSモデルにより，医学生の症例提示の構造が示されます．この構造により，ファカルティが医学生の診断推論および不確定要素を明らかにすることができます[45]．SNAPPSの実施について記述している研究では，ファカルティはこの技術を研究者との20分間の一対一のオリエンテーションで習得することができた，と述べています．このトレーニングは，それぞれの医学生との業務が開始されてから2週間以内に行われました．トレーニングでは，SNAPPSの技術を説明し，実演している11分間の指導用DVD鑑賞が行われ，ファカルティメンバーはその技術について質問する機会が与えられました．また，ファカルティには，SNAPPSの6つの段階について強調している3×5インチ（約5×13 cm）のラミネート加工のカードが渡されました．医学生との作業の前日，指導者役は医学生がSNAPPSを使用して症例提示を行う予定であることのリマインダーの電話を受けました[45]．注目すべきは，この研究では，医学生もSNAPPS技術の使用法についてトレーニングを受けており，そのため，ファカルティに対する訓練がSNAPPSによる症例提示の有効性に対してどの程度貢献するのかが不明瞭であること，でした．その後の発表では，SNAPPS技術を使用する医学生が症例提示において倍の数の診断を提示し，その診断を正当化する証拠を多く出し，その2通りの可能性のある診断を比較したことが示されました[75]．

ステップ5：プログラムの実施

このセクションでは，プログラムの実施法について議論します．必要なリソースの特定法，時期に関する決定法，ならびに環境および参加者の決定法について記述します．特に，臨床現場に基づいた学習の概念および実践のコミュニティーを組み込むことの重要性に重点をおきます．

表 7-6 臨床推論指導に関するファカルティ・ディヴェロップメントワークショップの議題の例：内容および方法

所用時間	内容の焦点	方法／作業
15 分	**導入** ● 臨床推論の現象をそれぞれの領域に特化した語彙を用いて説明する	小人数グループでの議論 1. 推論の「ブラックボックス」を述べる 2. 収集したデータと診断的正確性との間の逆相関の説明
10 分	**臨床推論の導入** ● 関連する文献の概要 ● 臨床推論の 4 段階モデル	講義形式のプレゼンテーション
15 分	**疾患スクリプト** ● 疾患スクリプトの構造および展開について探索する ● 疾患スクリプトとコンピュータファイルとの類似点を発掘する ● 疾患スクリプトと Wikipedia のページとの類似点を発掘する	2 人 1 組で個人の肺炎に関する疾患スクリプトを比較し対照する：グループでの議論
15 分	**プロブレム提示** ● プロブレム提示を指導ツールとして探索する ● プロブレム提示と Google 検索用語の間の類似点を明らかにする	2 人 1 組で記載された症例についてプロブレム提示を作成し，比較する：グループでの議論
5 分	**スクリプトの選定** ● スクリプトの比較および選定で生じる認知上の課題の概要を示す ● Google 検索と結果の間の類似点を明らかにする ● 最優先の鑑別診断を紹介する	講義形式のプレゼンテーション
55 分	**臨床推論モデルの適用** ● 臨床推論に関する問題をもつ学習者 3 人の症例研究 ● 参加者が臨床推論に関する問題を診断し，向上または改善に対する教育計画を提案する	小人数グループでの議論の後，大人数グループでの進行役を交えた議論
5 分	**概説および評価** ● 段階のマトリックスと指導モデル ● セッションの評価	大人数グループでの進行役を交えた議論

文献 9 から引用。

リソース

　実施されるファカルティ・ディヴェロップメントプログラムの種類は，利用可能なリソース，つまり，資金，空間，技術，人材，印刷物，および時間などによる影響を受けます。指導の有効性を改善させるファカルティ・ディヴェロップメントプログラムにおける体験的学習の利点を考慮すると，リソースには標準化された医学生と患者，または映像技術が含まれることもあります。

　管理部門の支援は非常に貴重なリソースです。管理業務には，講演者の調整，セッションについての参加者への通知，教室の確保，軽食の手配，リマインダー

の送達（講演者および参加者に対して），参加履歴の管理，配布物の準備，およびセッションの評価を確実にすること（またはセッションに関する医師の生涯教育認証を取得するよう働きかける）などがあります。管理部門の支援は持続的な長期プログラムにとって特に重要です[4]。

　リソースにはまた，ファカルティ・ディヴェロップメントの講演者も含まれます。施設内の臨床推論のエキスパートがファカルティ・ディヴェロップメントのセッションに参加することができるかもしれません。しかし，時には外部のエキスパートがプログラムに信頼性を与えることもあります。外部の講演者，強化された信頼性の価値，およびトピックの妥当性は，外部講演者の確保に伴う追加費用を踏まえて慎重に検討される必要があります[4]。リソースが特定されたら，資金源となりうる源の特定も必要です。資金源には，医学部（学長オフィス），卒後医学教育オフィス，病院（患者ケアの質と安全性の戦略の一部として），およびその他の部署のリーダー層などがあります。

時期

ファカルティ・ディヴェロップメントワークショップの計画において，時期を決定することは重要です。時期決定はファカルティメンバーのその他の臨床上，研究上，および管理上の責任の観点からも特に重要です。ファカルティ・ディヴェロップメントは，各個人が実際に出席できるような時期に行われなければなりません。

　ファカルティ・ディヴェロップメントは，1回のみのセミナーまたはワークショップとしても，または時間をかけて行われる長期シリーズとしても，開催可能です。単一のワークショップは実行しやすく，ファカルティがすでに出席している既存の協議会や会議の代わりにもなりえます（つまり，学科や学部の学会など）。それとは別に，既存の協議会や会議とは区別して開催することも可能です。ワークショップの長さは1時間から半日，または終日に及ぶ可能性があります。数日間，数週間，数か月間にわたり開催される長期的なセミナーには，学習者のコミュニティーを設立するという利点もあります。長期的セミナーでは，参加者が新しい知識やスキルに適応し，グループに持ち帰って，経験，挑戦，および成功を共有することが可能となるだけでなく，このプロセスはピアラーニングも促進することになります。さらに，長期プログラムにより質の高い訓練と経験の発展に不可欠である実践および省察の機会が得られます[6,7]。

環境

ファカルティは，医科大学，研修医制度，または病院内で開催される局地的なファカルティ・ディヴェロップメントプログラムに参加することによって，臨床推論の理解を深めることができます。プログラムは各施設の教育アカデミーにより提供されるかもしれません。またファカルティは，地域または全国規模の会議で開催されるファカルティ・ディヴェロップメントに参加することもできます。ソーシャルメディアは，ファカルティが「直接的な」ファカルティ・ディヴェロップメントに参加する際の障害を克服する手段として，さらに利用されるようになっています。ソーシャルメディアは，内容を非同期的に広めていくのに役立ち，プラットフォームのいくつか（たとえば，Facebook，Twitter，ブログ）は学

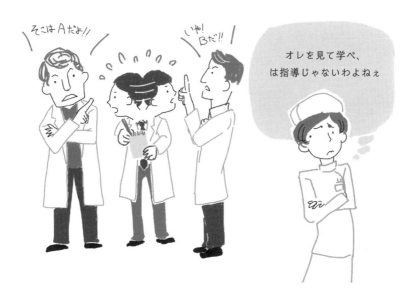

習者のコミュニティーの形成に役立つでしょう[76]。

参加者

一般的に，ファカルティ・ディヴェロップメントプログラムはグループで行います。なかには，グループ形式の環境ではなく，一対一の環境で開催されているファカルティ・ディヴェロップメントプログラムもあります[45]。しかし，それらのファカルティ・ディヴェロップメントプログラムは多くの時間およびリソースが必要となる可能性があります。

　主催するファカルティ・ディヴェロップメントプログラムの参加者を1つの分野，専門領域，または科(たとえば内科)から募るのか，複数の分野(たとえば，内科，小児科，および家庭医療)から募るのかを決定する必要があります。ファカルティ・ディヴェロップメントの参加者には，医学生の指導医，初期研修医，または後期研修医などが含まれます。複数の専門領域から一連の医学教育課程全般にわたり指導を行うファカルティを対象とすることで，複数のファカルティが同時に参加し，さまざまな分野における類似プログラムが何度も運営されることがなくなるために，スケールメリットが得られリソースの使用を最小限にできます。臨床推論における指導の中心的概念(たとえば，二重プロセス理論，診断エラー)が必ずしも専門的ではなく，研修者のレベルに特化しているわけでもない理由は比較的容易に想像できます。しかしより実用的に適用を行うためには，同様の環境または同様の学習者をもつ指導者グループが必要になってくる可能性があります。したがって，専門家の連携によるケアチームのメンバーの参加は臨床推論がチーム体制で行われることが多くなるため有益です[77]。

　第2に検討すべきことは，参加者が必ずしもともに働いていない独立したファカルティメンバーであるか，または基本的にともに働いているファカルティ同士のグループ／チーム(たとえば，臨床診療または総合病院の総合診察医のグループ)であるかを考えるということです。カリキュラムのイノベーションを適用し，

それを持続させるためには、ソーシャルネットワークおよび学習者コミュニティーの構築が重要です。たとえば、臨床指導に熱心である可能性が高い中心的なファカルティ、または病院総合医のグループ、中心的な役割をもつ外来指導医など研修者と接する機会の多いファカルティに、ファカルティ・ディヴェロップメントの取り組みを集中させてもよいでしょう。

最後に、参加者の参加が自発的か義務的かを決定することも重要です。ファカルティ・ディヴェロップメントへの参加に対するよくある障害には、臨床の業務量と確保する時間の不足、物理的因子(時期や場所など)、および金銭的報酬や指導に対する承認の欠如などがあります[19,78]。ファカルティ・ディヴェロップメントが義務であれば、プログラムは出席しやすく、確実に出席できるよう調整が行われている(たとえば、臨床上の責任から解放されるなど)必要があります。出席履歴を管理する方法もまた必要です。参加者が自発的であるか義務的に参加しているかにかかわらず、出席への意欲を高めようと努めるのは価値があることです(たとえば、医師の生涯教育単位取得など)。

現場業務に基づく学習の概念と実践コミュニティーのファカルティ・ディヴェロップメントへの組み込み

文献の大半が、ファカルティ・ディヴェロップメントをワークショップやセミナー、フェローシップ、またはその他の長期的プログラムなどの公式に行われる構造化された活動として記述していますが、非公式に行われる学習の役割や実践コミュニティーの形成におけるファカルティ・ディヴェロップメントの価値を重視する傾向が強くなっています[16,19]。多くのファカルティは「現場の業務のなかで学習」していて、これは業務のための、業務における、業務による学習と定義され[17]、指導スキルの発展において中心的な役割をもっています。ファカルティ・ディヴェロップメントによって、ファカルティは日常的な指導経験を学習経験として認識し、その経験を他の同僚とともに省察することができます[16]。そうすることにより、必然的にファカルティ・ディヴェロップメントが臨床現場に持ち込まれることになります[16]。

実践コミュニティーの概念も、ファカルティ・ディヴェロップメントに関する文献でますます重要視されてきています[16]。実践コミュニティーは「共通する実践および(または)共同事業に焦点をおいた重複する知識基盤、一連の信条、価値観、歴史および経験を共有し、発展させる個人の断続的で持続的なソーシャルネットワーク」と定義されます[79]。医学教育におけるファカルティ・ディヴェロップメントにより、教育者はコミュニティーの一員であることを感じられるようになり、ファカルティメンバー同士のネットワークを構築し、意見を交換し、お互いを支援し、関係を維持する機会を得ることができます[16]。

ある個人が、あるソーシャルネットワークを通じてどのように他者とつながるかが、その人がどのように教育を変えていったり、または新しい教育を取り入れていくかに大きく影響するとされています[80]。そのうえ、教育者のコミュニティーとつながりをもつことは、教育的ワークショップへ参加するよりも新たな教育改革を採用するうえでより大きな影響力をもち、可能性を高めることになるかもしれません[80]。そのため、ファカルティ・ディヴェロップメントプログラムの実施を考えている場合、ファカルティメンバー間のソーシャルネットワーク

を検討し，それを活用して，医学教育改革の実施を強化することが重要です[79]。ファカルティ・ディヴェロップメントプログラムに向けたこのネットワークアプローチは，プログラムの成功にとって重要であると思われます[81]。ソーシャルネットワークは，中心的な医学ファカルティ(他のファカルティとのつながりが強い)を取り込み，ファカルティ・ディヴェロップメントの新しい試みを，実践コミュニティーを構築し維持する方法として考えることの2点で，形成することができます[80]。ファカルティ・ディヴェロップメントに向けたこのアプローチは，1人の指導者に重点をおいた，従来型の線形モデルとは対照的なものであるといえるでしょう。

医学教育で成功するファカルティ・ディヴェロップメントプログラムづくりをサポートする要因

ファカルティ・ディヴェロップメントプログラムを実施する際，医学教育で成功するファカルティ・ディヴェロップメントプログラムづくりをサポートする重要な要因を検討することが重要です。繰り返しになりますが，特に，臨床推論に焦点を当てたファカルティ・ディヴェロップメントプログラムの例は少ないため，一般的な医学教育におけるファカルティ・ディヴェロップメントプログラムの経験から推定していきます。

成功するファカルティ・ディヴェロップメントプログラムの形成を支援する因子の1つとして挙げられるのは，ファカルティ・ディヴェロップメントの釣り針モデルです[81]。このモデルは7つの鍵となる因子に基づいています。それは，(1)環境への即応力，(2)運営者のコミットとビジョン，(3)コミュニティーにとって鍵となる利害関係者およびリーダーの採用，(4)協力的なネットワーク構造の形成，(5)ネットワークの資本の蓄積，(6)正当性，および(7)柔軟性，です[81]。

新たなファカルティ・ディヴェロップメントプログラムの成功は，教育の新しい試みとプログラムを支援する環境の有無にもある程度関連しています[81]。つまり，施設またはプログラムのリーダー層やファカルティが，臨床推論の指導，アセスメント，または改善の強化が重要だと信じているどうかによる，ということです。第2に，プログラムには運営者のコミットとビジョンが必要です。運営者はファカルティ・ディヴェロップメントプログラムの始動および形成を積極的に調整します。臨床推論に関して運営者となるメンバーは，同僚のファカルティメンバーおよび学習者の臨床推論の改善に情熱を注ぎ，また尽力している個人かもしれません。運営者の候補となるのは，卓越した「臨床推論者」として好評を得ている教育的リーダー層(臨床実習医，初期研修医，研修プログラムの責任者，または中心となるファカルティ)または「エキスパートの」臨床医などでしょう。彼らはおそらく，臨床推論の概念(たとえばベイズ推論)を理解しているだろうと考えられます。具体的な根拠はないものの，たぶん，深く尊敬され，親しみやすく，信頼されている指導医であり，患者の臨床的ケアにも活発に参加しているでしょう。

指導医の主要な役割は，鍵となる利害関係者およびリーダーを特定し，採用することです。そのような人材はまた臨床推論にも関心をもっています。指導医，鍵となる利害関係者，およびリーダーは，共通の目的を同定し，自身の関心を共

通のビジョンに合致させることで，集団で共有するアイデンティティを形成する必要があります。こうして求められる共有のビジョンを通して，参加候補者がその時間や労力や知識をファカルティ・ディヴェロップメントプログラムに投資することに意欲をもつようになります。早期に鍵となる利害関係者およびリーダーを組み入れることによって，可視性が強化され，現場のニーズの正当性およびそれに対する知識が増強され，地域の支持者および将来の協力者への接触が可能になります。このように，次は，より多くのファカルティ，部門，または科が関与する協力的なネットワーク構造の拡大につながります。ネットワーク上で他者とつながることによって，個人は単独で活動している場合と比較してより多くのことを達成できます[81]。プログラムの正当性または信頼性は鍵となる利害関係者およびリーダー（たとえば，医科大学，初期研修医，後期研修医，または病院のリーダー）による制度上の支援によって強化されます。最後に，ファカルティ・ディヴェロップメントプログラムは指導者のニーズの進化および外部環境の変化に対応することによって，柔軟性を保持する必要があります。

ステップ6：ファカルティ・ディヴェロップメントプログラムの有効性評価

どのような医学教育プログラムでもそうであるように，ファカルティ・ディヴェロップメントプログラムの評価は重要です。評価にはプログラムとその指導者の質の評価が含まれます。さらに重要なことは，可能であればいつでも，プログラムの有効性の評価で，ファカルティ・ディヴェロップメントプログラムの目標および目的として定めた参加者の知識およびスキルの習得度を評価する必要があります。つまり，参加者は事前に定めた求められる知識，スキル，および態度をどの程度習得したか？，ファカルティ・ディヴェロップメントプログラムの目標および目的を満たしているか？（目標および目的はステップ3で明確にされています），を評価します。

どのようなプログラムの評価でもそうであるように，評価システムは実行可能なものでなければなりません。実行可能性のベンチマークには，(1) 有効性（可能な評価の90％が網羅されている），(2) 一貫性（データは記録され劣化することなく保管されている），(3) 効率性（所要時間がプログラム責任者または管理者が使用できる時間の10％未満である），(4) コスト効率（評価にかかるコストは運営費の5％を超えてはいけない），などがあります[82]。

ファカルティ・ディヴェロップメントプログラムの有効性を測定する方法は多数あります。カークパトリック（Kirkpatrick）の階層構造（図7-1）を使用して，ファカルティ・ディヴェロップメントプログラムの有効性の測定法を定めることができます[83]。カークパトリックの階層構造の基部にあるのは，**反応**，つまり，参加者のファカルティ・ディヴェロップメントプログラムまたはその指導者に対する満足度を測ることです。これは，ファカルティ・ディヴェロップメントプログラムを評価するうえで最も一般的な方法となっています[1,20]。プログラムの評価には，プログラムとその教師に対する参加者の満足感，プログラムの有用性および受け皿の広さに関する認識，および活動の価値を評価することが含まれることになります[1]。

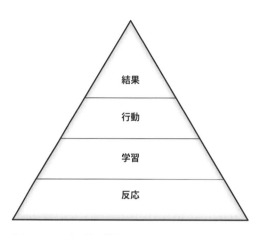

図 7-1 ● カークパトリック(Kirkpatrick)の階層構造

　これらの評価を回収する方法について決めておく必要があります。紙またはインターネットを用いた評価の選択の提供も可能です。スマートフォンまたはその他のモバイル機器を使用した評価も増えてきています。ファカルティの評価は，「その場で」回収するか，ファカルティ・ディヴェロップメントプログラム終了直後に回収するか，あるいは先のある時点までに回収するか，を決める必要があります。高い回収率はプログラムについて再現可能で正当な主張を行うために不可欠なため，回収率を高くするにはどうしたらよいかを特定することが，評価の集め方を教えることになります。評価フォームは定量的データ(数)または定性的データ〔単語，対話式(ナラティブ)〕を収集できるよう設計することができます。

　カークパトリックの階層構造における評価の次の階層は，**学習**です。これは，参加者の態度，知識，またはスキルの変化を測定することです。ファカルティ・ディヴェロップメントプログラムの有効性について記述している研究では，学習は通常，知識，スキル，および態度の習得について，参加者の自己評価により評価されています[1,20]。測定可能な態度の例には，指導に対するモチベーション，自信，および熱心さにおける変化があります[1]。参加者の態度，知識，またはスキルの変化は，妥当性が確認された尺度を用いたプログラム前後の評価を通して測定されます[11]。使用頻度は高いものの，このアプローチは単独で使用した場合，十分に適切であるとはいえません。自己評価は不正確であることが多いためです[84,85]。

　カークパトリックの階層構造の次の階層は，**行動**です。これは，参加者の行動の変化を測定します。行動の変化は複数の方法によって測定されます。まず，形式の変化に対するファカルティの関与を見直します。ファカルティ・ディヴェロップメント実施後，参加者はファカルティ・ディヴェロップメントへ参加することで得ようとしている変化をリスト化し，変化を起こすための関与の度合い(「低」から「高」)をアセスメントするよう求められるかもしれません。ある特定の時点で(たとえば3か月後など)，参加者は意図した変化が達成できたか，進行中か，未達成か，あるいは実行していないか，について質問されます[86]。行動の変化を測定するその他の方法は，参加者の実際の指導を，現場または指導中

の映像のレビューにより観察し評価する方法です。あるいは，ファカルティのスキルを OSTE によって測定する可能性もあります。「標準化された医学生」が，より客観的で評価的な指導の有効性の指標として使用されています[87,88]。前述のとおり，OSTE は客観的に構造化された臨床能力試験に用いられる概念や原則に基づいてモデル化されています[89]。OSTE は，ファカルティと初期研修医の臨床指導スキルの評価と改善に焦点を当てたファカルティ・ディヴェロップメントコースで使われていますが，指導の有効性を測定する方法としても使用できます[90]。標準化された医学生は，臨床推論に関する指導上のチャレンジをシミュレートするようにトレーニングを受けています。標準化された医学生はその後，臨床推論に関して有効な，または無効な指導戦略を尺度で評価します。希望があれば，標準化された医学生はファシリテーター（進行役）の有無にかかわらず，診察後に参加者にフィードバックすることができます。標準化された医学生のトレーニングに必要なリソースと，訓練および試験時間に対する補償は標準化された患者と同等です。そのため OSTE を用いたファカルティ・ディヴェロップメントのアセスメントには時間と資金が必要です。

　カークパトリックの階層構造の頂点の（そして最も測定困難な）階層は，**結果**です。ここでは，システム／組織的実践が変化したかどうかを測定します。組織における変化には，3 つの構成要素があります。第 1 の要素は，組織の文化または実践における変化です。第 2 の要素は，医学生にとって利益があるかどうかの測定です。たとえば，ファカルティ・ディヴェロップメントによって，医学生はほとんど診断エラーをせず，有効な臨床推論に従事する能力が向上したかについて測定します。これは，医学生がどのように臨床推論の演習に取り組んでいるかを観察して測定します。第 3 の要素は，患者の利益です。たとえば，ファカルティ・ディヴェロップメントによって患者の転帰は改善したか（たとえば，臨床推論の改善が，より有効な診断的検査の実施や診断エラーの減少につながっているか）について測定します。以前にも強調しましたが，シンらのアプローチは診断エラーにおける変化を研究する方策として使用される可能性があります[27]。ただし，結果の評価は非常に難しいことで知られています。「結果」を測定することが重要である一方，ファカルティ・ディヴェロップメントによって組織がどのように変わるかは，それを示すデータ収集の実行可能性が欠如していることを考えると，ほとんど測定されていません。

　ファカルティ・ディヴェロップメントプログラムの作成における最後の段階は，評価結果を参加者および利害関係者へ報告することです。このことは，ファカルティ・ディヴェロップメントプログラムの将来のニーズの特定に有益であるため重要です。評価結果のレビューによって意図していなかった成果が確認される可能性もあります[11]。この情報は，次に既存のファカルティ・ディヴェロップメントプログラムを調整するために使用できます。

さらなる研究の必要性

　ファカルティの臨床推論指導，アセスメント，および改善の能力を向上させるファカルティ・ディヴェロップメントに関する研究が少ないことを考えると，医学教育のコミュニティーは自らのファカルティ・ディヴェロップメントへの取り

組みを研究し，発表しなければなりません。厳密な研究法を使用している研究，および理論的または概念的な枠組みがある環境で設計された研究が必要です[1,58]。可能であればこうした研究では，学習者および指導者の満足度のアセスメントだけではなく，態度や指導行動の変化をも評価すべきです[83]。妥当性が確認された手段により，複数のデータ源からデータを収集し，ファカルティ・ディヴェロップメントプログラムの効果を評価する必要があります[1,58]。組織の行動（組織の文化，患者ケア）に関するファカルティ・ディヴェロップメントの効果を知ることは目標としては非常に高いものですが，重要なことです[1,58]。

まとめ

臨床推論の指導，アセスメント，および改善に責任のあるファカルティの有効性を最大化するためには，その役割を担うファカルティを育成することが急務です。したがって，有効なファカルティ・ディヴェロップメントプログラムを有することは実施すべき義務です。ファカルティ・ディヴェロップメントプログラムを作成するために必要な段階は，カリキュラムを開発するのに必要な段階と似ています。それは，問題の特定，ニーズアセスメント，目標および目的，カリキュラムの内容および教育戦略，実施，そして評価です。ファカルティ・ディヴェロップメントプログラムは，ファカルティ自身の臨床推論およびその指導能力にも対応する必要があるでしょう。臨床推論におけるファカルティ・ディヴェロップメントプログラムで使用する最も有効な戦略についての根拠は限られていますが，根拠に基づく最良の方法が指導の有効性を強化すると考えられています。それらの方法には，体験的学習，実践およびフィードバックの機会，相互評価するロールモデル，および指導法を混合すること（講義形式および双方向形式）などがあります。長期的なファカルティ・ディヴェロップメントプログラムおよびソーシャルネットワークおよび実践のコミュニティーを開発および（または）強化するよう設計されたプログラムの作成には，特別な利点があります。どのカリキュラムもそうであるように，継続的に質を改善する手段として，ファカルティ・ディヴェロップメントプログラムを評価し，進化を続けるファカルティのニーズを特定することがきわめて重要です。特に，臨床推論に焦点を当てた既存のファカルティ・ディヴェロップメントプログラムがほとんど存在しないことを考慮すると，医学教育のコミュニティーにはそうしたファカルティ・ディヴェロップメントの取り組みを研究し，発表し，普及させることに対する大きなニーズがあります。

文献

1. **Leslie K, Baker L, Egan-Lee E, Esdaile M, Reeves S.** Advancing faculty development in medical education: a systematic review. Acad Med. 2013;88:1038-45.
2. **Ullian JA, Stritter FT.** Faculty development in medical education, with implications for continuing medical education. J Contin Educ Health Prof. 1996;16:181-90.
3. **Wilkerson L, Irby DM.** Strategies for improving teaching practices: a comprehensive approach to faculty development. Acad Med. 1998;73:387-96.
4. **DaRosa DA, Simpson D, Roberts N, Lund M, Marcdante KW.** 2012. Faculty Development. In: Morgenstern BZ, ed. Clerkship Directors Guidebook. 4th ed. New York: Gegensatz Press:531-66.

5. **Audétat MC, Dory V, Nendaz M, Vanpee D, Pestiaux D, Perron N, et al.** What is so difficult about managing clinical reasoning difficulties? Med Educ. 2012;46:216-27.
6. **Holmboe ES, Ward DS, Reznick RK, Katsufrakis PJ, Leslie KM, Patel VL, et al.** Faculty development in assessment: the missing link in competency-based medical education. Acad Med. 2011;86:460-7.
7. **Bowen JL.** Educational strategies to promote clinical diagnostic reasoning. N Engl J Med. 2006;355:2217-25.
8. **Groves M.** Understanding clinical reasoning: the next step in working out how it really works. Med Educ. 2012;46: 444-6.
9. **Dhaliwal G.** Developing teachers of clinical reasoning. Clin Teach. 2013;10:313-17.
10. **Durning SJ, Artino AR, Schuwirth L, van der Vleuten C.** Clarifying assumptions to enhance our understanding of clinical reasoning. Acad Med. 2013;88:442-8.
11. **McLean M, Cilliers F, Van Wyk JM.** Faculty development: yesterday, today and tomorrow. Med Teach. 2008;30:555-84.
12. **Kern DE, Thomas PA, Howard DM, Bass EB.** Curriculum Development for Medical Education: A Six-Step Approach. Baltimore: Johns Hopkins University Press; 1998.
13. **Centra JA.** Types of faculty development programs. J Higher Educ. 1978;49:151-62.
14. **Sheets KJ, Schwenk TL.** Faculty development for family medicine educators: an agenda for future activities. Teach Learn Med. 1990;2:141-8.
15. **Kogan JR, Conforti LN, Bernabeo E, Iobst W, Holmboe E.** How faculty members experience workplace-based assessment rater training: a qualitative study (in press).
16. **Steinert Y.** Perspectives on faculty development: aiming for 6/6 by 2020. Perspect Med Educ. 2012;1:31-42.
17. **Swanwick T.** See one, do one, then what? Faculty development in postgraduate medical education. Postgrad Med J. 2008;84:339-43.
18. **Calkins S, Johnson N, Light G.** Changing conceptions of teaching in medical faculty. Med Teach. 2012;34:902-6.
19. **Steinert Y, Macdonald ME, Boillat M, Elizov M, Meterissian S, Razack S, et al.** Faculty development: if you build it, they will come. Med Educ. 2012;44:900-7.
20. **Steinert Y, Mann K, Centeno A, Dolmans D, Spencer J, Gelula M, et al.** A systematic review of faculty development initiatives designed to improve teaching effectiveness in medical education: BEME Guide No.8. Med Teach. 2006;28:497-526.
21. **Thomson O'Brien MA, et al.** Show allO'Sullivan PS, Irby DM. Reframing research on faculty development. Acad Med. 2011;86:421-8.
22. **Kogan JR, Hess BJ, Conforti LN, Holmboe ES.** What drives faculty ratings of residents' clinical skills? The impact of faculty's own clinical skills. Acad Med. 2010;86:S25-S8.
23. **Govaerts MJB, Schuwirth LWT, Van der Vleuten CPM, Muijtjens AMM.** Workplace-based assessment: effects of rater expertise. Adv in Health Sci Educ. 2011;16:151-65.
24. **Asch DA, Epstein A, Nicholson S.** Evaluating medical training programs by the quality of care delivered by their alumni. JAMA. 2007;298:1049-51.
25. **Asch DA, Nicholson S, Srinivas S, Herrin J, Epstein AJ.** Evaluating obstetrical residency programs using patient outcomes. JAMA. 2009;302:1277-83.
26. **Graber ML.** The incidence of diagnostic error in medicine. BMJ Qual Saf. 2013;Suppl 2:ii21-ii27.
27. **Singh H, Giardina TD, Meyer AND, Forjuoh SN, Reis MD, Thomas EJ.** Types and origins of diagnostic errors in primary care settings. JAMA Intern Med. 2013;173:418-25.
28. **Lieff SJ.** Evolving curricular design: a novel framework for continuous, timely, and relevant curriculum adaptation in faculty development. Acad Med. 2009;84:127-34.
29. **Bloom BS, Krathwohl DR.** Taxonomy of Educational Objectives: The Classification of Educational Goals, by a Committee of College and University Examiners. Handbook I:

Cognitive Domain. New York: Longmans, Green; 1956.
30. **Anderson LW, Krathwohl DR, eds.** A Taxonomy for Learning, Teaching, and Assessing: A Revision of Bloom's Taxonomy of Educational Objectives. New York: Longman; 2001.
31. **Bixler B.** The ABCDs of writing instructional objectives. Available at: http://www.personal.psu.edu/bxb11/Objectives/ActionVerbsforObjectives.pdf. Accessed 29 June 2014
32. **Kassirer JP.** Teaching clinical reasoning: case-based and coached. Acad Med.2010;85: 1118-24.
33. **Eva KW.** What every teacher needs to know about clinical reasoning. Med Educ. 2005;39:98-106.
34. **Rencic J.** Twelve tips for teaching expertise in clinical reasoning. Med Teach. 2011;33:887-92.
35. **Kogan JR, Holmboe ES, Hauer KE.** Tools for direct observation and assessment of clinical skills of medical trainees: a systematic review. JAMA 2009;302:1316-26.
36. **Van der Vleuten CPM, Schuwirth LWT, Scheele F, Driessen EW, Hodges B.** The assessment of professional competence: building blocks for theory development. Best Pract Res Clin Obstet Gynaecol. 2010;24:703-19.
37. **Audétat MC, Beique C, Fon NC, Laurin S, Sanche G.** Clinical reasoning difficulties: a guide to educational diagnosis and remediation. Available at: http://healthsci.queensu.ca/assets/ohse/Remediation_Guide.GRILLE_ang_final1er_sept11.pdf. Accessed 15 August 2014.
38. **Kogan JR, Conforti L, Bernabeo E, Iobst W, Holmboe E.** Opening the black box of clinical skills assessment via observation: a conceptual model. Med Educ. 2011;45:1048-60.
39. **Frank JR, Mungroo R, Ahmad Y, Wang M, De Rossi S, Horsley T.** Toward a definition of competency-based education in medicine: a systematic review of published definitions. Med Teach. 2010;32:631-7.
40. **Carraccio CL, Englander R.** From Flexner to the competencies: reflections on a decade and the journey ahead. Acad Med. 2013;88:1067-73.
41. **ten Cate O, Scheele F.** Competency-based postgraduate training: can we bridge the gap between theory and clinical practice. Acad Med. 2007;82:542-7.
42. **Holmboe ES, Hawkins RE, Huot SJ.** Effects of training in direct observation of medical residents' clinical competence: a randomized trial. Ann Intern Med. 2004;140:874-81.
43. **Jennett PA, Scott SM, Atkinson MA.** Patient charts and office management decisions: chart audit and chart stimulated recall. J Cont Educ Health Prof. 1995;15:31-9.
44. **Holmboe ES.** Medical record review and chart stimulated recall. In: Holmboe ES, Hawkins RE, eds. A Practical Approach to the Evaluation of Clinical Competence. Philadelphia: Elsevier; 2008.
45. **Wolpaw T, Papp KK, Bordage G.** Using SNAPPS to facilitate the expression of clinical reasoning and uncertainties: a randomized comparison group trial. Acad Med. 2009;84:517-24.
46. **Archer JC.** State of the science in health professional education: effective feedback. Med Educ. 2010;44:101-8.
47. **Thomson O'Brien MA, Freemantle N, Oxman AD, Wolf F, Davis DA, Herrin J.** Continuing education meetings and workshops: effects on professional practice and health care outcomes. Cochrane Database Syst Rev. 2001(2):CD003030. [PMID:11406063]
48. **Forsetlund L, Bjørndal A, Rashidian A, Jamtvedt G, O'Brien MA, Wolf FM, et al.** Continuing education meetings and workshops: effects on professional practice and health care outcomes. Cochrane Database Syst Rev. 2009;(2):CD003030. [PMID:19370580]

49. **Knowles MS.** Self-directed Learning: A Guide for Learners and Teachers. New York: Association Press; 1975.
50. **Schumacher DJ, Englander R, Carraccio C.** Developing the master learner: applying learning theory to the learner, the teacher, and the learning environment. Acad Med. 2013;88:1635-45.
51. **Knowles MS, Holton EF, Swanson RA.** The Adult Learner. 6th ed. Netherlands: Elsevier; 2005.
52. **Yardley S, Teunissen PW, Dornan T.** Experiential learning: AMEE guide No. 63. Med Teach. 2012;34:e102-e115.
53. **Ryan RM, Deci EL.** Self-determination theory and the facilitation of intrinsic motivation, social development and well being. Am Psychol. 2000;55:68-78.
54. **Brown JS, Collins A, Duguid P.** Situated cognition and the culture of learning. Educ Res. 1999;18:32-42.
55. **Kolb DA.** Experiential learning: experiences as a source of learning and development. New Jersey: Prentice Hall; 1984.
56. **Regehr G, Normal GR.** Issues in cognitive psychology: implications for professional education. Acad Med. 1996;71:988-1001.
57. **Sweller J, van Merrienboer JJ, Paas FGWC.** Cognitive architecture and instructional design. Educ Psych Rev. 1998;10:251-96.
58. **Steinert Y, Mann K.** Faculty development: principles and practice. J Vet Med Educ. 2006;33:317-24.
59. **Sargeant JM, Purdy A, Allen M, Nadkarni S, Watton L, O'Brien P.** Evaluation of a CME problem-based learning Internet discussion. Acad Med. 2000;75:S50-2.
60. **Mehta NB, Hull AL, Young JB, Stoller JK.** Just imagine: new paradigms for medical education. Acad Med. 2013;88:1418-23.
61. **Lucey C.** Clinical problem solving. Coursera. Available at: https://www.coursera.org/course/clinprobsolv. Accessed 3 June 2014.
62. **Medbiquitous.** Annual Conference 2014. Available at: http://www.medbiq.org/conference2014. Accessed 3 June 2014.
63. **Boillat M, Bethune C, Ohle E, Razack S, Steinert Y.** Twelve tips for using the objective structured teaching exercise for faculty development. Med Teach. 2012;34:269-73.
64. **Julian K, Appelle N, O'Sullivan P, Morrison EH, Wamsley M.** The impact of an objective structured teaching evaluation on faculty teaching skills. Teach Learn Med. 2012;24:3-7.
65. **Trowbridge RL, Snydman LK, Skolfield J, Hafler J, Bing-You RG.** A systematic review of the use and effectiveness of the Objective Structured Teaching Encounter. Med Teach. 2011;33:893-903.
66. **Flynn SP, Bedinghaus J, Snyder C, Hekelman F.** Peer coaching in clinical teaching: a case report. Fam Med. 1994;26:569-70.
67. **Ericsson KA, Krampe RT, Tesch-Römer C.** The role of deliberate practice in the acquisition of expert performance. Psychol Rev. 1993;100:363-406.
68. **Ericsson KA.** Deliberate practice and acquisition of expert performance: a general overview. Acad Emerg Med. 2008;15:988-94.
69. **Sullivan PB, Buckle A, Nicky G, Atkinson SH.** Peer observation of teaching as a faculty development tool. BMC Med Educ. 2012;12:26.
70. **Davis D, Thomson MA, O'Brien MAT, et al.** Impact of formal continuing medical education. Do conferences, workshops, rounds and other traditional continuing medical education activities change physician behaviour or health care outcomes? JAMA. 1999;282:867-74.
71. **Amin Z, Eng KH, Gwee M, Hoon TC, Rhoon KD.** Addressing the needs and priorities of

medical teachers through a collaborative intensive faculty development program. Med Teach. 2006;28:85-8.
72. **Steinert Y.** Faculty development: from workshops to communities of practice. Med Teach. 2010;32:425-8.
73. **American Association of Medical Colleges.** MedEdPORTAL. Available at: https://www.mededportal.org. Accessed 2 February 2014.
74. **Society to Improve Diagnosis in Medicine.** Clinical Reasoning Toolkit. Available at: http://www.improvediagnosis.org/?ClinicalReasoning. Accessed March 2014.
75. **Wolpaw T, Côté L, Papp KK, Bordage G.** Student uncertainties drive teaching during case presentations: more so with SNAPPS. Acad Med. 2012;87:1210-7.
76. **Cahn PS, Benjamin EJ, Shanahan CW.** 'Uncrunching' time: medical schools' use of social media for faculty development. Med Educ Online. 2013;18:20995.
77. **Holmboe ES, Durning SJ.** Assessing clinical reasoning: moving from in vitro to in vivo. Diagnosis. 2014;1:111-7.
78. **Steinert Y, McLeod PJ, Boillat M, Meterissian S, Elizov M, Macdonald ME.** Faculty development: a 'field of dreams'? Med Educ. 2009;43:42-9.
79. **Barab SA, Barnett M, Squire K.** Developing an empirical account of a community of practice: characterizing the essential tensions. J Learn Sci. 2002;11:489-542.
80. **Jippes E, Steinert Y, Pols J, Achterkamp MC, van Engelen JML, Brand PLP.** How do social networks and faculty development courses affect clinical supervisors' adoption of a medical education innovation? An exploratory study. Acad Med. 2013;88:398-404.
81. **Baker L, Reeves S, Egan-Lee E, Leslie K, Silver I.** The ties that bind: A network approach to creating a programme in faculty development. Med Educ. 2010;44:132-9.
82. **Durning SJ, Hemmer P, Pangaro LN.** The structure of program evaluation: an approach for evaluating a course, clerkship, or components of a residency or fellowship training program. Teach Learn Med. 2007;19:308-18.
83. Kirkpatrick evaluation of training. In: Craig RL, Bittel LR, eds. Training and Development Handbook. New York: McGraw-Hill; 1967.
84. **Eva KW, Regehr G.** Self-assessment in the health professions: a reformulation and research agenda. Acad Med. 2005;80:S46-54.
85. **Davis DA, Mazmanian PE, Fordis M, Van Harrison R, Thorpe KE, Perrier L.** Accuracy of physician self-assessment compared with observed measures of competence: a systematic review. JAMA. 2006;296:1094-102.
86. **Myhre DL, Lockyer JM.** Using a commitment-to-change strategy to assess faculty development. Med Educ. 2010;44:516-7.
87. **Morrison EH, Rucker L, Boker JR, Hollingshead J, Hitchcock MA, Prislin MD, et al.** A pilot randomized, controlled trial of a longitudinal residents-as-teachers curriculum. Acad Med. 2003;78:722-9.
88. **Dunnington GL, DaRossa D.** A prospective randomized trial of a residents-as-teachers training program. Acad Med. 1998;73:696-700.
89. **Prislin MD, Fitzpatrick C, Giglio M, Lie D, Radecki S.** Initial experience with a multi-station objective structured teaching skills evaluation. Acad Med. 1998;73:1116-8.
90. **Quirk M, Mazor K, Haley HL, Wellman S, Keller D, Hatem D, et al.** Reliability and validity of checklists and global ratings by standardized students, trained raters and faculty raters in an objective structured teaching environment. Teach Learn Med. 2005;17:202-9.

> **訳者コメント**
> **診断学理論の実際**
>
> 診断に必要な情報を集め(またはその途中で集まった情報をもとに診断を行う際)，それら情報を診断の思考回路に導入し，診断を得る。この診断の思考回路のプロセスの最たるもの(と世界的にされているもの)が，本文でも述べられたシステム1，2の二重プロセス理論であり，訳者自身も『診断戦略：診断力向上のためのアートとサイエンス』[1]のなかで，この二重プロセス理論を基礎的な診断戦略と位置づけている(ほかにシステム3があるが，これは病歴の非常に初期から推論のプロセスに必ずしも捕われず，根こそぎ診断に至るプロセスである)。二元論で人間の思考を説明できるほどヒトの思考は単純ではないが，このクリアカットな概念は教育上，学習者少なくとも初学者らに大きな学習基盤，そして安心感を与える。それは，明確な指標やモデルが提示されれば，医学生をはじめとした学習者たちはそのモデルに沿って自分なりに学びを肉づけしていけばよい，と理解し，それは学習を進めていくうえでの大きな羅針盤になるからである。二重プロセス理論のような基礎的診断戦略は，概念としてシンプルであり，たとえ診断学リテラシーに疎いとしても，比較的学習への入り方がスムーズではないだろうか？　診断が上手になりたいという思いは，医師であればおおよその人々がもつ願いである(と思う)。ただ，その指導や学習に不安を覚えるのは言語化された概念にアクセスがなく，またはそもそも知らないか，またアクセスがあってもそれが実践上で実用性に乏しい，という誤解からかもしれない。しかしたとえば二重プロセス1つとっても，実際の臨床で意識しそれを適用することで診断の精度が増すことは，少なくとも訳者の周りではよく観察される現象であり，今後，定量化を考慮した研究も増えてくるだろう。

1) 志水太郎．診断戦略：診断力向上のためのアートとサイエンス．医学書院，2014年．

8 臨床推論の生涯学習

Gurpreet Dhaliwal, MD

医師や教育者は，臨床推論というものが臨床のトレーニングの中心にあり，それは訓練して習得されるもので，キャリアを通して精錬されるべき中核の能力であるという考えに同意しています．臨床推論の重要性に疑いはなく，その他のあらゆる側面，つまり臨床推論とは何か，どう指導するか，どうアセスメントを実施するかについては，本書のこれまでの章でテーマとしてすでに扱われてきました．本章ではその他の，臨床推論における不確実な項目について深めていきます．つまり，個々の臨床医は訓練を通じどのように臨床推論の卓越性を生み出し，そのキャリアを通して発展させるのか，を考えてみたいと思います．

推論は医学における重要な技術ですが，中心ライン挿入や腹腔鏡下の手術などとは異なり，医学文献には，推論を向上させる確立されたアプローチについての記載はありません．この欠如のために臨床医は自身の診断の意思決定を卓越したものにしようと，一般に広く受け入れられている方法（たとえば，「多くの患者を診る」または「文献を読む」）に終始してしまったり，教育者およびその上級者は最も信頼性の高い臨床医を訓練する戦略に途方に暮れている，という状況です．（たとえば，単に「今やっていることをやり続ける」）．

たいへんな仕事を何年も続けることが —— ある職業で10年または1万時間といわれる[1]—— 優れたパフォーマンスの前提条件であることは明らかですが，個々の臨床医にとってその道筋がどのようなものなのかは不明です．経験はほとんどすべての医師が蓄積できますが，では，潜在能力を最大限まで引き出す臨床医と，そうでない臨床医を分けるものは何でしょうか？

重要ポイント
- 医師のキャリアを通して臨床推論を最適化する確立されたアプローチはない．
- 特に，パフォーマンスを向上させるために設計された活動に継続的に従事している場合，専門家は最大限の潜在能力に到達する．
- 推論および判断を最適化するために他の専門的職業で使用されている方法には，ポイント・オブ・ケアの学習／漸次的問題解決，決定に対する系統的フィードバック，シミュレーションのトレーニング，および質の高い訓練などがある．
- これらの方法は医学訓練プログラムと日常的な臨床実践に組み込まれる可能性がある

課題
- フィードバックなどのメンタルトレーニング法に従事するための時間の制限
- 同僚と協働し，症例または学習をレビューする機会の制限
- 学習の機会を促進しない情報技術システム（たとえば，患者の転帰に対するカスタマイズされたフィードバック）
- 臨床的／認知的卓越性に対する外的報酬の不足

他の専門的職業からの教訓

エキスパートの知識および判断の習得は，他の専門分野(たとえば，消防，看護，軍隊，チェス)[2,3]でも研究されています。そのなかで注目に値する3つの重要な知見があります。

第1に，経験だけではエキスパートの技術を生み出すことはできません。複雑な作業(たとえば，執筆，運転，医学的処置)を行う大半の場合は，一般に人は十分，効率的に，そして確実に業務を行うまでは改善を続ける傾向がありますが，その後はその知的投資のエネルギーを別の何かに向かせる傾向があります。その学習曲線が平坦になると(図8-1)**経験を積んだ非エキスパート**になります[4]。一方エキスパートは，パフォーマンスを向上させるよう特別にデザインした活動に継続的に取り組んでいるため，異なる成長曲線で自身のもつ最大の潜在能力に到達します[5]。

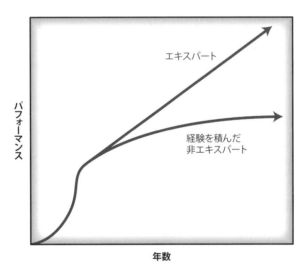

図8-1 ● キャリアにおけるエキスパートと経験を積んだ非エキスパートの異なるスキルパフォーマンスの経路

第2に，複雑な知識および判断を要する動的な分野のエキスパートは，業務上直面する問題のメンタルモデル(スクリプト)のレパートリーが豊富です[2,6]。こうしたスクリプト(たとえば，緑内障，痛風，または肺炎に関するスクリプト)は医師がよくある状況を認知し，過去の解決策を適用し(パターン認識)，または分析的推論を要する新しいシナリオをみつけることを可能にする記憶のテンプレートといえます。認知心理学，教育，自然主義的意思決定，または専門的な科学のいずれの視点をもっても，共通のテーマが導かれます。それは，専門的職業におけるエキスパートは，現実世界の問題に関連する経験を量的かつ質的に強化することによって，その経験の基盤(およびそれによるスクリプト)を戦略的に強化する意図をもった学習者であるということです[7]。この仕事に対する考え方およびアプローチは，いつ分析が必要かについての巧みな判断能力を強化し，パ

ターン認識を容易にする豊富なデータベースをつくり上げることができます[8]。

さらに，何十年にも及ぶ研究により導かれたある洞察があります。それは，エキスパートのように**考えられる**ように専門家を指導することは少なくとも困難ではありますが，専門家に対し，エキスパートが行っているような**学習**法を指導することはできるということです。そのような学習が確立できれば，エキスパートの思考法も伴ってくるでしょう[2]。

本章では，エキスパートの専門家の4つのメンタルトレーニングの方法について概説します。各方法は臨床医の経験の基盤を強化し，キャリアを通して臨床推論を向上させる訓練の形式をとっています[9]。これらの方法が，臨床推論の力を最大に伸ばすために時間を賢く使いたいと考えている医師，研修医（や指導医）が使うプランを完全なものにします。

ポイント・オブ・ケアの学習

医師は業務上，実際の目の前の患者の問題から学ぶことを好みます[10]。日常診療向けの明確な目的をもったアプローチにより，学習は偶発的な副産物ではなく，診察における明確な目標となります。典型的な症例および難易度の高い症例のいずれにおいても，このアプローチではスクリプトの開発を最大限にするための質の高い知的ステップを踏むことが必要です。

ベライター（Bereiter）とスカーダマリア（Scardamalia）は，専門的学習を習得すべき能力のリストとみなしています[4]。専門家の大半は，徐々にto-doリスト（たとえば，蜂窩織炎の診断および治療法を学習する，など）の済んだ項目にチェックマークを入れていきます。この方法では，効率化が進み業務が慣例化するのに伴い，医師は経験を積んだ専門家，より明確にいえば，経験を積んだ非エキスパートとなる方向に進み始めます。エキスパートの専門家もチェックマークを入れていきますが，その仕事が容易になるにつれ，彼らは継続的に新しい挑戦をリ

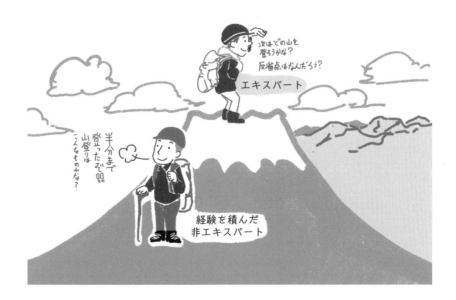

ストのいちばん上に配置することによって発展的な問題解決に取り組んでいきます。彼らは最近習得した問題よりさらに詳細な，あるいは高度な問題を探し（またはつくり出し）ます。

　合併症のない下肢の蜂窩織炎の患者を治療する際，経験を積んだ医師の典型的な認知行動とは，過去に培った知識を再動員し，迅速に診断し，使い慣れた抗菌薬を処方することです。意図的な学習アプローチを用いる医師は便宜的には同じ診断を行い治療をすると思いますが，何もないところにわずかな挑戦を生み出すでしょう。たとえば，蜂窩織炎に類似している疾患を検索し，どのようにすれば課題を医学生により十分に指導できたのかを検討し，あるいは，同僚とメチシリン耐性の黄色ブドウ菌感染症の治療をしないと決めた自分の決断について議論するでしょう。症例に対するこのさらなる知的な取り組みは経験の質を高め，蜂窩織炎に関する医師の疾患スクリプト作成に大きく寄与する可能性を生みます。このような成長の思考を備えた臨床医は，与えられた患者対応の場面でよく知られていることではなく，知られていないことに重点をおく習慣をもつでしょう[11]。

　臨床医にとってすぐに行動可能な目標は，この知的な取り組みの形式をいつもと変わらない日々の些細な症例に応用することです。日々の業務は何かを追求するまでもなく多くの学習機会を提供するため[12,13]，臨床医は多数の学習エピソードを現実的なものにするために，ある程度基準（たとえば，決定が患者の転帰に影響を及ぼす，たびたび発生するジレンマである，など）を設けて，ふるいにかける必要があります。挑戦する，または迅速な情報検索をするのに最適なタイミングとは，患者対応の最中またはその直後である可能性が高いでしょう。このリアルタイムな学習の形式は，携帯用の機器またはコンピュータによって実施されることが増えています。こうした機器類は効率性は高いものの，症例の複雑性や時間需要がもたらすリアルタイムでの情報検索に対する障壁を取り除くことはできません[14]。時間の経過を甘受してしまうと症例に関する重要な認知的挑戦を想起する能力が脅かされ，新しくより緊急性のある問題によってそれを失ってしまいます。

　リアルタイムに患者から聞かれる質問を探索することは，最もよくあるポイント・オブ・ケア学習の形ですが，これは新しい情報を得るための追加のメンタルプロセシングを必要とします。効率的で意図的な知的取り組み（たとえば，質問，振り返り，議論，記録）は問題解決で忙しく解決策から学習することが困難な医師を助けます[15]。新しい学習法は少しずつ行うのが最も効率的です。少量の情報の追加により，スクリプトの一部をレビューし，必要に応じて取り消し，新しい題材を扱って学習し，今後に備えます[16]。学習したことを簡単に記録しておくと（学習内容のポートフォリオの簡易版），振り返りを容易にし，定期的にレビューするとき，または将来記載する機会があるときに新たな知識に改めて触れることができるようになります[17]。

　患者をケアするうえで，ほぼすべての医師は必要に応じてリアルタイムで目の前の疑問に答え，学習しようとします。学習に対して意図的なアプローチを用いる医師は，たとえすぐに必要がなくても，自身が将来対応する患者への準備のために，臨床業務をシンプルな認知的挑戦・問題へとつくり変える習慣をもっています。サージェント（Sargeant）らは，学習が臨床業務の偶発的な副産物ではなく，明示的な目標としている優秀な医師集団で，この2通りの経路をもつ思考

の形跡を発見しました[18]。日常の作業フローにマイクロチャレンジとマイクロラーニングを組み込む，この懸命で分析的なアプローチは，臨床推論の原動力となる疾患スクリプトに少しずつ修正や改善をもたらします。こうしたアプローチにより，今後の患者対応で獲得した知識を非分析的な経路によっても利用できる可能性が高くなります。

系統的フィードバックの探索

シャントー(Shanteau)は，専門家が高度に正確な直観や判断をするために，正確なフィードバックが不可欠であることを示しました[19]。医師は毎日，何十件もの重大な決定を下していますが，診断的，マネジメント的な判断を患者のアウトカムに結びつける機会は限られています。障害となるものには，勤務パターン(たとえば，シフト制の勤務)，患者との対話の時間的制約(たとえば，急患，病棟)，および医療システムの細分化(たとえば，他院への再入院)などがあります[20]。フィードバックが省略された場合，学習および最適化の多くの機会が失われ，フィードバックがないこととフィードバック結果がよいことを同等視してしまうという，一般的によくみられる傾向が自己アセスメントに歪みと慢心をもたらします[21,22]。

医師が胸痛を呈する患者を心筋梗塞の可能性を除外したうえで退院させたものの，外来経過または負荷試験の結果について知らない場合，その医師は冠動脈疾患の可能性の評価において，知識やスキルを補強できていません。この医師は，幸運にも患者の転帰について偶然に知ることができるかもしれず，または重大なイベントが発生してから知ることになるかもしれません。しかし，そのような無作為なフィードバックは判断の最適化にとって不十分です。この医師に対する質の高い学習アプローチとは，胸痛を呈する患者を同じ方法で管理するものの，この患者の繰り返す入院，心臓イベント，または心機能検査結果について，月に一度電子カルテをチェックし，将来の患者のために判断を微調整することでしょう。転帰の記録をとることで，医師は自身の決定に寄与する認知的および感情的な因子に対する分析に集中することができるでしょう。

「ニュースがないことがよいニュースである」という思考のもとで作業をすると，最適まではいかない転帰とエラーが隠蔽されてしまいます。すべての意思決定者は，それが二流であれ一流であれ，必然的に誤りを犯します。しかし，一流の意思決定者(チェス，スポーツ，または軍隊における)が何が違うかというと，彼らは自らのパフォーマンスを系統的に調べ，その間違いから可能な限り多くを得ようとしていることです[23,24]。

臨床医は，患者の記録，電子カルテの通知，または退院時要約の定期的レビューにより，決定したことおよび転帰[25]を追跡するシステムをつくることができます。医師のグループは，他者の決定に基づく転帰が電子的または予定のミーティングでルーチンに共有される文化を醸成することができます。このようなフィードバックが個人的であれ，チームメンバーと共有されているものであれ，電子カルテの検索およびレビューに時間を費やす必要があります。携帯デバイスまたは電子カルテのシステムによって，適切な時期(たとえば，3日や3か月など)に臨床医に自分の決定のアウトカムを再確認させる通知を送ることがで

きますが，現在この作業は個々の医師に任されています。しかし医療システムでは医療提供者にカスタマイズされたフィードバックを提供し，患者レベルでの学習を容易にするために，ITによるシステムを導入する必要があるでしょう。

重要なことは，アウトカムは過剰反応や最小化を行うことなく，系統的に分析されなければならないということです[26-30]。たった1つのイベントのために実践パターンを大きく転換する医師は，突出した単一のイベントが可能性のアセスメントを曲解させ，中期または長期的に判断を不規則に変更してしまうという利用可能性ヒューリスティクスに陥りやすいといえます。よい / 悪いまたは正しい / 誤りという単純な転帰（アウトカムフィードバック）ではなく，決断に貢献した認知的および感情的な因子（認知フィードバック）[31]についての振り返りや分析に焦点を当てることは，意思決定を最適化するうえで臨床医に好まれることです[32,33]。将来の対応のための反応および学習が適切に微調整されるチャンスを増やすために，思慮深い同僚へのコンサルトを検討する必要があります。

自身の判断を最適化しようとする医師は，定型的なものから複雑なものまで広範囲に及ぶ症例を通した決定を追跡するために，無作為なフィードバックを系統的な方法に置き換える必要があります。経験を積んだ医師はますます自信をもつようになり，意図的な学習アプローチを用いる医師はますます正確になります。

シミュレーション

トップのチェスプレーヤーは，その時間の多くを実際の試合ではなくシミュレーションに費やしています。彼らは公開されているチェスのゲームを注意深く分析し，公開されている専門家のプレーに合わせて駒を1つひとつ動かしながら試合の場面を再現します[34]。トップアスリートは定期的に自身のプレーを含む過去の試合の映像をレビューし，分刻みの決断を徹底的に精査します。パイロットは忠実度の高いフライトシミュレーションに多くの時間を費やします。医療では，腹腔鏡下手術または心肺蘇生のような精神運動的スキルのシミュレーションを採用してきましたが，最も重要な手順である診断を定める認知チャレンジについてのシミュレーションは行われていません。臨床医は，毎日書類入れやメールの受信ボックスに届く出版された症例報告を読む際に，シミュレーションベースのアプローチを適用することによって知識および意思決定を確認することができ，また改善することができます[35]。

認知的な観点からは，将来の現場環境で評価される精神的スクリプトに役立つため，シミュレーション演習は実際の現場業務に近いものでなれればなりません。おそらく，紙媒体やコンピュータベースのケースでは，データ収集の問題，データのなかのシグナル・ノイズ比の低さ，時間的制約，および複数の患者の同時ケアなど，現実の現場の状況的な，または無秩序的な特徴をすべて再現することは難しいでしょう。

実際には，鑑別疾患が挙がっていない患者は，そのケースの重要な要素や対象の臓器，誰にコンサルトするか，また，最終診断のための検査を教えてくれるわけではありませんが，それでもなお医師にとっては大きな価値があります。こうしたことは，診断に携わる医師が直面する主要な挑戦です[36]。したがって，症例報告からのエキスパート学習の第1段階は，タイトル，著者の専門分野，テ

キストボックスに特記してある要点，および早い段階で画像を見ること，これらのそれぞれを意図的に避けることでケースの信頼性を再現すること，です。挑戦とシミュレーションは，治療を行う医師が直面する同じ診断的および管理的問題を解決するために，繰り返し停止し（チェスの達人が駒を1つひとつ進めるように）実施します。読者は頭のなかで，あるいは紙の余白部分に記しながら，先へ進む前にこの重要な停止部分に集中する必要があります。そうすることで，実際のイベントまたは症例に関する著者の解説と比較することができます。

　同様に，短い症例やクリニカルピクチャーを読む際，臨床医は多肢選択式問題の解答を見ずに問題を解決するシミュレーション思考を使うべきです。なぜなら選択肢を提示して受診する患者はほとんどいないからです。そうではなく，医師は情報をかき集めて可能性のある診断をつくり出さなければなりません。多肢選択式問題で解答の選択肢を即座に読んでしまうことは，重要でチャレンジングな認知ステップを無視してしまうことになります。選択肢などの補助のない状態で鑑別診断を立てたうえで，可能性の選択肢をレビューすることにより，多くの学習が得られる可能性があります。読者がこの方法を選択する場合，その読者は診断医が繰り返し直面する苦悩を乗り越えられます。このアプローチは長大な症例報告に対してとられるアプローチと同様，臨床上の経験を記憶に刷り込む場合に診断プロセスが最終目的地と同等に重要であることを強調しています[37]。

　症例を読むときのこの明確な目的をもったアプローチは努力を要するものの利用しやすい方法であり，これにより臨床医の経験基盤が強化されます[38]。仮想の患者に関する経験に対する最近のレビューでは，その最大の強みは臨床推論の強化であることが確認されています[39]。インターネットや医学雑誌では，症例をオンラインで公表し，その症例を通してチャレンジや学習ポイントを組み込み[40-42]，この種の反復的で双方向的な方法を使うことによって読者にその症例を解決することを求めています（表8-1）。

質の高い訓練

多くの職業では，優れたパフォーマンスを実施する者は，質の高い訓練を通して，持続的に新たなレベルを達成しようと励んでいます。そうした訓練の形式には，特別な業務に集中し実践に明確に焦点を当て，現状と目標パフォーマンスの間のギャップを縮めるためにフィードバックを統合し，自身の能力をはるかに超えるレベルにある価値の高いスキルを設定することが必要とされます[3]。判断の基盤となる医学的知識およびスキルの大部分（たとえば，社会歴，心臓の聴診，胸部X線写真の解釈）は，この方法によって最適化することができます。質の高い訓練のオリジナルの概念は特定スキルの発展に焦点が当てられていますが，前述のメンタルトレーニングの方式のそれぞれには，パフォーマンスを向上させるために特別に設計されている活動への一貫した取り組みである，質の高い訓練の中心となる原則が取り入れられています。

　質の高い訓練についての従来の説明では，コーチの最初の役割を強調しています。しかし，それは大半の医師にとって実用的ではありません[43]。そうではなく，意図的に，そして迅速にスキルを向上させたいと考えている現代の臨床医は，質の高い訓練を実行可能なものにするため，さまざまな技術を使用する傾向

表 8-1　定期的に出版された研究のために閲覧可能な中編・長編の症例報告の例

雑誌	インターネット上のアドレス	タイトル
The New England Journal of Medicine	www.nejm.org	Case Records of the Massachusetts General Hospital Clinical Problem Solving；Interactive Medical Cases
JAMA	jama.jamanetwork.com/journal.aspx	Clinical Challenge
Lancet	www.thelancet.com	Case Report；Morning Report at the Royal Free
BMJ	www.bmj.com	Endgames
BMJ Case Reports	casereports.bmj.com	すべて
Journal of General Internal Medicine	www.sgim.org/jgim-home	Exercises in Clinical Reasoning；Clinical Vignettes
Journal of Hospital Medicine	www.journalofhospitalmedicine.com	Clinical Care Conundrums
American Journal of Medicine	www.amjmed.com	Images in Dermatology；Images in Radiology；Diagnostic Dilemma,；ECG Image of the Month；Physical Findings
Mayo Clinic Proceedings	www.mayoclinicproceedings.org	Resident's Clinic
Cleveland Clinic Journal of Medicine	www.ccjm.org	IM Board Review
Consultant	www.consultant360.com	多彩なセクション

があります。
　たとえば，ある臨床医は6か月間にわたり認められている心雑音のそれぞれの特徴を記録し，心エコーでの最初の特徴と比較し，その後，診察での聴診で再度心音を確認しているかもしれません。また，あるプライマリ・ケア医は皮疹の診断技術を向上させたいと強く望んでいるかもしれません。この医師は時間をかけて成長することを願うのではなく，4か月間で改善することを明確な目標としているのです。この医師の質の高い訓練のアプローチには，自分のクリニックで認められる原因不明の皮疹すべてのデジタル画像を撮影し，経過観察時に，再度患者を診察する際または皮膚科医のコンサルト記録をレビューする際に，その患者の画像を参照することが含まれているかもしれません。また，皮膚の画像を毎週eメールで自分自身に送信し，8週連続で75%の正答率を出すまでクイズに答える（シミュレーションのセクションで記述した方法で）という方法をとるかもしれません。
　私たちは日常業務を医学の実践のなかにあるものとみなしていますが，継続的な成長と改善のためには，質の高い訓練として自分たちが行っていることは何かを問う必要があります。経験に基づき徐々に成長する学習を待つのではなく，質の高い訓練のアプローチを適用する医師は，価値の高い訓練経験を生み出す努力

をする必要があります。行動可能な目標は，集中的な自習，計画的な臨床経験，またはオンラインの訓練に基づく質の高い訓練を通して発展する単独のスキルを常にもつことです。フィードバックは質の高い訓練の意義を明確にする要素であるため，この戦略は前述の症例追跡に組み込むことができます（「系統的フィードバックの探索」を参照）。

結論

多くの職業には，一か八かのパフォーマンスを向上するための確立された方法があります。ミュージシャンはリハーサルをし，アスリートは練習試合や練習を行い，兵士は訓練を行い，パイロットはフライトシミュレーションを行います（また，この点では，医療実施者も同じといえます）。医療においては，有効な推論を行うことよりも大事なことはありませんが，その鍵となる能力を精錬し，強化するための確立された方法はまだありません。

医師の生涯教育，ライセンス付与，および認定についての要求事項は，全医師が強制的に参加することを通して，経験を積んだ専門家の標準を上げ能力を維持することを目的とした独立した指標です。一方，診断の意思決定における継続的改善のプログラムの実行は任意で，参加を強制する外的圧力はありません。また，このプログラムは（コーチまたは同僚同士の協力により大いに強化されていたとしても）単独で行う作業です。研究されたすべての分野において，職業規模の行動ではなく，持続的な個々の実践から専門的なパフォーマンスが得られるものです。

臨床推論の卓越性を目指して励んでいる臨床医にとって常に答えのない質問とは，現実的には自分にとって生涯にわたる学習とはどうあるべきか，ということです。医師のコミュニティーの内部構造，情報技術，および実践に対する認知が整って最適な学習環境を提供するようになるまで，本章で概説された戦略（表8-2）により，優良な知識および判断から卓越した知識および判断への移行を熱望する臨床医に，実用的なアクションプランが提供できるようになります。

表8-2　経験を積んだ非エキスパートの臨床推論者と，エキスパートの臨床推論者の生涯学習へのアプローチの比較

方法	経験を積んだ非エキスパート	エキスパート
現場での学習	必要なときに調べる／相談する	継続的に知識の伸びしろを確認する
フィードバック	ランダムでアウトカム中心	系統的でアウトカムにつながる認知に焦点を当てる，症例の記録を用いた定期的な自己チェック
ケーススタディー	時々ケース論文を読むようにする，ケース解きに精緻にアプローチしない	優先度高くケース論文を読む，シミュレーション演習としてケースにアプローチする
スキルを鍛える	そのうちに向上することを期待する	改善が確認されるまで質の高い訓練による自習を行う

「実用的」とは簡単ということではなく，利用しやすいことを指しています。継続的な専門性の発展には，日常的な患者ケアよりもはるかに時間と労力が必要です。時間と労力をかけずに優れたパフォーマンスが達成できるようなスキルや専門性などなく，臨床推論がそのルールの例外であると考える理由もありません[44]。実践があれば，そうした方法は合理的となり，専門的または個々の日常業務に統合され，同等の時間を要するが収穫の少ない教育的取り組みに費やされる時間と置き換えられる可能性があります[45]。トレーニングのプログラムでは，こうしたアプローチを定型的なカリキュラムにどのように統合させるかを検討すべきです（たとえば，患者アウトカムに関する計画的な経過観察，質の高い訓練の追跡，ポイント・オブ・ケア学習および挑戦を習慣化するためのファカルティ・ディヴェロップメントなど）。そうすれば，医学生や研修医がそのアプローチを，自身の専門性を開発するうえでの形成的な段階を確立する習慣として発達させることができるようになるでしょう。ファカルティメンバー間，およびヘルスケアITシステムにおいてこれらのアプローチを促進するトレーニングプログラムは，対象となる学習者によるこうした方法の理解を促進するために，ロールモデルの構築と環境という2つの強力な力を活用することができます。

この学習プログラムには限界があります。その範囲は個々の臨床医の診断の意思決定に関する知識および判断に限られています。読者と研究者は，こうした訓練法が真に優れた臨床能力にとって必須とされるコミュニケーション能力やプロフェッショナリズムにどのように拡大できるか検討することが奨励されています[46]。現場で引き出された疑問の答えを得るには通常無秩序で複雑で，「本には載っておらず」，結果として最も好評なものから最も実用的なものまで，広範囲に及ぶ情報源が必要となってきます[47,48]。また，医師の優れたパフォーマンスについての研究で，文献に基づいた戦略を検証しているものはほとんどありません[21,49,50]。認知訓練[51]，診断チェックリスト[52]，およびコンピュータベースの診断支援[53]などのシステムに基づいた介入が，診断エラーを最小化するために提案されています。これらの介入は堅実な理論的原則により提案されていますが，ここで説明したアプローチと同様，医学分野で依然として試験され，実証される必要があります。

能力を超えたレベルに到達するために，この自発的な取り組みを動機づけているものは何でしょうか？ 医師に本来備わっているモチベーションには，熟練への探求心，学習から得られる喜び，仕事に対する満足感，指導の強化，および患者のより良好なアウトカムなどがあります。医師のなかには，能力を最大限に発揮することがケアしている患者に対する道徳的義務であり倫理的義務だと考えている者もいます。自分の責務を自身の，および自身の考え方の継続的改善に向けている医師には，専門的発展およびそれにかかわる臨床医の活動を促し，情報を与え，影響を及ぼし，動機づけるための強力な基盤があります。現代のライセンス，認定医の要件はそうした個々の学習への取り組みを保証し，将来期待される専門的な発展の基準を示しています[54-56]。

専門家は，単に経験を積んだだけではなく，信頼できるパフォーマンスからさらに改善に向けた絶え間ない努力への転換があった場合にエキスパートとなることができます。その非エキスパートとエキスパートの違いは圧力ではなく，自己安定と自己改善の間のバランスをどちらに重点をおくかというシフトです。表面

上は他者に受け入れられているときでも，自身のパフォーマンスを継続的に監視して向上させようとする執念は，医師のなかにはキャリアの早い段階でそうしようと決める者もいると思われますが，いつ決定するかについて決まりはありません。しかし，その潜在的な学習効果は大きく実ることとなるでしょう。

文献

1. **Ericsson KA, Krampe RT, Tesch-Römer C.** The role of deliberate practice in the acquisition of expert performance. Psychol Rev. 1993;100:363–406.
2. **Klein G.** Sources of Power: How People Make Decisions. Cambridge, MA: MIT Press; 1998.
3. **Ericsson KA, Charness N, Feltovich PJ, Hoffman RR, eds.** The Cambridge Handbook of Expertise and Expert Performance. New York: Cambridge University Press; 2006.
4. **Bereiter C, Scardamalia M.** Surpassing Ourselves. Peru, IL: Open Court; 1993.
5. **Ericsson KA.** Deliberate practice and the acquisition and maintenance of expert performance in medicine and related domains. Acad Med. 2004;79(10 Suppl):S70-81.
6. **Norman G.** Research in clinical reasoning: past history and current trends. Med Educ. 2005;39:418-27.
7. **Custers EJ, Regehr G, Norman GR.** Mental representations of medical diagnostic knowledge: a review. Acad Med. 1996;71(10 Suppl):S55-61.
8. **Moulton CA, Regehr G, Mylopoulos M, MacRae HM.** Slowing down when you should: a new model of expert judgment. Acad Med. 2007;82(10 Suppl):S109-16.
9. **Dhaliwal G.** Clinical excellence: make it a habit. Acad Med. 2012;87:1473.
10. **Campbell C, Parboosingh J, Gondocz T, Babitskaya G, Pham B.** Study of the factors influencing the stimulus to learning recorded by physicians keeping a learning portfolio. J Cont Educ Health Prof. 1999;19:16–24.
11. **Dweck CS.** Mindset. New York: Random House; 2006.
12. **Covell DG, Uman GC, Manning PR.** Information needs in office practice: are they being met? Ann Intern Med. 1985;103:596-9.
13. **Gorman PN, Helfand M.** Information seeking in primary care: how physicians choose which clinical questions to pursue and which to leave unanswered. Med Decis Making. 1995;15:113-9.
14. **Cook DA, Sorensen KJ, Wilkinson JM, Berger RA.** Barriers and decisions when answering clinical questions at the point of care: a grounded theory study. JAMA Intern Med. 2013;173:1962-9.
15. **Regehr G, Mylopoulos M.** Maintaining competence in the field: learning about practice, through practice, in practice. J Contin Educ Health Prof. 2008;28 Suppl 1:S19-23.
16. **Rushmer R, Kelly D, Lough M, Wilkinson JE, Davies HT.** Introducing the learning practice–II. Becoming a learning practice. J Eval Clin Pract. 2004;10:387-98.
17. **Parboosingh J.** Learning portfolios: potential to assist health professionals with self-directed learning. J Cont Educ Health Prof 1996;16:75-81.
18. **Sargeant J, Mann K, Sinclair D, Ferrier S, Muirhead P, van der Vleuten C, Metsemakers J.** Learning in practice: experiences and perceptions of high-scoring physicians. Acad Med. 2006;81:655-60.
19. **Shanteau J.** Competence in experts: the role of task characteristics. Organ Behav Human Decis Process. 2009;53:252-62.
20. **Schiff GD.** Minimizing diagnostic error: the importance of follow-up and feedback. Am J Med. 2008;121(5 Suppl):S38-42.
21. **Croskerry P.** The feedback sanction. Acad Emerg Med. 2000;7:1232-8
22. **Berner ES, Graber ML.** Overconfidence as a cause of diagnostic error in medicine. Am

J Med. 2008;121(5 Suppl):S2-23.
23. **Eva KW.** Diagnostic error in medical education: where wrongs can make rights. Adv Health Sci Educ Theory Pract. 2009;14 Suppl 1:71-81.
24. **Lehrer J.** How We Decide. New York: Houghton Mifflin Harcourt; 2009.
25. **Kahneman D, Klein G.** Conditions for intuitive expertise: a failure to disagree. Am Psychol. 2009;64:515-26.
26. **Duffy FD, Holmboe ES.** Self-assessment in lifelong learning and improving performance in practice: physician know thyself. JAMA. 2006;296:1137-9.
27. **Sacchi S, Cherubini P.** The effect of outcome information on doctors' evaluations of their own diagnostic decisions. Med Educ. 2004;38:1028-34.
28. **Regehr G.** Self-reflection on the quality of decisions in health care. Med Educ. 2004;38:1025-7.
29. **Ernst E.** Science, clinical practice, and a synthesis of both. Am J Med. 2008;121:2.
30. **Crandall B, Wears RL.** Expanding perspectives on misdiagnosis. Am J Med. 2008;121(5 Suppl):S30-3.
31. **Croskerry P.** The importance of cognitive errors in diagnosis and strategies to minimize them. Acad Med. 2003;78:775-80.
32. **Balzer WK, Doherty ME, O'Connor RO.** The effects of cognitive feedback on performance. Psych Bull 1989;106:410-33.
33. **Wigton RS, Poses RM, Collins M, Cebul RD.** Teaching old dogs new tricks: using cognitive feedback to improve physicians' diagnostic judgments on simulated cases. Acad Med. 1990;65(9 Suppl):S5-8.
34. **Charness N, Krampe RT, Mayr U.** The role of practice and coaching in entrepreneurial skill domains: an international comparison of life-span chess skill acquisition. In: Ericsson KA, ed. The Road to Excellence: The Acquisition of Expert Performance in the Arts and Sciences, Sports, and Games. Mahwah, NJ: Erlbaum; 1996:51–80.
35. **Norman G.** The American College of Chest Physicians evidence-based educational guidelines for continuing medical education interventions: a critical review of evidence-based educational guidelines. Chest. 2009;135:834-7.
36. **Peile E.** Integrated learning. BMJ. 2006;332:278.
37. **Peile E.** More to be learnt from the discussion than the diagnosis. BMJ. 2003;326:1136.
38. **Peile E.** Commentary: Learning out of your depth. BMJ. 2009;339:b5180.
39. **Cook DA, Triola MM.** Virtual patients: a critical literature review and proposed next steps. Med Educ. 2009;43:303-11.
40. **Pappas G, Falagas ME.** Free internal medicine case-based education through the World Wide Web: how, where, and with what? Mayo Clin Proc. 2007;82:203-7.
41. **Peile E.** Interactive case report. Commentary: Learning from interactive case reports. BMJ. 2003;326:804-7.
42. **McMahon GT, Solomon CG, Ross JJ, Loscalzo J, Campion EW.** Interactive medical cases – a new journal feature. N Engl J Med. 2009;361:1113.
43. **Gawande A.** Personal best. Top athletes and singers have coaches. Should you? The New Yorker. 3 October 2011. Available at: http://www.newyorker.com/reporting/2011/10/03/111003fa_fact_gawande. Accessed 9 July 2014.
44. **Ericsson KA, Prietula MJ, Cokely ET.** The making of an expert. Harv Bus Rev. 2007;85:114-21, 193.
45. **Davis DA, Thomson MA, Oxman AD, Haynes RB.** Changing physician performance. A systematic review of the effect of continuing medical education strategies. JAMA. 1995;274:700-5
46. **Worrall P, French A, Ashton L.** Advanced Consulting in Family Medicine. Abingdon, Oxon, UK: Radcliffe Publishing; 2009.

47. **Cervero RM.** Place matters in physician practice and learning. J Contin Educ Health Prof. 2003;23 Suppl 1:S10-8.
48. **McDonald CJ.** Medical heuristics: the silent adjudicators of clinical practice. Ann Intern Med. 1996;124(1 Pt 1):56-62.
49. **Dhaliwal G.** Medical expertise: begin with the end in mind. Med Educ. 2009;43:105-7.
50. **Ericsson KA.** An expert-performance perspective of research on medical expertise: the study of clinical performance. Med Educ. 2007;41:1124-30.
51. **Croskerry P.** Cognitive forcing strategies in clinical decision making. Ann Emerg Med. 2003;41:110-20.
52. **Ely JW, Graber ML, Croskerry P.** Checklists to reduce diagnostic errors. Acad Med. 2011;86:307-13.
53. **Umscheid CA, Hanson CW.** A follow-up report card on computer-assisted diagnosis – the grade: C+. J Gen Intern Med. 2012;27:142-4.
54. **Institute of Medicine Committee on Planning a Continuing Health Professional Education Institute.** Redesigning Continuing Education in the Health Professions. Washington, DC: National Academies Press; 2010.
55. **Parboosingh JT, Gondocz ST.** The Maintenance of Competence Program of the Royal College of Physicians and Surgeons of Canada. JAMA. 1993;270:1093.
56. **Duffy FD, Lynn LA, Didura H, Hess B, Caverzagie K, Grosso L, et al.** Self-assessment of practice performance: development of the ABIM Practice Improvement Module (PIM). J Contin Educ Health Prof. 2008;28:38-46.

> **訳者コメント**
> **新しい診断思考をクリエイトする「診断戦略カンファレンス」**

　8章のテーマは，実際の現場を離れた場所でもいかに診断の力を訓練していくことができるか，という内容だった。オフ・ザ・ジョブでも絶え間なく鑑別診断の力を伸ばしていく方策とその題材となる雑誌コーナーのリストが，この章の分担執筆者であるグープリート・ダリワル（Gurpreet Dhaliwal）医師によって紹介されていた〔ちなみにこの表は，ケースレポート（症例報告）がどの雑誌に載っているかのまとめともいえる。そのため，実際に症例報告の論文を投稿する候補ジャーナルのリストとしても，そのまま用いることができると思う〕。

　これらのケースレポートを週刊誌を読むかのごとく読むだけでも勉強になる。実際，現在筆者の職場である獨協医科大学病院総合診療科でも，ローテーターの研修医に「好きな週刊誌を読むような気軽な気持ちで雑誌のコーナーを読んでいけばよいよ」と話すと，それもそうですねと医学誌に対する態度が豹変する研修医もいる。また，同科では週1回ごとにITを駆使して興味深いケースの数々をチーム内で網羅的に共有したりしている。

　このように，雑誌の症例コーナーを定期的にチェックしていくだけでも，experienced non-expertの勉強になるが，もう一段上のexpertを目指すうえでは，1例1例から問題点や課題を発見し，自分としてはこの1例から何を学ぶことができるかという視点で，学びをクリエイトする必要がある。こと診断においては，最初のプレゼンテーションから最終診断までの「直線距離」を帰納やアブダクションを展開し，概念化して診断の原則（＝診断戦略）に結びつけることができるかどうか，という観点をもてば，診断の応用力が違ってくる。このような思考訓練の場として，訳者は日々職場においても「診断戦略開発カンファレンス」という独自の形式のカンファレンスで，いかに迅速にかつ効果的に鑑別を狭めていくか，そして，その症例から得られるクリニカルパールを定める，という診断思考プロセスのシミュレーションと省察，そして新しい診断思考プロセスの開発という意図的な目標をもったカンファレンス展開を行っている。これを習慣化すれば，いつも1つの症例に出合ったとき，そこから何を学びとして引き出すことができるかということにフォーカスする視点がいつもつくため，経験を上辺で「流し」ながら診療をすることがなくなり，診断の力を高める環境を継続的に創出することができるだろう。繰り返しになるが，診断力を高めるのはベッドサイドがベストの環境だが，ベッドサイド以外でも訓練の仕方は工夫すれば得られる。その具体的な昇華形の1つが診断戦略カンファレンスであると考えている（診断戦略カンファレンスの詳細は『診断戦略：診断力向上のためのアートとサイエンス』（医学書院，2014年）[1)]で述べた）。

1) 志水太郎. 診断戦略：診断力向上のためのアートとサイエンス. 医学書院，2014年.

9 臨床推論の改善

D. Michael Elnicki, MD, FACP・Joan M. Von Feldt, MD, MSEd

はじめに

改善する(remediate)という言葉はラテン語に由来し,「再び治す」という意味があります。現在の用法では,改善はパフォーマンスと行動による積極的な修正を通して「正常な状態にする」または再構築することです。ある教育者は「改善の目標が認識されている欠落部分の克服を支援することであり,単にそれをプログラムから削除することでないのであれば,改善は……フィードバックと評価(の重要性)をより高いレベルへ押し上げるものとしてみなされる」としています[1]。LCME(Liaison Committee on Medical Education:医学教育に関するリエゾン委員会)および ACGME(Accreditation Council for Graduate Medical Education:卒後医学教育認定評議会)はいずれも,学習者の改善に対処した教育プログラムを実施しています(**表 9-1**)[2,3]。本章では改善の戦略を構築する基盤として,**2 章**で説明している概念的枠組みを用いて,臨床推論の欠点の特定および修正に重点をおきます。まず改善の範囲を一般的な観点から記述し,さらに臨床推論に特化して説明します。次に,改善に関する複数の標準的な枠組みについて議論します。枠組みを明確化するため,臨床推論の改善プロセスを示す目的で実際のケースを用います。これらのケースを用い,現場で奮闘する学習者がその臨床パフォーマンスを向上できるさまざまなツールにハイライトを当てていきます(**4 章**も参照)。

> **重要ポイント**
> - 臨床推論の改善点は改善プロセスで扱われるカテゴリー別に簡潔に分類することができる。これらの改善点には,疾患スクリプトの知識および体系化,データ収集,仮説形成,データ統合,解釈,および適用などがある。
> - 改善点を正しく診断することは,改善の成功にとって重要である。大半の学習者は改善によって成功する。
> - 改善の段階には,臨床推論の改善点の特定,改善点の詳細についての診断,学習計画の確立,コーチングと改善,および再評価とモニタリング,などがある。
> - 改善過程にある学習計画は多重段階によるプロセスであり,レビュー,振り返り,個人およびグループの活動,質の高い訓練,定期的なフィードバック,および再評価が含まれる。

問題の範囲

学習者の改善の実施は日常的に行われていませんが,非常に重要です。研修医のための改善プログラムでは,10 年を超える研修医の約 3%がこのプロセスを必

要としていることがわかりました[4]。医学生レベルでは，内科臨床実習の管理者に対する国内調査で，0〜15％がその臨床実習中に困難を経験し，0〜11％は最終学年時に経験しているという報告があります[5]。重要なことは，困難を経験している学習者は1つ以上の能力またはスキルで改善を必要としているかもしれないということです。ある研究において，医学生では平均2.1，研修医では1.6の欠点があることがわかりました[6]。医学教育者では，改善プロセスについて満足していないケースが多くみられます[7]。医学教育の改善における構造化されたレビューでは，「あらゆる階層で医学教育のベストプラクティス（最良の実践）を導くための根拠が不足している」ことが判明し，さらなる研究の必要性が強調されました[8]。

表9-1　認定機関と改善

LCME（医学教育に関するリエゾン委員会），31版（www.lcme.org/publications/functions.pdf）	改善のための時間が与えられるよう，各医学生は一定の学習期間中，できるだけ早期に評価される必要がある 医学生が欠落部分を理解し改善できるよう，カリキュラムおよび臨床実習の実施中に，医学生に正式なフィードバックを提供することが期待される
ACGME（卒後医学教育認定評議会）：Institutional Requirements（施設の要件）2007，11.D.4.d（www.acgme.org/acgmeweb/Portals/0/irc_IRCpr07012007.pdf）	後援機関は研修医に苦情および法的手続きに関する公平かつ合理的で容易に入手可能な施設の方針文書および手順書を提供しなければならない

一般論的な改善から臨床推論の改善へ移行するうえで強調すべき概念がいくつかあります。ゲラシオ（Guerrasio）らは，臨床推論の改善点が最もよくみられる改善理由であり，約3分の1の学習者が改善を認めていることを示しました[6]。臨床推論を改善することは臨床スキルを改善することよりさらに難しいことだと感じられ[9]，1つの研究部門で臨床推論の改善に要する時間は20時間とされています[3]。ファカルティの育成が不十分でプロセスの構造に不備があることが臨床推論における欠陥の改善が困難である重要な原因であると思われます[10]。

挑戦

多くの理由によって臨床推論パフォーマンスの改善が問題となっています。臨床推論プロセスは広範な話題を含み臨床推論の問題は，基本的な臨床スキル，コミュニケーション，専門性，または不適切な知識基盤など，その他の分野の問題として現れる可能性もあります。臨床推論のプロセスは通常，学習者の診断的決断から推察されます。これらの思考プロセスは多くの場合明確ではなく，学習者の評価を実施する者はその臨床推論プロセスを直観的に把握しなければなりません。しかし患者ケアの直接観察，記録のレビュー，および口頭によるプレゼンテーションを通して評価者は学習者の臨床推論の妥当性を判断することができます。ただし誤った結論を避けるためには，学習者の臨床推論プロセスについて十分な規模のサンプルが必要です（**6章参照**）。

指導医は，学習者の臨床推論の発展を促すために彼らの臨床思考に踏み込む必要があります。この過程は従来の臨床状況では達成が困難かもしれません。指導医に対する症例提示の研究では，学習者は主に事実情報に重点をおいており，自身の臨床推論や診断の不確実性を提示することはめったにない，という結果を示すことが報告されています[11,12]。経験を積んだ臨床医は自らが特定の症例で使用している臨床推論プロセスを認識していない可能性があります。それは，そのスキルが初学者が行うような時間をかけた仮説演繹的推論ではなく，迅速なプロセス（主にはパターン認識）を伴っているためです[13]。医学生の臨床実習のローテーションのペースが速いと臨床推論の深入りした評価を行うことができません。しかし医学生も指導医も，推論のプロセスに関する振り返りの機会を教育的訓練において最も価値のある側面だとみなしています[14]。臨床推論の演習を医学生の臨床経験に組み込むうえで，医学部から時間やそのほかのリソースが投資されることによって，学習上の困難に直面する学習者をより早い段階で特定できるかもしれません。

　医学教育の構造だけでも，臨床推論を改善する新たな挑戦があります。近年進展はみられるものの，臨床実習前の現在のトレーニングは依然として大量の情報の記憶作業に重点をおき，その情報を臨床環境で応用することについては重視していません。臨床実習に入る時点で多くの医学生が十分な準備ができていないと感じているため，鑑別診断およびそれに基づいたプランを決めるために研修医や上級医に依存してしまう可能性があります。ある臨床実習責任者が，医学生がその臨床実習前教育で習得しなければならない能力について調査を行った結果，その臨床実習の管理者が最も欠けていると感じた能力は臨床推論分野（確率論的思考分野のように）の能力でした[15]。臨床推論のいくつかの分野における改善（たとえば，診断を正当化するために仮説主導の推論および基礎医学をより包括的に使用する）[16,17]を達成してきた問題解決型学習などを積極的にカリキュラムの早期に導入して，現在抱えているこの問題に対応している医学部もあります。

臨床推論の改善点の特定および改善を支援する枠組み

　医学教育を行う者が問題点を要約し解決プランを概説する単一のフレームワークに同意する場合，臨床推論の改善を必要とする学習者の改善のプロセスが容易となる可能性はあります。しかし，「臨床推論の問題点およびその特定と改善に関する概念的な枠組みや構造化されたアプローチは確立されていない」と，最近ある著者からの指摘がありました[18]。臨床推論プロセスの複雑性やゴールドスタンダードの欠如，また，行動から臨床推論を推察する必要性（**4章**および**6章**参照）は，推論を学習上の困難に直面している学習者の実践上達成可能で具体的で小さな要素に切り分け，簡素化するような取り組みにつながっています。たとえば，改善を指導するコーチは「あなたは自身の推論スキルの改善に取り組む必要があります」というのではなく，「臨床的な問題におけるあなたの推論能力の改善に取り組みましょう。これは臨床推論の重要な構成要素です」ということができます。この簡素化は改善において有益である一方，実際のプロセスにおいては線形でなく反復的です。ここでは，臨床推論の改善を構造化するのに役立つ3種類の枠組みを提示します。それが臨床推論の分類，二重プロセス理論，および知識の体系化です。

表9-2で概説しているとおり，多くの著者[18-21]がこのプロセスを容易にするために臨床推論の分類をつくっています。これらはそれぞれ複雑で，多重段階のプロセスの特定のものに焦点を当てています。診断エラーは不適切または不十分なデータ収集，プロブレムの提示，仮説形成，データ統合，および適用などのいずれでも（複数ということも）起こりえます。学習者は，データを収集している際にエラーを犯す可能性があります。データは誤って解釈される可能性があり，それによって不十分な仮説が形成されてしまいます。学習者は不適切で誤った仮説または鑑別診断を形成する可能性，臨床データを正しい診断に合致させる適切な疾患スクリプトの欠如に陥る可能性もあります。診断が不確実である可能性を認識し，「検討中の診断」の概念を取り入れる必要があります。最後に，情報は適切に行動に組み込まれなければなりません。そうでなければ，不適切なマネジメントプランが策定される可能性があります。

表9-2　臨床推論の分類

著者	段階	事例
オーデタ（Audétat）ら（2013）	データ収集 仮説形成	適切な仮説が形成できない 焦点の絞られていないデータ収集
	仮説の強化および検査	未熟な結論 優先順位の欠如
	診断とマネジメントプランの開発	データの統合と統一に関する問題 不適切なマネジメントプラン
ボーエン（Bowen）（2006）	データ取得	病歴および身体診察
	プロブレムの提示	要約，明確化
	仮説形成	確率論的思考
	疾患スクリプトの選定	特徴のマッチング
	診断	統合および適用
ボルデージ（Bordage）（1999）	データ収集	病歴および身体診察
	データ統合	所見の過大評価または過小評価
	シチュエーション	疲労 vs. ストレス

臨床推論を構成要素に分解することで得られる構造のように，二重プロセス理論によっても教育者が学習上の困難に直面している学習者を改善する枠組みが得られる可能性があります。前述のとおり二重プロセス理論では，臨床推論が非分析的思考と分析的思考の相互作用として説明されています（**2章**参照）。改善を指導する者と困難に直面している学習者（たとえば，不合格のリスクがあるなど）にとって，非分析的推論と分析的推論の双方のスキルを発展させる必要があることを認識するのは有益なことです。エキスパートおよび初学者が同じ推論プロセスを用いていても，通常初学者には一般的な疾患の定型的な症状の範囲を超えた場合では，非分析的に認識するための知識および知識の体系化が欠けています。結果として，問題解決のために効率性に欠ける分析的アプローチ（たとえば，仮説

演繹的推論)に依存する可能性があります[22]。改善を指導する者は医学生に対し，多くの患者を診察し，非分析的スキルを確立するために仮想のケースを利用して頭のなかで臨床推論のリハーサルを実施することを促すことで，医学生が疾患スクリプトの知識を確立する必要性を強調できます。同時に，二重プロセス理論の組み合わせが診断の正確性を向上させると思われることを考慮し，改善を指導する者は分析的スキルも育成する必要があります[23]。

　知識が臨床推論の専門技術にとって重要であることを考慮し，第3の枠組みでは，学習者の知識の体系化を評価するための方法を提供します。ボルデージ(Bordage)らは，初学者およびエキスパートのセマンティック・ディスコース(つまり，医学生の臨床推論についての対話の意味)について研究しました。そのなかで症例について検討し，学習者および彼らの議論に対して記述構成における具体的なレベル(減少型，分散型，精密型，編纂型)を割り当てました。彼らは **Box 9-1** に示されるとおり，初学者は疾患に関する記述を減少させ，分散させる傾向があり，一方で，中級学習者およびエキスパートは詳述したりまとめたりする傾向があることを発見しました[24]。

　簡潔にいえば，知識の減少には不十分または欠如といった特徴があります。分散知識は対象の患者とは関連がなく，優先順位のない長い知識の羅列です。精密かつ，まとめられた構造はパターンの要素を迅速に探索できるような活発な連想を伴います。これらのカテゴリーに分類することで，改善を指導する者は学習上の困難に直面している学習者に最も適した戦略を選定することができます(たとえば，減少型の学習者は知識基盤の確立を重視し，分散型の学習者は知識を順序立てて組み立て，患者のデータに優先順位をつけることを重視します)。診断推論の成功は，症状(「**急性**」か「**慢性**」か，「**鋭い**」か「**鈍い**」か，など)をより詳細に定義するのに役立つ説明的な語(たとえば，修飾語など)を用いて臨床所見を整理する方法である，一連の多様化されたセマンティックな軸を伴います。直面する困難は症例の意味的な特徴に対する認識の欠如と関連している可能性があります[25]。医学生がエキスパートタイプの知識構造を発展させると，診断の成功率は高くなるでしょう[26]。

　この各枠組みは，困難に直面する学習者に対する改善の構造化にとって，価値および有用性があります。しかし，そのいずれも総合的ではなく，すべての学習者およびすべての推論の改善点に適用することはできません。そのため私たちは，この3種のすべての枠組みを念頭におき，改善の戦略をこの枠組みに結び付けようとしながらも，いずれの枠組みも改善プログラムの基盤として単独使用すべきではないと認識するのがよいと考えています。

改善の戦略

　改善が開始される前のプロセスには複数の段階があります。第1に，学習者に改善が必要な部分を正しく診断し，臨床推論の改善点が実際に存在することを確認する必要があり，また教育者は学習者が複数の改善点を同時にもっている可能性があることを認識する必要があります。健康，家族，または金銭的な問題などの身体的または心理的ストレスは推論を損なわせ，推論の改善点を生み出す可能性があります。同様に，薬物乱用は学習者の臨床推論の能力に悪影響を及ぼす可

> **Box 9-1 ● 学習者の知識構造の分類**
>
> 1. **減少型**：臨床問題に関する知識または理解が不足している学習者は，症例の特徴ともっている知識とを関連づけられない。知識が誘発されないため，探索できていない知識と存在しない知識を区別することは不可能である。「この問題についてどう考えているか？」という質問に対する反応として，学習者は重要なことはほとんどいわず，あるいは必然的に「わかりません」と答える
>
> 2. **分散型**：この種の論述を用いる学習者は，「どう思いますか？」という質問に対し，病態生理学または診断との関連性を引き出すその症例の別の特徴に関する話をするものの，他の特徴の考察を振り返ることができず，対象の症例に関連づけることができない。そのため，肺炎患者において持続する特徴を個別に検討してしまう。発熱により，発熱が顕著な特徴である診断のリストを引き出してしまう可能性がある。息切れにより，呼吸困難を特徴とする全く新たな診断を引き出してしまう可能性がある。知識は豊富だが，症例の臨床状況が提示している一貫性を無視し，優先順位をつけずに，あるいは可能性の高そうな診断をする努力をせずに拡張的な診断を検討する
>
> 3. **精密型**：特定の症例の特徴を要約的で統合された用語へ転換するという特徴がある。「数日前から気分が悪くなった」は，「急性」を指す。たとえば，このような要約的な記述はセマンティック・クオリファイアーと呼ばれるもので，2つの特徴がある。第1に，反対の性質のものと対で考えられやすい：「**急性**」vs.「**慢性**」，「**喀痰性咳嗽**」vs.「**非喀痰性咳嗽**」，または，「**気分が悪そうにみえる**」vs.「**気分がよさそうにみえる**」などである。第2に，通常，病歴で問題の特徴を表すために典型的に用いられるカテゴリーに分類される記述語，たとえば，発現（症状がいつ始まったか：「**急性**」，または「**亜急性**」または「**慢性**」，あるいは「**突然**」なのか「**緩徐**」なのか），部位（「どこがおかしいのか」：「**片側性**」，「**両側性**」，「**限局性**」，または「**びまん性**」，あるいは「**単関節性**」か「**多関節性**」か），経過（「症状は始まって，消失したか？」：「**間欠的**」か「**継続的**」か，「**再発したか**」，「**改善したか**」），重症度（「不快感をどう説明するか？」：「**重度**」または「**軽度**」，「**鋭痛**」か「**鈍痛**」か），および背景（「**若年**」か「**高齢**」か，「**男性**」か「**女性**」か，「**喫煙者**」か「**非喫煙者**」か）などに分類される。さらに精密な論述を用いる学習者は，検討された診断と症例の特徴を積極的に比較し対照する。このような口頭のプレゼンテーションは聞き取りやすく，十分に体系化され，簡潔である傾向がある
>
> 4. **編纂型**：このカテゴリーの臨床ケースの記述は，簡潔できわめて統合されている傾向があり，利用可能な特徴の範囲を超えて考察され，それによって問題に対して十分に把握していても抜け落ちてしまう要素を探る根拠を示す。臨床的な考察は非常に少ない。最初は，まぐれ当たりまたは早期閉鎖と，編纂された記述構成との区別がしにくい。追加の質問（「症状を説明する事柄として，何かほかに考えられることはありますか？」）に対して，編纂型の記述を用いる学習者は，その症例の特徴ときわめて関連性のある診断を比較し対照する。減少型，分散型の論述構成は正確な診断を下す際の問題を伴うが，精密で編纂された記述構成は診断の正確性を伴う
>
> Bowen JL, Smith CS. The journey from novice to professional: how theories of learning can enhance teaching. In: Ende J, ed. Theory and Practice of Teaching Medicine. Philadelphia: American College of Physicians; 2010:10-1. から許可を得て転載．

能性があります。病気はパフォーマンスに影響を及ぼします。学習者は多くの場合，他者に病気であることを明かしたがらないものです。新しい環境または社会的相互作用の問題によるストレスがあると，学習者は日常の臨床業務を管理できなくなります。こうした問題が解決または安定化すると，さらに集中的な改善は必要なくなる可能性があります[20]。困難に直面する学習者の評価に有益な記憶法はまず，DDD，つまり，**drugs**（薬物），**disease**（疾患），および**distractions**（注意力を妨害するもの），です。

認知プロセスにおけるその他の改善点は，推論における改善点のようにみえることがあります。適切な知識の基盤または臨床スキルを習得せずにカリキュラム

の前半を修了する学習者もいるかもしれません。これらのツールを身につけなければ推論は不十分なものになってしまいます。減少または分散したレベルで知識を保有した学習者は，精密または編纂されたレベルで知識を保有した学習者のように，その知識を容易に臨床状況に適用することができません[22,27]。過剰な認知負荷は学習者を圧迫し，リソースの習得への進捗を阻害する可能性があります[28]。繰り返しになりますが教育者は，学習者には複数の改善点が同時に存在していることを認識する必要があります。

改善プログラムそのものを設計する際には，改善に関する文献のレビューにより価値のある指針を得る可能性があり，特にそのような改善プログラムは複数の構成要素を含んでいる必要があります[8]。第1段階は，欠落部分を特定するための評価です。この評価は複数の評価ツールを必要とします。第2に，改善点は診断され，学習計画に同意が得られなければなりません。第3に，学習者はアドバイザーと協力して改善計画を開発する必要があります。第4に，学習者は質の高い訓練，フィードバックおよび振り返りを伴う個別化された指導を受ける必要があります。最後に，学習者は能力の再評価およびコンピテンシーの確立を要します[9]。これらの概念は，その後の症例記述を通してさらに発展させることができるでしょう。

臨床推論の改善の取り組みの一般的な目標は「医学生がより効果的で効率的に学習できるよう支援する」という表現に要約できます。改善を要する学習者は，過去の教育環境では成功を収めたものの，臨床の現場では効果的でない学習戦略を開発してきた可能性があります。高校や大学での技術を主眼においた，すぐに解法がみつかる環境で医学生が成功してきたことやそうした環境への順化は，臨床の現場では学習を阻害することがあります。そのため，改善を指導する者は医学生の学習戦略に焦点を当てる必要があります。学習者に，より限定的なリーディング，より振り返りを強化した演習をさせ，不確実性に慣れさせることができれば，変化を促すことができるかもしれません。このことはまた，前述の改善のフレームワークの視点を通してみられた改善点に対する助けにもなるかもしれません。

次の段落では，医学生がよりよい学習者になるための支援の詳細が示され，成功する改善の取り組みの構成要素について詳しく述べています。学習者の改善点はさまざまであるため，これらの改善の構成要素に重点をおく必要があります。それでもなお，学習者の改善を実施する際に各要素を検討することが有益です。

「よりよい学習者」になるには
集中的リーディング

臨床実習での試験での不合格は珍しいことではありませんが，臨床実習の責任者はこの問題を改善しようと努力しています。内科の臨床実習の責任者による研究では，ほぼ半数(42%)の管理者がこうした医学生に対する特別な改善戦略をもっていないことが示されました[29]。通常，医学生は単に「もっと勉強しなさい」と指導され，それ以上の指示は与えられません。しかしモチベーションのある医学生は，すでに多くの時間を勉強に当てています。質の高いリソースのなかから選定した課題を通して医学生を指導し，その課題のリーディングをレビューすることによって，医学生が読んだ内容を強化することができます。医学生に批

判的吟味のトピック（critically appraised topic：CAT）などの特定の演習によって学習したことを適用するよう求める方法もあります。CAT は関心のあるトピックの根拠を簡潔に要約したもので，通常，PICO〔Problem, Intervention, Comparison, Outcome（問題，介入，比較，結果）〕を用いた臨床問題に焦点が当てられています。最も利用しやすいエビデンスが検索され，簡潔な結論が記載されています[30]。概念マッピングは情報に関する記憶を強化するのに有益です[31]。概念マッピングは最も一般的な概念を頂点に配置します。その後，そこまで包括的でない概念とのつながりが表され，円で囲まれます。概念間をつなぐ線には，必要に応じて関係を説明する記述を行います（たとえば，原因−効果，方向など）。この演習は精密な知識を高めます。医学生は疾患ではなく症状について読み込むよう促され，類似点および重要な鑑別点の双方について異なる状態の特徴を比較し対照します[19]。

基礎のレビュー

臨床的意思決定のレビューが改善プロセスの重要な構成要素であることはよくあります。臨床推論のコースはすでに構成されているカリキュラムに挿入されることが多いため，基本的な推論の原則の理解は確立されていません。医学生に，非分析的（たとえば，パターン認識，ヒューリスティクスなど）および分析的〔たとえば，VITAMIN BCD または RICHMOND（表 9-5）などの語呂合わせを使用した鑑別法など〕な推論の戦略を含む二重プロセスのフレームワークを想起させることにより，改善を成功させる重要な基礎的土台を築くことができる可能性があります。これらの概念は学習を監督する立場の教育者により，学習計画の一部として少量の情報のなかでレビューされることが最もよいとされます。これは，導入コースについての古い医学部シラバスを読み込むことを強制することよりもよいとされます。そのなかで，医学生には改善の最適化のために質の高い訓練を奨励する必要があります。このアプローチでは，学習者が監督下で特定の定められた業務に対処し，メンターまたはコーチからタイムリーで具体的なフィードバックを受けることができます。このアプローチは医学以外のさまざまな分野で使われていて，有効であることが示されています。役に立つ演習のなかには最近の入院に対するレビュー（過去 1〜2 週間）や，学習者が患者の入院時に使用する診断戦略などがあります。この演習は，コーチが学習者の（改善点を伴う）推論を認識し，振り返りの機会を与えるうえで役に立ちます。私たちの経験では，困難に直面する学習者は，入院患者に起こったこと，また最終的にどう診断されたかについて「フォローアップ」を行っていません。フォローアップが強調される場合，疾患スクリプトは入院中の患者についてフォローしないことの多い，当直などで入院受け入れを行う研修医の経験に基づいて作成される可能性があります。

振り返りを増やす

学習者には振り返りおよび自己評価のスキルが不足していることがあり，このスキルは改善プロセスの一部となる必要があります。二重プロセスの枠組みの鍵となる側面は，他者の思考プロセスを認識し，改善の手段を検討することです。学習者は通常，全体的な自己評価に関し困難に直面しますが，研究では，自己モニタリングや，より細かな評価による良好な結果が示されています[32]。このアプ

ローチでは，能力に対するより的を絞ったリアルタイムな認識が重視されています．ダーニング(Durning)らは，自己調整による行動を推奨するマイクロ分析的技術について記述し，そのなかで業務における改善の事例についても挙げています[33]．これらの技術によって学習者は自身のパフォーマンスをより効果的に分析し，よりよい自己調整学習に取り組めるようになります．臨床推論の向上に向けたこれらの構造化されたアプローチによって，学習者は規則に従う初学者から能力と実行力のある医師，そして最終的には思慮深いエキスパートの臨床医へと，ドレイファス(Dreyfus)モデルに従って進むことができます[34]．この技術に関する詳細は **10章** をご参照ください．

ナラティブな(対話式の)医療は，学習者が対応した症例に基づく振り返りのためのエッセイを作成する場合，多種多様な教育活動に使用されうる重要なツールとなります．マメーデ(Mamede)らは，内科の研修医を対象とした診断に対する強制的な振り返りは複雑な症例の診断の正確性を向上させたことを示しています[35,36]．書くという経験は振り返りを促進し，過去には触れられることのなかった保管されていた思考を引き出す可能性があります[37]．学習者が書いた内容を，コーチ／メンターまたは小人数グループがレビューするプロセスもまた，心理的に安全な環境で個人の(潜在的)困難を議論することを容易にするかもしれません．

学習者が不確実性を表明することを奨励するグループ活動の検討

不確実性は，医学訓練のあらゆる側面を曇らせます．たとえば，(1) この情報化社会でも，特に科学的根拠に基づいた医療の分野で知識とスキルの間にギャップがあるという懸念に基づく不確実性，(2) 疾患と患者の症状に由来する不確実性，(3) 知識またはスキルの欠如と医療の複雑性を区別することに関連する不確実性，などがあります．不確実性は，経験を積んだ医師にとって困難であるのと同様に，若い医師にはさらなる挑戦になります．そのような医師は通常，自身の知識およびスキル，または関連する知識が存在するのかどうかについて確信がもてず，この2つの可能性を区別することに困難を感じています[38]．

診療疑問点(practice inquiry)は，学習者，特にこれらの不確実性を区別し，振り返りの能力を向上させ，不確実性に対し安心しようと苦悩している学習者にとって役に立つ方法です．診療疑問点は，臨床医が症例ベースの臨床的不確実性に小人数グループによる環境で取り組むことができ[39]，皆が平等に参加して臨床判断の強化ができるようになることを目的としています．事前にあらかじめ時間をとって，患者情報をもった臨床医が小人数グループと会議を行い，臨床的な不確実性を経験している対象となる個々の患者について，診断，治療，予後，倫理，および(または)臨床医-患者間のジレンマなどについて議論します[39]．1つの症例のフォーマットは，中等の複雑性をもつ症例の場合，8つの段階から構成され，50～60分で完結するようになっています．このシナリオでは，各グループのフェーズは，議論を開始し疑問点について指導するファシリテーターの要求または質問によって開始され，その後，症例提示者または参加者のグループメンバーの最初の回答が続きます．

臨床セッティングで知識をアクセス可能なマトリクスへ転換する

ボルデージ(Bordage)は，このプロセスを学習者が知識の体系化を分散型から精密型へ変換するのに役立つものとして説明しようとしました[25]。増大する知識は，その知識が臨床所見のネットワーク上に体系化されれば臨床推論の強化につながります。臨床医にとって十分に作成された知識スクリプトに基づくパターン認識は重要であり，よくみられる状態を繰り返し経験することは学習者の疾患スクリプト作成に役に立ちます。注意事項は多数ありますが，第1にすべてのよくある臨床症状が定型的とは限らず，疾患スクリプトはそれ自体が基本的な足がかりを超えた構造を必要としていることに注意しなければなりません。第2に，さらに上級の訓練コースでは，稀な状況および非定型的な症状はより頻繁に起こり，これは重要なことですが，そうした症状は臨床的なパターンを曇らせ，ぼやけさせる可能性もあります。学習上の困難に直面する学習者はパターン認識に大きく依存しがちで，分析モードへの切り替え時期が認識できない可能性があります。本書のある章の著者の施設での経験によると，学習者はトレーニング中に定期的に診断エラーを経験するといいます。こうしたエラーには，往々にして最低1つ以上の認知バイアスやアウトカムに影響を及ぼす可能性のある背景因子が含まれています[40]。改善が進むに伴い「減速」を助長する状況の複雑性を伴う臨床症状を含む演習があり，それによって学習者はパターン認識を中止する必要性を認識し，より分析的なモードへ進むことができるようになります[41]。

改善の評価

学習者を改善する取り組みが完結した後，医学教育者はその取り組みの成功を評価する必要があります。プロセスの開始時にはRIME〔Reporter, Interpreter, Manager, Educator（報告者，解説者，管理者，教育者）〕のような尺度[42]を用いることで，改善終了時の成長度評価の手段が得られるでしょう。学習者の臨床推論能力の評価のために，多数のツールが開発されています。この点に関しては，従来，口頭試験，標準化された患者を用いた試験，および豊富な内容を備えた多肢選択式問題が使用されています[43]。より新しい技術には，カルテを利用した思い出し法，スクリプト一致度テスト，重要所見に関するテスト，模擬患者試験，および概念マッピングなどがあります[44]。最も適切な指標は，学習者の特定の改善点に一致し，現場で実用可能である必要があります（**6章を参照**）。

モニタリング

改善された学習者が依然として「脆弱」である場合もあります。彼らが学習の過程を再開する際，アドバイザーやメンターはその進捗を綿密に追跡し，「再発」または新たな問題の出現の徴候を観察する必要があります。早期の介入は全体のプロセスを容易にします。

次のセクションでは，改善のプロセスの構造を実証する事例を4例提示します。これらは臨床推論のプロセスにおける異なる改善点を実証するために選んだもので，著者が経験した実際の学習者の例を適用しています。各ケースは改善の段階を実証するフォーマット（**表9-3**）により提示されています。

表 9-3　改善の段階

段階	方法
困難に直面している学習者を特定する	全国統一テストでの不合格(医学生) 臨床実習での低いパフォーマンス(医学生) 病棟での低いパフォーマンス(研修医)
改善点を特定する(複数のアセスメントツールの使用を要することがある)	6章参照 科または施設の改善委員会またはコーチング委員会と合同で行われるコンピテンシー委員会
改善点を診断する 学習計画をつくる	体系化されたインタビュー 病歴と身体診察の直接観察 [5-10] 客観的臨床能力試験 監督しているファカルティおよび研修医とのインタビュー 標準化試験についてのパフォーマンスのレビュー
コーチングおよび改善	基本のレビュー 文献で学ぶ技術
個別化指導	質の高い訓練 振り返りを伴う演習 定期的なフィードバック 診療疑問点(practice inquiry)を扱うグループ活動 診療に関する質問／アセスメント
再アセスメントおよびモニタリング	正式なアセスメント 病棟でのパフォーマンス

事例

ケース 1
欠落部分を特定するための評価

　この評価には，複数の評価ツールが必要となる可能性があります。
　P.Gは自身の出身医学部から研修プログラムに参加した最初の研修医でした。医科大学から提供された成績証明書には何の問題もなく，米国医師国家試験(U.S. Medical Licensing Examination：USMLE)のスコアは優れていました。しかし，当プログラムでの早期のローテーションでの評価のいくつかは，彼女の臨床スキルおよび知識に対し批判的なものでした。特に，看護師および上級医は「自分に対して自信がないようにみえる」と記述しました。彼らは，彼女が「机上の知識」には優れているが，それを応用したり，優先順位をつけたりすることができていない，と評しました。さらに，彼女は回診の際に計画を立てたり，評価を行うことを嫌がる，とも記述されていました。こうした評価は，集中治療室，総合内科病棟での診療および継続外来の診療でみられました。複数の評価者が，彼女のことを誠実で一生懸命にやっている，と考えていました。行うべきすべての課題も終了していました。彼女は常に時間を厳守し，想定されている労働時間を超えても進んで職場に残っていました。しかし，研修医のコンピテンシー会議で

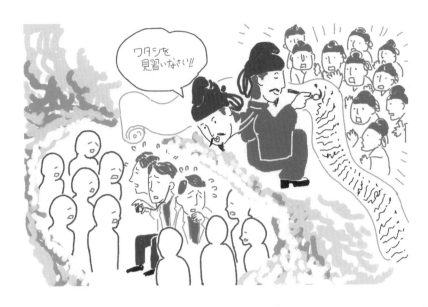

は，彼女のパフォーマンスは RIME 尺度における「報告者」レベルであり[42]，研修医に求められるパフォーマンス未満でした．監督を行う研修医のレベルに進むことに関して懸念が残されました．

改善点の診断および学習計画の開発

　　この研修医には臨床推論における複数の改善点がみられます．しかし，まず改善点を検討する前に強みを認識する必要があります．一般に学習計画では学習者の強みを同定し，それを学習者に伝えることも行うべきです．そうすることで，評価者が学習者のスキルを認めて学習者を安心させ，改善の過程を威圧的でないものにします．第 1 に，評価者は USMLE のスコアおよび評価コメントから彼女が優れた知識をもっていると感じていました．第 2 に，彼女は労働の倫理観が優れていて，学習に対する意欲も認められました．しかし，複数のセッティングでの上級医の直接観察では，患者ケア上の問題において知識を応用すること，また，優先順位の設定ができていないこと，診断仮説およびマネジメントプランの明確化に対する意欲が欠けていることがわかりました．ボーエン(Bowen)の分類によると(**表 9-2**)，彼女は臨床推論の構成要素であるプロブレムの提示，仮説形成，および疾患スクリプトの選定について困難を抱えていました．これらの困難の根源となっているのは，疾患スクリプトに関する不適切な知識であると思われ，彼女の知識の体系化は分散型(ボルデージの枠組み，**Box 9-1**)であると考えられました．この研修医との面談後，彼女のアドバイザーとプログラム管理者は，彼女の抱える問題には医療以外の問題はない，と考えました．

個別化された指導

　　指導には，質の高い訓練，フィードバック，および振り返りを組み込まなければなりません．

　　P.G および彼女のアドバイザーは，学習者目標をつくりました．ボーエンが強

調した臨床推論の枠組みを使用して，改善活動は下記に焦点が当てられました．

1. 知識構造における改善点については，P.G は MKSAP(Medical Knowledge Self-Assessment Program)に掲載されている 4 つの問題を解き，月に 1 回，アドバイザーに対し解答の理論的根拠を示し，彼女の思考プロセスが明確にわかるようにしました．
2. データ収集の点では，彼女は口頭プレゼンテーションでの患者の病歴および身体診察，また文書での病歴および身体診察から得た情報を処理する能力を示す必要がありました．そのいずれについてもアドバイザーによる定期的なレビューが実施されました．
3. プロブレムの提示について，彼女は患者全員に関する問題点のアセスメントを発表するよう指導され，その文書での評価が定期的にレビューされました．
4. 仮説形成については，彼女は実習期間中に患者の症状に対する鑑別診断を作成し，口頭および文書でのケースプレゼンテーションでその推論の根拠を示すことができると証明するよう指導されました．病歴と身体診察をアドバイザーがレビューしました．
5. 患者の病状を「管理する」ことについては，問題のアセスメントを作成して発表し，患者に関して最も可能性の高い診断を検討する計画を立てるよう求められました．彼女は入院および外来患者の双方について，実施した検査の理論的根拠を示し，業務の優先順位をつける能力を示す必要がありました．

彼女のパフォーマンスをモニターし，評価し，フィードバックを行うため，彼女と同じ当番日の上級医が週に 1 回，パフォーマンスについて learning prescription というメモを使って考察しました[45]．メモに記載されるタスクは薬剤の処方箋のフォーマットの形で要約されています．上級医は，学習者が明確にしなければならないトピックまたは臨床的な問題を「処方」することができます．臨床の現場でそうすることにより，彼女の疾患スクリプト作成(ボーエンの分類を適用)および知識の体系化(ボルデージの枠組みを適用)の双方を向上させることができます．入院および外来診療のいずれにおいても，上級医が彼女の臨床推論プロセスを詳細に観察し評価し，フィードバックを提供します．自己調整学習スキルの実践を支援するため，毎週の振り返りの記録が義務づけられました．P.G は患者ケアに関する振り返りも毎週記録するよう求められました．彼女はこれらの振り返りをアドバイザーに提出し，アドバイザーは毎月末にフィードバックを提供しました．この振り返りは以下のような構成で記録されました．

1. 関心のある問題または課題を定義する．
2. 問題を解決するために使用したリソースを記述する．
3. 学習したことを記述する．
4. 次回は異なる方法で実施しようと考えていることを言明する．

能力の再評価および確立

P.G は想定していた以上のモチベーションを得て，改善計画を完遂しました．彼女は自身の判断により，モーニングレポートで患者ケアに関連する問題についての論文を提示することにしました．臨床に関する文献も読みました．また，自分

の興味のある分野に関する2つの研究プロジェクトに参加することになりました。彼女の臨床評価は劇的に改善され，インターンシップ終了時，能力評価委員会に提出したアドバイザーの報告書は全体的に好評を得ました。彼女は自分の潜在能力を発揮することができ，大きな自信をもつようになったと実感しました。そのほかの課題を抱えることなく予定どおりに研修を完遂し，フェローシッププログラムへ進みました。

ケース2

S.Rは実習期間修了間近の臨床実習生でした。入院診療でのローテーションの最初の2週間，研修医は業務で忙しく，この医学生のプレゼンテーションに対して通常費やしている時間と同じくらいの時間をかけることができませんでした。研修医は朝のS.Rのプレゼンテーションは夜勤医師の申し送りと一言一句違わなかったと述べました。病歴の重要な要素は抜け落ち，鑑別診断は大体が夜勤の医師から得た仮の診断でした。ある朝，上級医の回診でS.Rは，電子カルテから容易に検索できるはずの前回の入院記録についてレビューを行っていなかったことがわかりました。他のローテーション中のこの医学生のパフォーマンスに関してみてみると，監督者は彼が適切な知識をもっていると判断していて，また彼は，国立医療試験審議会（National Board of Medical Examiners：NBME）の科目試験すべてに合格していることもわかりました。彼はほとんどの臨床実習の場面で十分な努力をしていましたが，いずれの実習でも優れた評価を得ることはできませんでした。

欠落部分を特定するための評価

この評価には複数のツールが必要となる可能性があります。

具体的な学習上の改善点を特定し，学習計画の焦点を決めることを容易にする学習の問題パターンを特定するために，他の実習責任者による他のローテーションでの医学生のパフォーマンスについての議論が役に立ちました。ある臨床実習の管理者による国内調査では，77％が医科大学推進委員会に情報を提供し，64％が臨床実習の管理者は困難に直面する医学生に関する情報を共有する必要がある，と感じていることが示されました[5]。このプロセスは複数の観察を行うことが意見を有効化する一助となります。監督を担当している他のファカルティメンバーおよび臨床実習の管理者への質問を行うことで，この医学生の知識はボルデージのモデルに記載されていることと比較しても十分に体系化されておらず，カルテからの情報の抽出が困難であることが明らかになりました。これらの評価は直接観察および文書化された記述の分析の両方に基づいていました。ボーエンの分類でも，この医学生の一般的な臨床問題に関する疾患スクリプトは不十分であると考えられました。特に，他のローテーションで提供されたフィードバックをレビューした後に焦点を当て，委員会は計画の設定を助けました。

S.Rとコーチファカルティとの面談は改善点を特定するのに役立ちました。S.Rが記載した最近の病歴および身体診察が提出され，コーチによりレビューされ，議論されました。コーチは外来の現場での指導のため，SNAPPS（病歴および所見を要約し，鑑別を絞り，分析し，不確実性について指導者を探り，治療プランを計画し，自己主導学習のために症例に関連する問題を選択する）を使用しまし

た。SNAPPS は主に使用する医学生に応じた学習者中心のケースプレゼンテーション技術であり，改善の分野を明らかにすることができます[46]。医学生に対する構造化されたツールを用いたこの独立した評価は，最初の評価および再評価の客観性を確実にするのに有益でした。妥当性の確認はされていませんが，SNAPPS は有益であり，広く使用されているツールです。

改善点の診断と学習計画の開発

改善点が特定されると，集中的な改善を実施することができます。ボーエンの分類，医学生のパフォーマンスを引き出すためのスクリプト理論および SNAPPS 技術(表 9-2)によると，この医学生の抱える問題は，主に手がかりの特定，仮説の形成，および仮説を用いた情報の収集にありました[19]。彼は他者から得た手がかりのみに従い仮説を形成し，そのため自分でデータを収集する際に「手当たり次第」のアプローチを用い，多数の関連性のない質問をしているように見受けられました。ボルデージのモデルを用いることで，知識の欠如および仮説形成の能力を妨げる不十分な知識により，注意が必要な医学的知識構造におけるギャップを認めました。医学生においては珍しくない問題ですが，S.R は机上の知識を臨床現場に応用することができないようでした。これは彼の NBME でのパフォーマンスと一致しているように思われました。委員会の議論の結果，彼の知識のマトリックスを改善し，彼がよくみられる問題へのアプローチに関するスキームを開発できるよう支援することによって鑑別診断の幅を広げられるだろう，という結論に至りました。疾患スクリプトの発展により鑑別診断のプロセスで知識にアクセスしたりそれを応用したり，取り組みが必要な領域を特定する能力が期待されました。この事例では，臨床推論の枠組みを 1 つ以上使用する方法も強調されており，この場合はボーエンおよびボルデージのモデルを指します。このモデルは学習者の推論能力における，関連性はあるが異なる問題を複数特定する助けとなる可能性があります。

第 1 に，そして最も重要なことは，S.R 自身が意識をもった実践によって改善できるということに安心したことです。病棟患者に関する選ばれた推薦文献が含まれた学習プランは，具体的な振り返りの訓練およびフィードバックを用いてデザインされました。臨床所見をどのように関連づけるかに重点をおく構造化された文献の訓練により，管理に関する包括的で深みのある学習の向上が可能となることが研究で示されてきました。特に，医学生などの上級の学習者にこれは当てはまります[47]。

個別化された指導

指導には，質の高い訓練，フィードバック，および振り返りを組み込まなければなりません。

S.R に，疾患に類似しているもの，つまり mimicker に目を向けてトピックを読むように指示することで彼の医学知識基盤に焦点を当て，その知識レベルをさらに上級者の論考へと進化させることができます。前述のとおり，医学生にリーディングを強化するよう伝えることはアドバイスとして常に優れていますが，焦点を当てる領域を勧めることによって，学習上の困難に直面している医学生はその文献を読む作業を体系化することができ，さらに進んで知識を体系化すること

ができます．文献を読むことに上達することは，疾患ではなく症状について学習を行い，同時に，まだ診断のついていない患者に対して学習者が知識を利用するために必要な方法を模倣するアプローチを使用することから始めます．これは同様に，知識の体系化および疾患スクリプトの強化の一助となります．この種の文献の学びを通して学習者は，よくみられる症状に対応する際に用いるアルゴリズムまたはスキームを開発することができるでしょう．たとえば，急性腎障害は腎前性，腎性，または腎後性である可能性があり，貧血は小球性，正球性，または大赤血球性である可能性があります．コーチはこうした利点を強調することにより，学習者がこのアルゴリズムを進んで利用するよう支援します．より優れた文献の学びには，いずれの臨床所見がある疾患と他の疾患とを区別するのかについて学習するため，1つではなく2つの疾患について文献から学ぶことも含まれます．このなかには検査値を解釈するための尤度比の探索も含まれるでしょう〔JAMAのRational Clinical Examinationのシリーズを参照(//jama.jamanetwork.com/collection.aspx?categoryid=6257)〕．また，彼が担当しているあらゆる患者の，一般的および稀な症状を記載した2×2の表を作成することも推奨しました．そうすることによって，彼はたとえば「頻度の高い疾患も稀な疾患も」考え(表9-4)，さらに疾患スクリプト作成，およびプレゼンテーションを適切にスクリプトに合致させる能力を強化できます．

表9-4　症状：胸痛および息切れ

症状	定型的	非定型的
一般的な症状	肺炎	出血性胃潰瘍
稀な症状	ANCA関連血管炎	転移性卵巣癌

ANCA＝抗好中球細胞質抗体

彼は，表9-5のように，鑑別診断を広げるのに役立つさまざまな語呂合わせをレビューしました．症例提示を行う際，鑑別診断には3種類以上の診断名と2臓器以上が含まれていると良く，各診断についてそれを裏づけ，あるいは反論する根拠を用意しなければなりません．使用する根拠は，その疾患に特有のものでなければなりません(つまり，発熱は肺炎と肺塞栓症の両方を正当化することはできない)．彼は自身の文献からの情報収集自体が，検討している特定の患者に関連しているとし，その文献から他の診断をルールイン，ルールアウトするのに役立つと思われるいくつかの事項を書き留めました．これらを行うことはすべて，各診断を鑑別する重要な特徴と重要なスクリプトをつくることにつながりました．

S.Rはデータをまとめることで手一杯になっているようでした．古い記録をレビューする技術を開発すれば彼に利益があったでしょう．S.Rが前もって鑑別診断を立てなかったことは問題の1つだったために，可能性のある診断を裏づけ，またはそれに反論するデータを探すための文献の集中的レビューが体系化されていませんでした．記録のレビューの前に彼の鑑別診断準備を助けることは，本質的には彼の仮説〔推論の分類の鍵となる構成要素(表9-2)〕作成を支援することで

表 9-5　広範な鑑別診断のための記憶術

VITAMIN BCD	RICHMOND
V = vascular（血管の）	R = respiratory / rheumatology（呼吸 / リウマチ）
I = infectious（感染性）	I = infectious disease（感染性）
T = toxic / traumatic（毒性 / 外傷）	C = cardiology（心臓）
A = autoimmune（自己免疫性）	H = hematology（血液）
M = metabolic（代謝性）	M = metabolic / mental health（代謝性 / 精神衛生）
I = idiopathic / iatrogenic（特発性 / 医原性）	O = oncology（腫瘍学）
N = neoplastic / nutritional（腫瘍性 / 栄養性）	N = neurology / nephrology（神経学 / 腎臓病学）
B = behavioral（行動性）	D = digestive（消化器系）
C = congenital / genetic（認知性 / 遺伝性）	
D = degenerative（退行性）	

あり，結果的に彼の効率性を上げることができます。

　コーチは，S.Rと隔週で面談し，そのなかで，ナラティブに記録する訓練を用いて彼の最初の評価，その後の特定の患者および患者ケアで起こったかもしれない診断エラーのマネジメントについて振り返るよう促しました。

能力の再評価および確立

　実習に関するコンピテンシーの委員会で，S.Rについて再度協議が行われました。最初の評価で使用された方法と同じSNAPPSによる方法を用いて，患者対応に対する体系化されたインタビューが再度行われました。彼のNBMEの内科試験でのパフォーマンスは過去に受けたどの科目試験よりも優れていました。

ケース3
欠落部分を特定するための評価

　この評価には，複数の評価ツールが必要となる可能性があります。

　T.Sは内科のコアクラークシップを受ける3年次の医学生でした。スコアは低かったものの，彼は基礎医学の全課程および米国医師国家試験(USMLE)のステップ1試験に合格していました。彼の内科での臨床実習に関する上級医からの評価および協議では，知識レベルは分散型(Box 9-1)であり，鑑別診断では重要な疾患を見落としていたことが明らかになりました。プレゼンテーションは短く支離滅裂でした。しかし研修医は，彼が一生懸命取り組んでいて新しい患者を診察でき，その意欲もあると考えていました。病歴と身体診察は正確で入念に記載されていました。実習の終了時T.SはNBMEの科目試験で不合格になりましたが，客観的臨床能力試験〔標準化された患者を用いて病歴，身体診察，および患者の診察などの臨床スキルを評価する試験。USMLEのステップ1臨床スキル(Clinical Skills：CS)と構造的に類似している試験〕には合格しました。

　臨床実習諮問委員会で，T.Sは複数の標準化試験において困難に直面していた，

とみなされました。学習検査での評価では，学習障害は特にみられませんでした。特に，彼はこの分野の専門技術をもった心理学者による評価を受け，読解スキルと解釈スキルは正常であることが実証されました。失語症や注意欠陥多動性障害の徴候は認められませんでした。

改善点の診断および学習計画の開発

T.Sは臨床推論の一般的な問題を体現していました。彼は分散型の知識構造をもっていると思われました（Box 9-1)[24]。彼は患者ケアへの知識の応用に問題があり，自分のもっている知識に効率的かつ有効に到達することができず，実際に知識を応用することに問題を抱えていました。

個別化された指導

指導には質の高い訓練，フィードバック，および振り返りを組み込まなければなりません。

T.Sは内科の臨床実習をさらに1か月続けるよう求められ，優れた指導者であることで知られる上級臨床医のコーチとペアを組むことを指示されました。このコーチは1日の終わりにT.Sに対し，彼の患者に関連する文献を与えました。その文献には，自験例および内科の一般的トピックに関するレビューの両方が含まれていました。臨床業務開始前に彼らはその文献を，特定の患者にどのように当てはまるのかを記載しながらレビューを実施することになり，その活動の一部として，彼はコーチに対して患者に関する簡単な症例提示を行うことになりました。T.Sは臨床実習者向けにつくられた内科の教科書から一般的な内科疾患のリストを読むという課題を終えた後，自分が直面した患者の問題について批判的吟味のトピック[30]を2件記載し，4つの概念マップ[31]をつくりました。たとえばT.Sは腎動脈狭窄疑いに対する有望な診断的検査のアプローチと脳卒中の二次予防としての抗血小板療法に対する多種多様なアプローチの費用対効果に関する文献検索を行いました。そこで行った批判的吟味を通し，患者について要約し，重要な臨床問題を明らかにし，文献から解答を見いだし，それを患者ケアに適用することに役に立てることができるようになりました。彼は，慢性肝不全および右心不全を伴う肺高血圧症についての解釈を示す概念マップをそれぞれ作成しました。この概念マップは知識を統合し，それをさらに全体へ関連づけるのを助け，彼の知識レベルを引き上げました。また，特定の疾患の鍵となる特徴を同定できるようになり，疾患スクリプトは強固なものとなりました。概念マップはまた，彼が自分の考えをコーチや実習の責任者に対し明確に示すことに役立ちました。

能力の再評価および確立

T.SはNBMEの科目再試験でスコアを20％上げ，合格レベルに達しました。2度目の実習期間における彼の臨床評価には，彼がよくまとめたプレゼンテーションへのコメントなどが含まれていました。彼のマネジメントプランは改善されたと感じられましたが依然として，最初の検査・治療プランより発展させる必要がありました。また，思考プロセスをより明確にする必要もありました。しかし彼はその後よく努力し，他の実習でも十分な結果を出しました。

ケース 4
欠落部分を特定するための評価
この評価には，複数の評価ツールが必要となる可能性があります。

W.A は 1 年目の呼吸器内科フェローでした。評価の高い内科研修プログラムの修了後にフェローシップで配属されました。彼女の推薦状は強力でした。しかし，彼女はフェローシップの 1 年目で困難に直面しました。彼女が効果的に患者マネジメントできていないのではないかという懸念があったため，ファカルティメンバーは彼女が当直のときに不安を覚えていました。プレゼンテーションでは，外来および新規の入院患者の症状を異常なほど詳細に説明するため（たとえば，肺に関する身体診察のすべての要素について説明する，など），業務は過剰に長引いたのですが，彼女は的を絞った鑑別診断またはマネジメントプランを提示することはできていませんでした。患者の病歴が豊富であればあるほどプレゼンテーションは冗長になっていました。外来でなぜ迅速にマネジメントプランを決めないかを尋ねられたところ，研修医として病棟にいたときは，プラン策定に当てる時間がもっと多かった，と答えました。

改善点の診断および学習計画の開発
コンピテンシー会議およびファカルティ会議の両方で，W.A のパフォーマンスについて協議されました。ファカルティは，彼女は熱心に取り組んでいて専門性も高いと評し，薬物乱用や持病については心配していないと述べました。研修プログラムの責任者は，彼女は孤独であり家族からも離れているため，その孤立感がパフォーマンスに影響を及ぼしている可能性がある，と懸念していました。一方ファカルティは，問題の描写（表 9-2），特に，臨床データの統合および優先順位の設定に関して問題があることに同意しました。たとえば，患者に複数の症状がある場合，彼女は最も重要な面に関する質問に焦点を当てることができませんでした。さまざまな情報の断片を関連づけることができず，「全体像」を統一および統合することに苦しんでいました。結果的に，彼女は常に不適切なマネジメントプランを策定してしまっていました。こうした改善点がよくある呼吸器疾患の問題についての疾患スクリプトの不十分さに関連していることは明らかでした（つまり，知識の内容および体系化の問題）。彼女の知識の体系化は分散型であると思われました。

個別化された指導
指導には，質の高い訓練，フィードバック，および振り返りを組み込まなければなりません。

プログラムの責任者は，他のフェローに働きかけ，また，孤立感に対処するよう，社会生活上の監督者としても動きました。選定されたファカルティメンバーには，彼女の疾患スクリプトを強化する任務が割り当てられました。彼女はプレゼンテーションの後，セマンティックな軸の側面を組み込みつつ，鍵となる特徴を用いて，プレゼンテーションを整理し要約するよう指示されました。彼女は常に 3 文（病歴，身体診察，および臨床検査結果 / データ / 画像所見にそれぞれ 1 文ずつ）で作成したサマリー記述と呼吸器疾患以外の診断 1 つを含む最低 3 つの鑑別診断を提示するよう指導されました。この指導は彼女のプロブレムの提示お

よび仮説形成の能力を向上させました．W.Aはまた，患者について考える際に行う文献を特定するよう指示され，評価および計画に文献から得た重要な観察事項を組み込むよう勧められました．より頻繁に彼女の臨床記録に関するフィードバックが提供されるようになり，予定されていた本来の回数よりも頻繁に，定期的に研修プログラム管理者と面談を行いました．一般的な呼吸器疾患に関する疾患スクリプトに精通していくにつれ，W.Aのプレゼンテーションの焦点は明確になりました．

W.Aは自分の診断スキルに自信をもてず，診断の不確実性ゆえにフェローシップを快適に行うことができていませんでした．そこで通常の症例マネジメントカンファレンスの代替として診療疑問点に関するセッションが行われ，彼女は自ら進んで発表者となりました．診療疑問点についてのセッションにより，彼女は困難な診断上のジレンマの不確実性に対して不安を感じることがなくなり，それに伴い自信も回復することができました．

能力の再評価および確立

年数が経過するにつれて，W.Aは自分の臨床的ケアに自信をもつようになり，独自の強みを認識するようになりました．監督者である上級医および看護スタッフはいずれもその変化に気づきました．彼女は，QI（Quality Improvement：医療の質の改善）の入門コースを受講し優れた成績を残し，所属する科でQIプロジェクトを立ち上げました．彼女の詳細にわたる注意力はquality分野での成功において決定的なものであり，弱みを強みに変換させることができることを示す事例となりました．

結論

臨床推論における欠陥を改善することは困難であり時間を要しますが，不可能ではありません．この改善プロセスは開放的で威圧感のないものにする必要があります．臨床推論の改善点の大半は，知識の内容，体系化，および応用といった領域に存在しています．教育者は学習者をどう向上させるかを考えて彼らを先導するために，最も悩んでいる臨床推論プロセスの構成要素を注意深く診断する必要があります．すべての改善点を確実に認識するためには，秩序立ったアプローチがきわめて重要です．改善に対する取り組みは当面の問題に即したものである必要があり，具体的であればあるほど有効となります．本章（および4章）で記述した複数のツールおよび技術は，改善プロセスにおいてレスキューとして利用できます．これらの技術は，困難に直面する問題のない学習者にも役に立つ可能性があります．これらの取り組みの成功または失敗は適切に評価される必要があります．改善が成功した学習者は，問題の再発や新たな問題の発生を避けるために教育プログラムを通して前進しながら，継続的なモニタリングを受けるべきです．臨床問題が複雑化するのに従い，教育プログラムの役割も上級の訓練を備えて複雑化し，学習者は過去の行動に逆戻りするよう誘導されてしまう可能性があります．改善点は常に修正可能とは限らず，学部長やプログラム管理者を通して，そのようなケースに対応する道筋が存在していなければなりません．幸運なことに失敗は比較的少なく，著者の経験では学習者の改善が成功している場合，

その対価は非常に素晴らしいものであると感じます。

文献

1. **Kimatian SJ, Lloyd SH.** Remediation and due process for trainees. Int Anes Clinics. 2008; 46:113-25.
2. **Liaison Committee on Medical Education.** Functions and Structure of a Medical School. 2013. Available at: www.lcme.porg/publications/functions.pdf.
3. **Accreditation Council for Graduate Medical Education.** Institutional Requirements. 2007. Available at: http://www.acgme.org/acgmeweb/Portals/0/irc_IRCpr07012007.pdf
4. **Zbieranowski I, Takahashi SG, Verma S, Spadafora SM.** Remediation of residents in difficulty: a retrospective 10-year review of the experience of a postgraduate board of examiners. Acad Med. 2013;88:111-6.
5. **Frellsen SL, Baker EA, Papp KK, Durning SJ.** Medical school policies regarding struggling medical students during the internal medicine clerkships: results of a national survey. Acad Med. 2008;83:876-81.
6. **Guerrasio J, Garrity MJ, Aagaard EV.** Learner deficits and academic outcomes of medical students, residents, fellows, and attending physicians referred to a remediation program, 2006-2012. Acad Med. 2014;89:352-7.
7. **Hauer KE, Teherani A, Kerr KM, Irby DM, O'Sullivan PS.** Consequences within medical schools for students with poor performance on a medical school standardized patient comprehensive assessment. Acad Med. 2009;84:663-8.
8. **Hauer KE, Ciccone A, Henzel TR, et al.** Remediation of the deficiencies of physicians across the continuum from medical school to practice: a thematic review of the literature. Acad Med. 2009;84:1822-32.
9. **Hauer KE, Teherani A, Kerr KM, O'Sullivan PS, Irby DM.** Student performance problems in medical school clinical skills assessments. Acad Med. 2007;82:S69-76.
10. **Audétat MC, Dory V, Nendaz M, et al.** What is so difficult about managing clinical reasoning difficulties? Med Ed. 2012;46:2016-227.
11. **Wiese J, Varosy P, Tierney L.** Improving oral presentation skills with a clinical reasoning curriculum: prospective controlled study. Am J Med. 2002;112:212-8.
12. **Dhaliwal G, Hauer KE.** The oral patient presentation in the era of night float admissions. JAMA. 2013;310:2247-8.
13. **Wolpaw TW, Glover PB, Papp KK.** An exemplary model of learning in the rheumatology outpatient setting. Arthritis Rheum. 2001;44:S208.
14. **O'Malley PG, Kroenke K, Ritter J, Dy N, Pangaro L.** What learners and teachers value most in ambulatory educational encounters: a prospective, qualitative study. Acad Med. 1999;74:186-91.
15. **Windish DM, Paulman PM, Goroll AH, Bass EB.** Do clerkship directors think medical students are prepared for the clerkship years? Acad Med. 2004;79:56-61.
16. **Aaron S, Crocket J, Morrish D, et al.** Assessment of exam performance after change to problem-based learning: differential effects by question type. Teach Learn Med. 1998;10:86-91.
17. **Hmelo CE.** Cognitive consequences of problem-based learning for the early development of medical expertise. Teach Learn Med. 1998;10:92-100.
18. **Audétat MC, Laurin S, Sanche G, et al.** Clinical reasoning difficulties: a taxonomy for clinical teachers. Med Teach. 2013;35:e984-e989.
19. **Bowen JL.** Educational strategies to promote clinical diagnostic reasoning. N Engl J Med. 2006;355:2217-25.
20. **Bordage G.** Why did i miss the diagnosis? Some cognitive explanations and educational

implications. Acad Med. 1999;74:S138-43.
21. **Goldszmidt M, Minda JP, Bordage G.** Developing a unified list of physicians' reasoning tasks during clinical encounters. Acad Med. 2013;88:390-7.
22. **Mandin H, Jones A, Woloschuk W, Harasym P.** Helping students learn to think like experts when solving clinical problems. Acad Med. 1997;72:173-9.
23. **Ark, TK, Brooks LR, Eva KW.** The benefits of flexibility: the pedagogical value of instructions to adopt multifaceted diagnostic reasoning strategies. Med Educ. 2007;41:281-7.
24. **Bordage G, Connell KJ, Chang RW, Gecht MR, Sinacore JM.** Assessing the semantic content of clinical case presentations: studies of reliability and concurrent validity. Acad Med. 1997;72:S37-9.
25. **Bordage G.** Elaborated knowledge: a key to successful diagnostic thinking. Acad Med. 1994;69:883-5.
26. **McLaughlin K, Coderre S, Mortis G, Mandin H.** Expert-type structure in medical students is associated with increased odds of diagnostic success. Teach Learn Med. 2007;19:35-41.
27. **Baker EA, Connell KJ, Bordage G, Sinacore J.** Can diagnostic semantic competence be assessed from the medical record? Acad Med. 1999;74:S13-5.
28. **Schumacher DJ, Englander R, Carraccio C.** Developing the master learner: applying learning theory to the learner, the teacher, and the learning environment. Acad Med. 2013;88:1635-45.
29. **Torre D, Papp KK, Elnicki M, Durning S.** Clerkship directors' practices with respect to preparing students for and using the National Board of Medical Examiners Subject Exam in Medicine: results of a United States and Canadian survey. Acad Med. 2009;84:867-71.
30. **Sackett DL, Straus SE, Richardson WS, Rosenberg W, Haynes RB.** Evidence-Based Medicine: How to Practice and Teach It. 2nd ed. Edinburgh: Churchill Livingstone; 2000.
31. **Daley BJ, Torre DM.** Concept maps in medical education: an analytical literature review. Med Ed. 2010;44:440-8.
32. **Eva KW, Regehr G.** Exploring the divergence between self-assessment and self-monitoring. Adv Health Sci Educ. 2010;16:311-29.
33. **Durning SJ, Cleary T, Sandars J, et al.** Viewing "strugglers" through a different lens: how a self-regulated learning perspective can help medical educators with assessment and remediation. Acad Med. 2011;86:488-95.
34. **Carraccio CL, Benson BJ, Nixon LJ, Derstine PL.** From the educational bench to the clinical bedside: translating the Dreyfus developmental model to the learning of clinical skills. Acad Med. 2008;83:761-7.
35. **Mamede S, van Gog T, van den Berge K, et al.** Effect of availability bias and reflective reasoning on diagnostic accuracy among internal medicine residents. JAMA. 2010;304:1198-203.
36. **Mamede S, Schmidt H, Penaforte J.** Effects of reflective practice on the accuracy of medical diagnoses. Med Educ. 2008;42:468-75.
37. **Charon R, Hermann N.** A sense of story, or why teach reflective writing? Acad Med. 2012;87:5-7.
38. **Atkinson P.** Training for Certainty. Soc Sci Med. 1984;19:949-56.
39. **Sommers LS.** Practice inquiry: uncertainty learning in primary care practice. Springer Science & Buisness Media. 2013;9:177-214.
40. **Ogdie AR, Reilly JB, Pang WG, et al.** Seen through their eyes: residents' reflections on the cognitive and contextual components of diagnostic errors in medicine. Acad Med. 2012;87:1361-7.
41. **Reilly JB, Ogdie AR, Von Feldt JM, Myers JS.** Teaching about how doctors think: a longitudinal curriculum in cognitive bias and diagnostic error for residents. BMJ Qual

Saf 2013;22:1044-50.
42. **Pangaro L.** A new vocabulary and other innovations for improving descriptive in-training evaluations. Acad Med. 1999;74:1203-7.
43. **Ilgen JS, Humbert AJ, Kuhn G, et al.** Assessing diagnostic reasoning: a consensus statement summarizing theory, practice, and future needs. Acad Emerg Med. 2012; 19:1454-61.
44. **Huang GC, Newman LR, Schwartzstein RM.** Critical thinking in health professions education: summary and consensus statements of the Millennium Conference 2011. Teach Learn Med. 2014;26:95-102.
45. **Prystowsky JB, DaRosa DA.** A learning prescription permits feedback on feedback. Am J Surg. 2003;185:264-7.
46. **Wolpaw T, Cote L, Papp KK, Bordage G.** Student uncertainties drive teaching during case presentations: more so with SNAPPS. Acad Med. 2012;87:1210-7.
47. **McNamara DS.** Strategies to read and learn: overcoming learning by consumption. Med Educ. 2010;44:340-6.

> **訳者コメント**
> **個別化された指導についての紹介**
>
> 本章の表 9-5 をはじめとした，「個別化された指導」内に含まれた記述は興味深い。このなかで示されている，問題点を層別化した方法で整理していく診断的な手法は分析的思考(system2 思考)の代表例であり，重要な診断技術であるため補足しておきたい。このような分析的思考のなかでも有名なものとして，VINDICATE や，本文でも紹介された VITAMIN BCD や RICHMOND が挙げられているが，日本人には VINDICATE などという言葉は馴染みが深いものではない。こういう mnemonics (ニーモニクス：語呂合わせ)は使いやすく思い出しやすいものであれば何でもよいし，使いやすいものを自らつくるのも楽しいだろう。たとえば，訳者は MEDICINE というオリジナルの mnemonics を現場で用いている。MEDICINE は VITAMINE…などと同様に，あらゆる症状を病因論で切り分けて鑑別を整理して挙げる方法である。実際の使用法は，ある症状や背景をもった患者が目の前に来たときに，その患者に該当する病態が M(mental disease)ではどうか，E(endocrine / metabolic)ではどうか，または D ではどうだろうか，などと，1 つひとつ徹底討論的に分断して考える。こうすることで，目の前の混然一体とした困難な問題も「分断して各個撃破」という古典的な戦術に従い，フォーカスを絞って順に考えることで，より確実性の高い分析的な思考展開が可能になる。
>
> 診断学は分析的思考からみれば「整理の学問」ともいえる。『診断戦略：診断力向上のためのアートとサイエンス』[1]では診断プロセスを山登りに例えているが，その登山コースは複数あることも多い。どの道を選ぶかは診断の術者次第だが，整理された分析的な網(mesh)をどれだけもっているかで，さまざまな切り口を考えつくことができ，その結果，選べる道のバリエーションは増えていくだろう。

1) 志水太郎. 診断戦略：診断力向上のためのアートとサイエンス. 医学書院，2014 年.

10 診断推論教育のイノベーションと将来の方向性

Jeffrey S. La Rochelle, MD, MPH, FACP・Anthony R. Artino Jr., PhD・
Dario M. Torre, MD, PhD, MPH, FACP

はじめに

　本章では，この分野での重要な進歩であり，臨床推論を指導し評価する私たちの能力を開発することが可能である，教育的な根拠に基づいた臨床推論に対する新たなアプローチの例をいくつか提示します。臨床推論の発展には，診断をルールアウト，あるいは確定するためにデータを収集および統合し，仮説を形成し，「データ1つひとつとそれぞれの仮説の関係性」を大切に扱う能力を必要とします[1]。医学教育の全領域にわたって多くの興味深いイノベーションが起きていますが，私たちはそのなかで概念マップ，自己調整学習(self-regulated learning：SRL)，および患者パネルという3つの主要な分野に焦点を当てます。これらは全く新しい概念というわけではありませんが，各イノベーション的手法は教育的理論に根差し，臨床推論指導における著しい進歩を示しています。概念マップおよびSRLは双方とも診断推論のプロセスのなかで重要であるにもかかわらず軽視されることの多い臨床データをプロブレムリストへ変換する段階への洞察を提供し，学習および評価を容易にします[2,3]。仮想の患者パネルによって，臨床の内容提示に複雑性および信頼性が加味され，これを概念マップまたはSRLと組み合わせることで臨床推論がさらに強化されます。これらすべてのイノベーション的手法によって，それが診断であれ治療であれ臨床所見であれ，問題に対する単一の正しい答えの獲得よりもプロセスの重要性が重視されます。私たちは教育的理論との関連でこれらのイノベーション的手法を概説し，将来への方向性とともに現在行われている実際の適用について検討します。

> **重要ポイント**
> - 指導に関する新たなイノベーション的手法は教育的理論に根差している必要がある。
> - イノベーション的手法では，1つの正しい答えだけではなく臨床推論のプロセスを重視する必要がある。
> - 評価は具体的な臨床推論の活動を対象とする必要があり，ずっと先ではなくその活動中に実施されなければならない。
> - 決定がどのように下されたのかを理解することは常に意味のある学習機会となる。
> - アセスメントおよび指導におけるイノベーション的手法は，内容提示の新しい方法と組み合わせることによって強化される。

概念マップ

　概念マップは，学習者の認知構造を視覚的に表現しています。概念マップの特徴

は，相関性があり統合されている知識構造のネットワーク内で意味を確立している用語を結びつけることで，思考（概念）が結び付けられていることです（図 10-1）。

理論的枠組み

認知主義は，臨床推論の指導および評価に概念マップの適用をサポートする重要な理論的枠組みです。デイビッド・オースベル(David Ausubel)は，意味のある学習と機械的学習とを区別しています。意味のある学習は，学習により過去の知識を既存の認知構造と関連づけられたときに起こりますが，機械的学習では既存の知識に結びつけることができず関連がつかず，分離してしまいます[4]。この場合，意味のある学習は記憶されやすくなります。オースベルは概念的学習を関連する言葉が結びついて命題を形成する状態と定義し，それが実際に概念を構成するとしています。そのため「命題的な学習は主に，概念を表す単語それぞれを1つの文にまとめることで形成された複合的な思考の意味を学習すること」[4]，言い換えると，2つの概念はその概念間に意味のある関係性を構築するリンクし合う単語または命題によって関連づけられます。最終的には，概念およびリンクし合う単語によって知識のネットワークが構築され，そのなかで概念は適切で正確なリンクし合う単語を使用することで意味をもちます（図 10-1）。新しい知識を習得し，発展させるために概念間の関係性を発展させることは，概念マップの理論的基盤において不可欠な側面です。

オースベルが，とりわけ意味のある学習の枠組みのなかで説明した認知的原則の多くは，ノバク(Novak)およびゴーウィン(Gowin)の概念マッピングに関する業績で応用され，さらに詳述されています[4,5]。学習者は，概念マッピングを通して意味的に関連のある概念の体系化された視覚的スキーマまたは枠組みを構成します。マッピングによって学習者は情報を整理し，既存の知識の利点を評価し，新規および既存の知識に対する洞察を深め，知識を新しい経験へ応用することができます。

概念マッピングはまた構成概念主義理論とも一致しています。この観点からすると，学習は経験から意味を構築するプロセスによりその個人のなかで起こります。経験と学習のつながりについて最初に記述したデューイ(Dewey)によれば，「教育は経験のなかの，経験による，経験のための発展」です[6]。デューイにとって，経験には2つの鍵となる原則がなければなりません。それは継続性と相互作用です。継続性とは，経験を「あらゆる経験が過去の経験から何かを吸収し，将来の経験の性質に何らかの変化を与えていく」連続したものであると考える必要がある，ということです[6]。

ガニエ(Gagné)は，学習理論の教育の設計および命題に関する自身の研究のなかで，学習成果から生み出されるヒトのパフォーマンスを5つに分類しています。それは，知的スキル，言語情報，認知戦略，行動スキル，および態度，です。これらの分類中の多くの要素には，概念マッピングで生じる学習活動およびパフォーマンスが含まれます。知的スキルは概念間の区別にかかわっていて，言語情報は知識体系（宣言的知識）の獲得にかかわっています。認知戦略は何を学習したか，またいかに分析し問題を解決したかを考える能力を必要とし，態度は学習者の行動の選択に影響を及ぼす内面の状態を表します。そのため，ガニエに

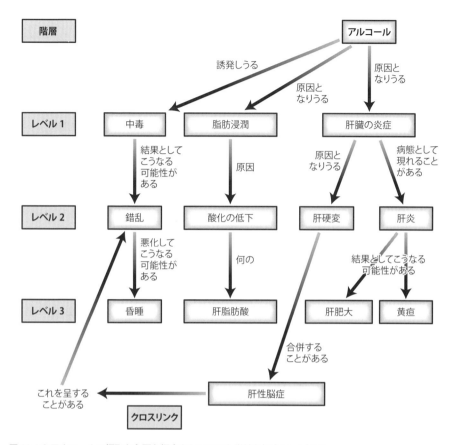

図10-1 ● アルコールの摂取を主要な概念として用いた単純な概念マップの例

よって概説されているこうした学習の成果は，学習者が概念マッピングの学習活動のなかで実施するパフォーマンスのすべてといえます[7]。

学習者の課題に基づく構造および技術

先に概説した理論的枠組みを基礎とすると，概念マップは学習者の知識構造を図で示したものです。この意味において，概念は規則性を伴って発生し，最も包括的なレベルから最も具体的なレベルに至る階層を形成して，図で表現される事象または対象を表しています。たとえば図10-1で，全体を覆っている概念はアルコールであり，このなかに下にあるすべての概念が包括されています(たとえば，肝臓の炎症，中毒など)。概念は，概念に付加的な意味を与える，そのなかに関係性を確立する命題またはリンクし合う単語によって関連づけられています。たとえば図10-1で，「脂肪浸潤」と「酸化の低下」は「原因」という命題によって付加的な意味が与えられています。これは学習者のなかにこうした意味のある概念同士の関連性を確立します。学習者は概念マップを利用してすでに知っていることを土台にすることができ，結果として，学習者と指導者はその概念，命題，および新たな知識と既存の知識との関連性について理解を共有し，議論し，更新

する機会が得られます。命題は概念を垂直にリンクさせる，あるいは水平的にクロスリンクさせることができます。たとえば，図10-1では，「肝性脳症」および「錯乱」という概念間のクロスリンクにより，学習者のトピックに対する理解がさらに強化されます。クロスリンクはまた，マップのさまざまな部門からの概念的情報を統合し，知識構造をマップのさまざまな領域を通して統合し，それらの独自の意味を形成する学習者の能力を示します。この階層構造の複雑性および適合性は，新たなクロスリンクの発展と連動して，創造的思考，そして概念マップのなかの新しく意味のある知識の形成の双方における鍵となる特徴です。

　概念マップを構築する際に学習者がどの程度指示されたか，あるいは学習者がどの程度情報または指針を提供されたかによって，異なる2種類の主要なマッピング技術が使用されています。指示性の高い概念マップでは，指導者が概念，命題，およびクロスリンクをある程度提供し，学習者は空欄を埋めなければなりません(図10-2)[8]。指示性の高いマップを使用する演習は，少ない時間で完了し，管理しやすく採点しやすいという利点があります。しかしこの構造は，臨床推論の足がかりを提供することによって学習者の本来の知識構造を評価する指導者の能力を制限してしまい，学習者の認知プロセスに悪影響を及ぼす可能性があります[9]。

　他方，指示性が低い概念マップは，学習者が概念の範囲および関係性，リンクを示す配置，命題，および階層を決定し，すべてを学習者が行うことで可能性のある診断に到達します[5]。指導者は指示性の高いマップを調節し，臨床推論プロセスにおいて学習者または全体の概念に適合する学習目標に到達するようにすることもできます(表10-1)。ほとんど指示性のないマップにより，教育者は全体的な知識階層に向けた学習者のプロセスに対する考え方のより詳細な部分を明らかにすることができます(たとえば，リンクはどのように形成されたか，どのような関連性が生じたか，など)。指示の程度が高くなると，マップでは階層的プロセスに重点がおかれなくなり，指導者は具体的な分野または一連の概念に関する学習者の知識および臨床推論スキルについて問うことができるようになります。たとえば，図10-2では「膵炎」の周囲にいくつか，「空欄」の概念が示されています(概念またはリンクし合う単語で空欄を埋めることができる)が，これによって，概念マップ全体におけるその具体的な領域に関する知識および臨床推論に対する集中的な評価が可能となります。さらに，学習者は臨床推論を強化するために追加の概念およびリンクを形成することができるようになる足がかりとして，きわめて指示性の高い概念マップの使用が奨励されることもあります。

臨床推論における潜在的使用および役割

　ロバーツ(Roberts)は，概念マッピングの3つの主要な成果を記述しています。それは，学習のための追加のリソースを提供すること，フィードバックを可能にすること，学習の実施を査定し，評価すること[5,10]です。概念マッピングの利点は，個人および小人数グループ活動に対する付加的な学習機会としてのこのプロセスの貢献度です。このような共同的学習で，キンチン(Kinchin)およびヘイ(Hay)[11]は，洗練されていない構造をもつ概念マッピングを構成した医学生が，より進化した構造をもつ概念マッピングを構成した医学生から恩恵を受け，それにより大幅な概念的変化が得られたことを発見しました。研究は長期的なもので

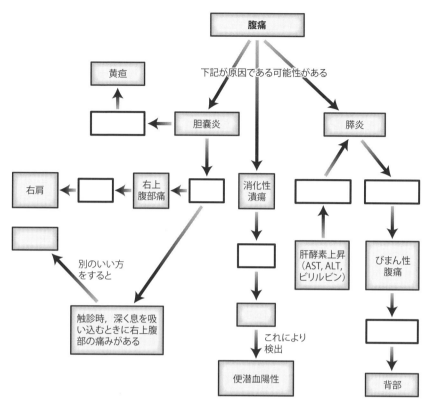

図 10-2 ● 指示性の高いマップ　学習者にいくつかの概念とリンクが与えられる。
ALT＝アラニンアミノトランスフェラーゼ，AST＝アスパラギン酸アミノトランスフェラーゼ

表 10-1	指示性の高低による概念マップの比較				
指示性の程度	時間と容易度	学習者のレベル	知識	推論	
低い	医学生にとって時間がかかる	より上級の学習者	全体的な知識の評価を実施	全体的な臨床推論のレベルの評価を実施	
	医学生にとってより困難	みなれたトピック			
高い	迅速な作成と評価	初学の学習者	トピック全体のなかで特定の領域の評価を実施	特定の側面の評価を実施（例：概念，クロスリンク）	
	医学生が完成させやすい	新しいトピック			

はありませんでしたが，観察事項は，学習者が過去に習得した知識を新しい概念またはつながりと関連づけることができる意味のある学習の例を示しており，この場合はフェローの学習者でしたが，その学習者には長期記憶が形成されました。フィードバックとの関連では，概念マッピングはトピックを明確化する点で

医学生を支援し，また指導者はフィードバックを提供し，医学生の誤解を識別する枠組みとして概念マップを使用することができます[10]。これにより，学習者および指導者は取得した情報の質を評価し，エラーを監視し，矛盾を分析し改善の措置を与えることで，推論プロセスの評価を実施できます。注意すべきことは，焦点が単一の正しい診断の確認に当てられているのではなく，臨床推論のプロセスに当てられていることです。

臨床推論の情報を統一および統合する能力とパターン認識の適切な使用は正しい診断をするうえで必須の過程であり，概念マップは学習者の有効および無効な思考およびリンクの双方を識別するための評価ツールとして使用されます。概念マップは形成的な評価（指導者が医学生の学習を特定の時点で評価できる場合），または総括的評価に使うことができることもあり（1つのセクションすべてに対する医学生の理解または年間の評点）[12]，正しい臨床推論の開発を奨励する意味のある学習戦略を教育者に提供することができます。全体として教育者は，概念マップを用いて医学生の思考プロセスの評価を行い，知識における齟齬や誤解を特定し，あるいは学習者の不正確な情報処理や問題解決スキルを探索することができます。概念マップはまた，医学生が問題解決のシナリオについて困難を抱えている場合，迅速で具体的なフィードバックの機会を与え，医学生の考えに別の視点を提供します。

さらなる研究を行うことで，グループにおける概念マッピング，長期的には学部生および大学院生のカリキュラム全般に及ぶ概念マッピングの学習効果，および専門家間の連携による教育における概念マッピングの効果についても深める必要があります。それにより教育者は，問題を特定する独自の機会を得て，学習者の弱みや強みである特定の分野に取り組むための焦点を絞り，迅速で具体的なフィードバックを提供し，最終的には，医学生の臨床推論プロセスの発展と成熟度についての評価を実施することができるようになります。

SRL および SRL のマイクロ分析的アプローチ

あらゆる専門分野・学問の学者や教育者は，適切な知識をもつと思われる個人がその活動全般で，一貫性のある学習やパフォーマンスを提示できないことがよくあるという理由を長い間理解しようとしてきました（たとえば，典型的な「机上では優秀な」医学生が臨床のトレーニング期間には困難に直面する，など）。医学教育においてパフォーマンスが不十分な研修医は，一部のファカルティに対する時間およびリソースの不相応な投資を必要とする個人で構成されるサブグループとなり，それは小規模ながら無視できません。研修医は個人的な問題（たとえば，知識の不足，人格障害など）や環境による制約（たとえば，標準以下の指導，不適切なフィードバックなど）といったさまざまな理由によって，困難に陥ることがあります（9章参照）。過去30年間さまざまな領域の研究者が，自己調整学習（SRL）の学術的学習およびパフォーマンスにおいて果たす役割を調べてきました。SRLは，学習者がその学習を管理し，パフォーマンスを維持するために使用する，指示性を伴う一連のプロセスと定義されています[13,14]。ごく最近では医学教育の研究者は，成功する研修医としない研修医がいる理由と構造を理解し説明を可能にするため，SRLの理論，特にSRLのマイクロ分析的評価技術に目を

向けて始めています[15-17]。

臨床推論の評価のための枠組み

研修医が，臨床推論などの広範な臨床活動全般で適切なパフォーマンスを示すことができない場合，医学教育者は通常，試験の点数を確認し，なぜその研修医が困難に遭遇しているのかという情報を集めるために直接観察を実施します。残念ながら，試験や観察から収集したデータから得られる具体的な知識，スキル，および態度に関する研修医個人の強みおよび弱みについての診断的情報は限られています[18]。さらに最近のメタ解析では，医学教育の現場で不十分なパフォーマンスを特定し改善するベストプラクティス（最良の実践）を導くための根拠が不足していることが示唆されています[19]。

改善活動を向上させる1つの方法として，パフォーマンスの改善点につながる根本的な問題または要因を確実に診断する評価を形成することが挙げられます[19]。このような評価は改善のみを支援するのではなく，指導戦略開発の基盤を形成します。一般的にこうした診断的評価の目標は，有意義に理解が行われ，それに基づいて行動できるようなデータを利害関係者に提供することです[18]。研修医のパフォーマンスに負の影響を及ぼしうる因子も多数あるものの，医学以外のさまざまな分野における経験主義的研究では，パフォーマンスが不十分な個人は通常SRLで改善点を示すことが明らかになっています。そうした改善点には，不適応をきたすモチベーションに関する信念や感情〔低い自信や高い陰性感情（たとえば，不安や倦怠など）〕，計画性の欠如，不十分な目標設定，有効でない自己モニタリング，および有効な学習戦略を使用する頻度の低さ，といった調整上の改善点などがあります[14]。SRLは画一的な特性ではなく可変的な状態であると考えられているため，自己調整の理論に基づく診断アセスメントの形成には潜在的な有用性があります。これは診断アセスメントから取得したデータにより，改善計画および指導アプローチの考案につながる詳細な診断的情報が得られるからです。さらに，医学ではない分野の教育現場におけるSRLによる介入が成功することは，焦点を絞った改善および指導をもたらす可能性のある診断アセスメントの自己調整モデルが医学教育においても有効である可能性を示唆しています[20-22]。

本章の残りの部分では，SRLマイクロ分析と呼ばれる特殊なSRLの評価を紹介，その評価の特徴を説明し，指導および改善の戦略を計画するためのアセスメントデータの使用法を提案します。また，SRLマイクロ分析の技術が，臨床推論を評価し，その強みや限界を説明するために，どのように使用されるのかについての事例を提供します。まずはSRLマイクロ分析の土台となっている理論的基盤について説明していきます。

社会認知的アプローチ

SRLは，学習プロセスにおける個人の積極性の度合いであると定義されています[14]。SRLは，知性のような知的能力でも，数学の熟練といったアカデミックスキルでもありません。むしろSRLは，学習者がその知的能力をアカデミックスキルに変換しパフォーマンスを維持するために使用する一連の自己指導型プロセスです。SRLのモデルは，学習の中心に位置し，認知的で動機づけのある，行

動的な活動の再帰的サイクルを具現化しています[23]。自己調整した学習者は，その学習でよく考えられた計画，モニタリング，自身の認知，モチベーション，および行動の調整によって目標に到達するために必要な思考，感情，および措置を生み出す**積極的な参加者**である，と表現されます[24]。

過去30年間でSRLの理論は，学習を改善するためにいかに医学生が認知，モチベーション，および行動の適用を成功させることができるかを理解するために発展してきました。同時に実験的な調査では，より適応力をもって自己調整の信念および行動を示す医学生は，適応力の少ない医学生よりも優れたパフォーマンスを達成することが一貫して示されています。つまり高度に自己調整された学習者は，目標を設定し，学習戦略を実施し，目標達成の進捗を監視し，生産性の高い学習環境を確立するだけではなく，より多くを学習しより高い評点を得ます[25-29]。

SRLの根拠に基づくすべての理論において提案されている構成概念およびプロセスには，若干の差異があります[13,14,30]。SRLの理論は，モチベーションの役割，環境の重要性，および認知戦略の使用など多数の側面によって異なっています。本章では，SRLの社会的認知モデルに焦点を当てていますが，それはそのモデルが多数の医療上の教育的目標，および臨床推論の評価と指導に関連するいくつかのチャレンジに適合した複数の鍵となる特徴を保持しているためです。

社会的認知理論は，医学生の行動およびスキル，個人的プロセス（信念や感情），および環境因子（教室および指導者）がすべて相互に作用し影響し合っているとするバンデューラ（Bandura）の相互決定論のモデルに基づいています[31]。社会的認知理論では，個人の行動に影響を及ぼす主要な個人的信念であると考えられている自己効力感または自信の認識を伴うヒトの認知の役割を強調しています。たとえば，病歴を訊くことに自信のない研修医はモチベーションが低いことがあり，そのような臨床活動を避ける可能性があり，それはのちに指導者からの負のフィードバックを生み出す可能性があります。逆に，指導者が研修医の低い自己効力感を認識し，病歴を訊き出すスキルをどのように改善すればよいかについて課題に特化したフィードバックを提供することができれば，その医学生の能力および自信に対する認識が高まり，一方で活動に対する不安が消失する可能性もあります。最終的に，このように強化された個人的信念および感情によって，行動を伴う取り組みへの姿勢およびモチベーションがさらに高まる可能性があります。

社会的認知理論のもう1つの主要な見解は「学習および行動は状況によって解釈されることが大いにあり，そのため，個人が何を考え，何をするかは状況によって異なり，変化する」ということです[32]。たとえば，ある医学生は高齢の患者の身体診察を実施する際には好ましいスキルを示しても，小児患者の診察の際には不適切なスキルを示してしまうかもしれません。指導および評価の観点から，この状況特異性という見解が，優れた自己調整評価ツールは特定の状況に適合すべきであるということを示唆していて，その点できわめて重要です[17]。つまり，困難に直面している医学生の臨床推論スキルの向上を支援する場合，まず綿密で状況に特化したレベルでパフォーマンスの評価を実施する必要があります。

これらの社会的認知の見解についての研究で，ツィマーマン（Zimmerman）[33]

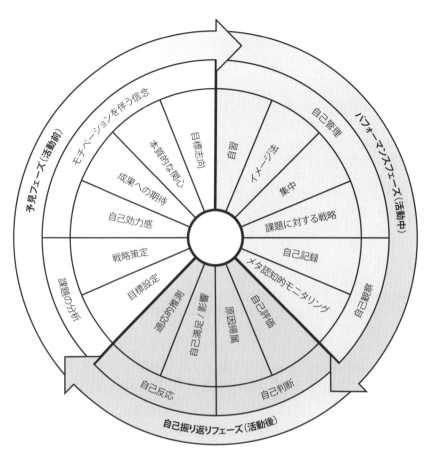

図 10-3 ● 自己調整学習プロセスとサブプロセス間の関係を概念化するツィマーマン（Zimmerman）の 3 相の循環ループ

は，SRL プロセスとサブプロセス間の関係性を強化する SRL のモデルを開発しました。こうした観点から，SRL は十分に定義された，あるいは個別の学習活動または学習上の出来事を包括する循環ループ（図 10-3）で示される 3 つのフェーズとして概念化されています。簡潔にいうと，行為に先立つプロセス（予見フェーズ，活動前）は学習の取り組みに影響し（パフォーマンスフェーズ，活動中），次に，学習者がそのパフォーマンスの成功にどのように反応し，それをどのように判断するかに影響します（自己振り返りフェーズ，活動後）。

目標設定および戦略策定，ならびに自己効力感の認識などのモチベーションを伴う信念を含む予見プロセスは，個人の学習への取り組みを整理するうえで役立ちます。個人が資格試験の勉強や患者の病歴，または身体診察の実施などの課題に従事する場合，通常，その個人は課題のパフォーマンスを容易にするための特別な方法の使用（自己管理）やそれらの方法の有効性の探索（自己観察）といったパフォーマンスフェーズのプロセスの使用を求めます。個人が課題のパフォーマンスから収集した情報は，その個人が成功したか失敗したか（自己評価），なぜその

パフォーマンスが実施されたのかの判断(原因帰属)，および将来改善するために何が必要かの特定(適応的推測)に使用されます．自己振り返りフェーズで得られた情報は，循環ループにフィードバックされ，将来の予見フェーズのプロセスに影響を与えます．

マイクロ分析的技術の利用

状況とはかけ離れた状態である事実が何か**起こった後**の考えや行動を個人に採点するよう求める従来の自己報告手法とは異なり，マイクロ分析的手法は，特定の活動の最中に改良管理されて，循環ループのさまざまなプロセスおよびサブプロセスに照準を合わせた，状況に特化した質問を利用しています(図 10-3)．そのため SRL マイクロ分析の目的は，個人が，特定の活動の実施のずっと後ではなく，**活動中**にどのようにアプローチし(予見)，モニターし(パフォーマンス)，振り返ったか(自己省察)を評価することです．SRL の評価においてツィマーマンの 3 相の循環ループを使用する利点は，それによってほとんどすべての活動中に SRL の評価を実施できることです(たとえば，従来の試験，研究に関するセッション，または診断推論の活動など)．唯一の要件は，調査中の活動には，明確な開始時期，中間期，終了期があることです[34]．

SRL マイクロ分析では，信念，感情，および研修医が採用する調整のプロセスの評価に焦点を当てた質問を使用します．SRL マイクロ分析の鍵となる特徴には，(1) 個別化した管理，(2) 理論的な基盤をもつ，高度に概念化された質問，および (3) SRL の循環的モデルのなかのフェーズと時系列的なつながりのある質問の使用などがあります(SRL マイクロ分析の特徴について，より完全な記述については文献 34 参照)．

医学教育に適用される SRL マイクロ分析

医学教育では SRL マイクロ分析の妥当性の根拠が出現し始めたところです．たとえば最近の定性パイロット試験で，クリアリー(Cleary)およびサンダース(Sandars)[35]は，医学生が臨床活動(静脈穿刺)を行う際の調整プロセスに関する重要な診断的情報を形成するための SRL マイクロ分析の実施とその使用可能性を示した予備的データを収集しました．特に研究者は，医学生の 2 つのグループ〔静脈穿刺の課題(タスク)で成功したグループと成功しなかったグループ〕の管理状況を評価するために，マイクロ分析的評価を開発しました．著者のマイクロ分析的質問は，評価者間の良好な信頼性を示し，静脈穿刺に成功した医学生がその実施前，実施中，実施後に，高度な戦略的思考をもっていたことを明らかにしました．つまり，彼らは採血するために必要な戦略および技術に焦点を当てていたのです．一方，この課題に苦慮した医学生は，戦略に十分に焦点を当てず，「採血すること」という大まかな成果をより重視していました．クリアリーおよびサンダースは，「SRL マイクロ分析は医学教育者に，医学生が医療活動中のその行動をどの程度管理しているかを評価する手段となりうるものを提供する」ことに注目しました[35]．

ごく最近アルティーノ(Artino)ら[36]は，SRL マイクロ分析を臨床推論活動に適用しました．表 10-2 に使用されたマイクロ分析的質問の例がいくつか記載されています．全体で 71 人の医学生が研究を完遂し，その結果により診断推論学習

の初期段階にいるほとんどの医学生が，臨床ケースを解きながら1件以上の主要診断推論プロセスまたは戦略について認識し考えていたものの，そうした戦略を組み込んだ目標を設定または計画を立てた医学生はごく少数であったことが明らかになりました。さらに回帰分析の結果から，過去の達成および言語による推論能力を調整した後，短期および長期パフォーマンスの成果において，コース成績，2年次でのコース成績の平均，および米国医師国家試験（U.S. Medical Licensing Examination：USMLE）のステップ1試験および国立医療試験審議会（National Board of Medical Examiners）の科目試験などの医学生の戦略的成果に著しい差があることが示されました（それぞれ $R^2 = 0.15$，0.14，0.08および0.10）。これらの結果をもとにアルティーノらは，診断推論の課題に対してアプローチする際（つまり戦略策定の最中），課題に特化したプロセスに焦点を当てる医学生はそうでない医学生と比較して，より優れたパフォーマンスの成果を達成する傾向があると結論づけました。これらのデータを用いて医学教育者は，診断推論などの臨床活動でうまくいかない研修医がいる一方で，成功する研修医がいる理由についての洞察を得ています。

表 10-2　臨床推論のタスクに対するマイクロ分析的質問の例

SRLのフィードバックループ	SRLプロセス	評価に関する質問
予見（活動前）	自己効力感	この患者の診断における最初の試みで最も可能性の高い診断を決定する自信がどの程度ありますか？〔リッカート（Likert）タイプの項目〕
	目標設定	この活動をする準備をする際に目標を念頭においていますか？もしそうなら，説明してください（自由回答項目）
	戦略策定	この活動でパフォーマンスをよくするために何が必要だと思いますか？（自由回答項目）
パフォーマンス（活動中）	メタ認知的モニタリング	このプロセスを進めている間，第1に考えていること，または焦点を当てていることは何ですか？（自由回答項目）
振り返り（活動後）	原因帰属	なぜ正しい診断に到達しなかったのだと思いますか？（自由回答項目）
	適応的推測	症例について再分析する機会があります。正しい診断に到達するために何が必要だと思いますか？（自由回答項目）
	不安	正しい診断に到達できかったことに対して，どの程度不安がありますか？（Likertタイプの項目）

改善および指導の向上

　SRLマイクロ分析に関する研究およびその実践的適用は，特に，医学教育の分野では依然として未発展です。先に議論したとおり，マイクロ分析のプロトコールの第1の目的は，「教育者や専門家が学術的介入の発展を知らせる，また指導の指針を提供するために使われうる，医学生の調整プロセスに関する信頼性の高い情報を生み出すこと」です[37]。実際に，医療以外の教育現場では，形成的な評

価を介入の発展と結びつけることに重点がおかれています。さらに，最近の研究では，指導者らはマイクロ分析的形式の評価データに価値を認めることを示唆していますが，それはそのような情報を指導的な関与や改善活動の計画に使用することができるからです[38]。

最近，クリアリーやプラッテン(Platten)は，自己調整力向上プログラム(Self-Regulation Empowerment Program)と呼ばれるSRLによる介入を開発し，教師がSRLマイクロ分析プロトコールを使用し，科学の授業で苦慮している高校生との個別指導セッションを先導する方法についての予備的証拠を収集しました[39]。この研究の結果から，SRLプロセスの変化と学術的な成果の変動には密接なつながりがあることが示されました。このケーススタディーは有望ですが，重大な方法論的限界があります。そのため，SRLマイクロ分析の評価を用いる介入と医学生の学習およびパフォーマンスの向上との間のつながりについてはさらなる系統的な研究が必要なことは明らかです。

医学教育の分野では，研究者および医療者が研修医の学習およびパフォーマンスの向上のための取り組みに組み入れるために，SRLマイクロ分析の使用の可能性を認識し始めたところです[17,40]。サンダースは「SRLプロセスのマイクロ分析の『学習に対する評価』としての使用は，鍵となるSRLプロセスのうち，どれが採用され，どれがされないのかという実態の把握に基づいており，コーチングアプローチは，完全には活用されていないSRLプロセスを学習者が具体的に発展させることを支援するために用いられる」と述べています[40]。実際に，サンダースらは最近，医学生に適切な臨床診断を行う方法を指導するための統合的モデルに取り組んでいます。提案されたモデルには，指導者が正確な診断を行うために必要な主要プロセスを特定するのに役立つ，マイクロ分析的評価法が含まれています。この情報はその後，医学生がその臨床的な意思決定スキルを向上させるために有益な集中的フィードバックを提供するために使用されます。現在，系統的な研究がそのようなアプローチの有効性を支援（または反論）するために必要とされています。

仮想の患者パネル

Association of American Medical Colleges Group on Information Resources(情報資源に関する米国医科大学協会)によると，米国およびカナダ全域にわたる医科大学のほとんどは，仮想の患者ソフトウェアの形式を利用しています。実際，40年以上使用され続けている仮想の患者のフォーマットもいくつかあります[41]。初期の実施には技術的な制約のため使用が妨げられたこともありましたが，異文化的な問題が，増加する多様な学習者集団に適合するケースの開発に影響を及ぼすという認識により，仮想の患者ケースの使用は世界的に増加する傾向にあります[42]。最近，欧州委員会(European Commission)はコモン・クリエイティブ・ライセンスの規定のもとで機関を通して共有できる320のケースを形成することを目標にしているeViPという仮想の患者の症例のオンラインレポジトリの資金の一部に出資しました[43]。仮想の患者ケースの早期使用には，病歴の評価やコミュニケーションスキル上の制約がありましたが，最新のソフトウェアプラットフォームでは，学習者がどのように問題にアプローチし，診断に到達

したかについて，より強固なデータの収集が可能となっています[41]。実際仮想の患者ケースの最も有効な活用法の1つは，臨床推論の上達を促進し把握することです[44]。学習者の仮想の患者との対面は，学習の潜在性および快適性の面において標準化された患者との対面と同等であり，多くの点で仮想の患者のほうがさまざまな対象領域および環境状況における質の高い訓練に適しています[44,45]。個々のトピックに対処するなかで単一の仮想の患者に対応するのではなく，統合されたカリキュラムに仮想の患者パネルを完全に組み込んで使用することで，教育理論に基づく臨床推論の向上だけでなく，職業的アイデンティティの強化も可能となります[46,47]。

仮想の患者ケースの活用は，コルブ (Kolb) が30年以上前に開発した体験的学習モデルに新たな命を吹き込んでいます。体験的学習では，意味のある役割をもつ学習者の積極的な参加を通して，強化される学習の根源として経験が重視されます[48]。学習者はまず抽象的な意味で経験を概念化してから，実際の経験の前に特定の問題に対するアプローチを言葉にすることもできます。この後，学習者が同様の問題に異なるアプローチを試す，あるいは若干異なる問題に同様のアプローチを試す場合，振り返りや積極的な体験を通して，経験の学習への変換が起こります。体験的学習は状況的認知の理論と明確な結びつきがあり，それはまた，個人が経験から学習するという信念を裏づけることになります。より具体的には，学習は思考および行動に密接に結びついている点で，学習プロセスでは環境が重要な役割を果たしています[47]。活動，関与する人々，その文化，そのボディランゲージとその他の因子を含む学習経験の状況は，学習プロセスだけでなく学習の総合的な部分に影響を及ぼします。そのため，実際の臨床実践により密接に合致している教育経験により経験的および状況的認知という両方の理論的観点から学習が改善される可能性があります[47]。

さまざまなイノベーション的仮想のケースを使用するプログラムの例の多くは，教育的理論に基づいています。また，その研究は世界的に共有する事例の最適な利用と標準的な設計をアセスメントしています。その早期適用の1例で，オーア (Orr) らは薬学の博士課程プログラムで，医学生を対象に仮想の患者パネルを実施し，同アプローチが学習者の全体的な知識とコミュニケーションスキルを改善することを報告しました[49]。このイノベーション的アプローチによって，学習者はファカルティおよびコミュニティーの薬剤師が演じる仮想の患者パネルと1学期の間，毎週eメールを通して接することができます。このイノベーション的手法の目標は，臨床評価スキルの開発，コミュニケーションスキルの強化，トピックに特化した知識の拡大，および小人数グループの交流の促進です。学習者は，その臨床推論，即時性，およびコミュニケーションスキルについて患者への対応をもとに評価されます。さらに学習者は，その仮想の患者および小人数グループ内の同僚からフィードバックを受け取ります。このイノベーション的手法は，前述のとおり体験的学習と状況的認知の公平で簡潔な適用を象徴しています。学習者は薬剤師としての実際の訓練のように，リアルタイムで患者と交流するという，現実的であるがコントロールされた体験に熱心に取り組みました。患者の問題および対応に関する同僚間の評価を議論するため小人数グループでの交流を追加したことは，コミュニティーの感覚と職業的アイデンティティを養成する一助となりました。この早期に発生したイノベーションにおける制約は，仮想

の患者との交流がeメールでの交流に限定されていたことであり，それによってこの経験の信頼性が一部欠けた感があったかもしれません．さらに仮想の患者を演じ，学習者の対応をモニタリングし，応答し，フィードバックを提供することが，ファカルティメンバーにとって大きな負担となりました．この種のイノベーション的手法に対する課題としては，患者との交流と臨床推論の品質を正確に測定する適切な評価ツールの構築が挙げられます．

　仮想の患者パネルに関するより最近のイノベーションは，教育理論の実際の学習への適用を著しく進化させました．サルミネン（Salminen）らは臨床推論の開発において，状況的事例がきわめて重要であるという前提のもとで，仮想の患者パネルを使用する上級医学生のための試験的カリキュラムを開発しました[50]．彼らのイノベーションの目標は，学習者の自己の振り返りを追加した形成的学習として，臨床推論およびコミュニケーションスキルの指導を仮想の患者モデルに包括させることでした．このイノベーション的手法は体験的学習の理論に基づいて設計され，体験を理解する第1段階として，抽象的な概念化に該当する体験前の戦略を開発している学習者を対象として開始されました．その後，実際の仮想の患者への対応という具体的な体験が続き，それには病歴に関する情報，身体診察情報の収集，および治療計画に対する評価を伴う予備的診断の発展が含まれました．学習者はその後，経験を学習に変換する第1段階，または振り返りながら行う観察に該当する仮想の患者対応の成果および患者対応のアプローチに関する体験前の戦略についての振り返りを求められました．最終的に学習者は，この学習を次の患者対応に応用することができ，ある意味では管理された環境において経験を長期学習に完全に変換するための積極的な実験を行うことができました．この試験的カリキュラムは，アプローチ全般によって自己指導型学習および振り返りの思考が強化され，学習者が仮想の患者の信頼性に引き込まれたと感じたことから，成功と判定されました[50]．

　仮想の患者パネルを利用した最も堅調なイノベーションはおそらく，ヒューズ（Hughes）らがミシガン州立大学オステオパシー医学科（Michigan State University College of Osteopathic Medicine）に設立したEvolve clinicであると思われます[51]．Evolveのカリキュラムの目標は，長期的な学習プロセスを形成し，専門分野の開発を促進し，実用的な運用を学習環境に取り入れ，臨床的思考スキルを発展させることです．このEvolve clinicは，4年の長期カリキュラムとして設計されており，そのなかで学習者は同一の仮想の患者パネルと交流し，患者ケアに対するチームアプローチのモデルを構築するケア体験のコミュニティーを開発します．同カリキュラムでは，仮想の患者はコンピュータによって形成されたアバターであり，ファカルティは個々の学習者およびそのグループの訓練を監督するガイドを務めます．Evolve clinicでは，医学生はまず一連の徴候および症状に基づき，患者に何を質問するかを学習し，その後，患者の問題の複雑性および重症度は経時的に変化していきます．この方法では，学習の成果は，バーチャル環境を管理し，学習者の選択に伴う結果を組み込み，状況的認知の思想に一致した全体的な発達プロセスを強化することによって増強されます[47,52]．重要なことは，症例には通常，1つ以上の正しい答えがあり，それによってより現実的な状況で臨床推論が発展するということです．評価では，パターン認識，および単に正しい診断の特定だけではなく，問題へのアプローチを用いた臨床推論の発展に重点

10 章 ● 診断推論教育のイノベーションと将来の方向性   233

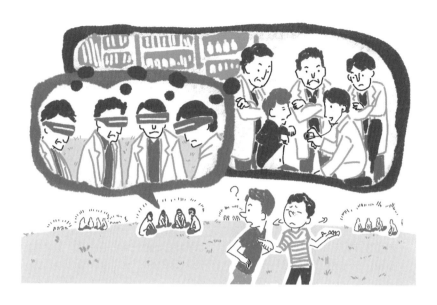

がおかれます。これは，臨床上の問題への学習者のアプローチにおける意思決定プロセスの開発，および弱みの領域の特定と調和する臨床推論の評価および発展に向けた重要な段階です[41,44]。Evolve clinic の重要な部分は，医学生が，臨床現場で定期的に会議を行う小人数「グループでの訓練」に参加していることです。医学生は専門職として実際に患者を診察しているようにみえるよう白衣を着ることを要求されます。さらに，医学生は単独かつ医療チームの一員としても業務に加わります。そして，診察と学習に良い結果をもたらすような安全に管理された環境のなかで，自主性と権限の機会が提供されたうえで，確実に診察することができるようになります。

まとめ

本章では，米国および世界中の医科大学で継続中の臨床推論指導における多数のイノベーションのうちの数例を提示しました。私たちはの確立されたつながりを強化するだけでなく，学習者が新しい関連性を容易に構築できる知識の階層を可視化した概念マップの使用を紹介しました。このイノベーション的手法は，理論に基づき，単一の正しい答えを重視することから離れ，臨床推論のプロセスに焦点を当てています。概念マップに対する「指示性」の程度の差により，現在の理解度の探索と学習者の臨床推論プロセスの学習を深めることが可能となります。医学，薬学，および看護の学生を取り混ぜた小人数グループによる概念マップの演習により，職種間の連携による教育を強化する機会が提示されます。概念マップは，仮想の患者パネルを伴うバーチャルの患者ケース対応を含むさまざまな状況での学習者の推論能力の評価に使用することができます。

　SRL は，学習および臨床推論のプロセスの理解への学びを深めます。複雑な診察へアプローチするために不可欠な第 1 段階として，戦略的な計画および課題に特化したプロセスに重点をおくことにより，課題をどう指導するか，困難に直

面している学習者をどう改善するかについて明確な示唆が得られます。繰り返しになりますが，概念マップで示されているとおり，単一の正しい答えをみつけることは目標ではなく，より重要なのは臨床推論のプロセスです。概念マップと同様に SRL には多くの応用法があり，仮想の患者の診察の体験前戦略および自己を振り返る側面に正式に統合することができます。

最後に，仮想の患者パネルは，臨床経験のなかの管理された状態で浸透し，学習の早期段階にいる学習者が，その職業的アイデンティティを発展させ，医師のコミュニティーへ参加するための安全な環境を提供します。多岐にわたる現実的な症例によって，わずかに異なるアウトカムを導き出す複数の「正しい」経路が提供されます。医療チームモデルに他の部門からの学習者を組み入れることにより，専門家間の相互教育は独特かつ強力な効果が期待できるでしょう。

こうしたイノベーションにおける共通のテーマは，強固な教育理論と実践の統合によって意味のある学習の機会が促進されるべき，ということです。新たな指導法は理論に基づいている必要があり，学習者の許容の範囲を超えている影響は厳密に評価されなければなりません。重要な課題は，新たな指導法に適合したイノベーション的な評価ツールと規程を同等に開発することです。説明されている各イノベーション的手法にみられるように，それらの規程は単一の正しい診断を得ることに重点をおくべきではなく，臨床的な問題，質問のパターン，臨床上の意思決定プロセス，学習者の自己の振り返り，および職業的アイデンティティの形成に対する戦略的アプローチをより重視すべきです[41,44]。私たちは臨床推論に関して，単一の正しい答えを得るために設計されたチェックリストを埋める，または多肢選択式のテストを解くことよりもっと進化した方向へ進む必要があります。むしろ，私たちの教育的介入は将来の医療の実践に向けて学習者によりよい教育を提供するために，理論に基づき，臨床推論の理解や指導に焦点を当てる必要があります。

文献

1. **Eva KW.** What every teacher needs to know about clinical reasoning. Med Educ. 2004;39:98-106.
2. **Groves M, O'Rourke P, Alexander H.** The clinical reasoning characteristics of diagnostic experts. Med Teach. 2003;25:308-13.
3. **Higgs J, Jones MA, Loftus S, Christensen N.** Clinical Reasoning in the Health Professions. 3rd ed. Oxford: Butterworth-Heinemann-Elsevier; 2008.
4. **Ausubel DP.** Educational Psychology: A Cognitive View. New York: Holt, Rinehart and Winston; 1968.
5. **Novak JD, Gowin DB.** Learning How to Learn. New York: Cambridge University Press; 1984.
6. **Dewey J.** Experience and Education. New York: Collier Books; 1938.
7. **Gagné RM, Briggs LJ, Golas KC.** Principles of Instructional Design. 5th ed. Belmont, CA: Thomson-Wadsworth; 2005.
8. **Schau C, Mattern N.** Use of mapping techniques in teaching applied statistics courses. Am Stat. 1997;51:171-5.
9. **Ruiz-Primo MA.** Examining concept maps as an assessment tool. In: Canas AJ, Novak JD, Gonzalex FM, eds. Concept Maps: Theory, Methodology, Technology. Proceedings of the First International Conference on Concept Mapping, Pamplona, Spain, 2004:555-62.

10. **Roberts L.** Using concept maps to measure statistical understanding. Int J Math Educ Sci Technol. 1999;30:707-17.
11. **Kinchin IM, Hay DB.** How a qualitative approach to concept map analysis can be used to aid learning by illustrating patterns of conceptual development. Educ Res. 2000;42:43-57.
12. **Coffey JW, Carnot MJ, Feltovich PJ, Hoffman RR, Canas AJ, et al.** A summary of literature pertaining to the use of concept mapping techniques and technologies for education and performance support. Technical Report submitted to the US Navy Chief of Naval Education and Training. Pensacola, FL: Institute for Human and Machine Cognition; 2003.
13. **Boekaerts M, Pintrich PR, Zeidner M.** Handbook of Self-Regulation. San Diego, CA: Academic Press; 2000.
14. **Zimmerman BJ, Schunk DH, eds.** Handbook of Self-Regulation of Learning and Performance. New York: Routledge; 2011.
15. **Brydges R, Butler D.** A reflective analysis of medical education research on self-regulation in learning and practice. Med Educ. 2012;46:71-9.
16. **Cleary TJ, Durning SJ, Hemmer PA, Gruppen LD, Artino AR.** Self-regulated learning in medical education. In: Walsh K, ed. Oxford Textbook of Medical Education. Oxford, United Kingdom: Oxford University Press; 2013:465-77.
17. **Durning SJ, Cleary TJ, Sandars JE, Hemmer PA, Kokotailo P K, Artino AR.** Viewing "strugglers" through a different lens: how a self-regulated learning perspective can help medical educators with assessment and remediation. Acad Med. 2011;86:488-95.
18. **Rupp AA, Templin J, Henson RA.** Diagnostic Measurement: Theory, Methods, and Applications. New York: Guilford Press; 2010.
19. **Hauer KE, Ciccone A, Henzel TR, Katsufrakis P, Miller SH, Norcross WA, et al.** Remediation of the deficiencies of physicians across the continuum from medical school to practice: a thematic review of the literature. Acad Med. 2009;84:1822-32.
20. **Cleary TJ, Zimmerman BJ.** Self-regulation differences during athletic performance by experts, non-experts and novices. J Appl Sport Psychol. 2001;13:61-82.
21. **DiBendetto MK, Zimmerman BJ.** Constructand prective validity of microanalytic measures of students' self-regulation of science learning. Learn Individ Differences. 2013;26:30-41.
22. **Kitsantas A, Zimmerman BJ.** Comparing self-regulatory processes among novice, non-expert, and expert volleyball players: a microanalytic study. J Appl Sport Psychol. 2002;14:91-105.
23. **Azevedo R.** Using hypermedia as a metacognitive tool for enhancing student learning? The role of self-regulated learning. Educ Psychol. 2005;40:199-209.
24. **Lajoie SP, Azevedo R.** Teaching and learning in technology-rich environments. In: Alexander PA, Winne PH, eds. Handbook of Educational Psychology. 2nd ed. Mahwah, NJ: Lawrence Erlbaum Associates; 2006:803-21.
25. **Pintrich PR, De Groot EV.** Motivational and self-regulated learning component of classroom academic performance. J Educ Psychol. 1990;82:33-40.
26. **Pintrich PR, Garcia T.** Student goal orientation and self-regulation in the college classroom. In: Maehr ML, Pintrich PR, eds. Advances in Motivation and Achievement: Goals and Self-Regulatory Processes. Greenwich, CT: JAI; 1991:371-402.
27. **Zimmerman BJ, Bandura A.** Impact of self-regulatory influence on writing course attainment. Am Educ Res J. 1994;31:845-62.
28. **Zimmerman BJ, Martinez-Pons M.** Development of a structured interview for assessing student use of self-regulated learning strategies. Am Educ Res J. 1986;23:614-28.
29. **Zimmerman BJ, Schunk DH, eds.** Self-Regulated Learning and Academic Achievement:

Theoretical Perspectives. 2nd ed. Mahwah, NJ: Lawrence Erlbaum Associates; 2001.
30. **Puustinen M**, **Pulkkinen L.** Models of self-regulated learning: a review. Scand J Educ Res. 2001;45:269-86.
31. **Bandura A.** Self-Efficacy: The Exercise of Control. New York: W.H. Freeman; 1997.
32. **Cleary TJ, Dong T, Artino AR.** Assessing contextualized, dynamic processes: the benefits and limitations of self-regulated learning microanalysis. Program of the Annual Meeting of the American Educational Research Association, Philadelphia, PA; 2014.
33. **Zimmerman BJ.** Attaining self-regulation: a social-cognitive perspective. In: Boekaerts M, Pintrich P, Zeidner M, eds. Handbook of Self-Regulation. Orlando, FL: Academic Press; 2000:13-39.
34. **Cleary TJ.** Emergence of self-regulated learning microanalysis: historical overview, essential features, and implications for research and practice. In: Zimmerman B, Schunk D, eds. Handbook of Self-Regulation of Learning and Performance. New York: Routledge; 2011: 329–345.
35. **Cleary TJ, Sandars J.** Self–regulatory skills and clinical performance: a pilot study. Med Teach. 2011;33:e368-e374.
36. **Artino AR, Cleary TJ, Dong T, Hemmer PA, Durning SJ.** Exploring clinical reasoning in novices: a self-regulated learning microanalytic assessment approach. Med Educ. 2014;48:280-91.
37. **Cleary TJ, Zimmerman BJ.** A cyclical self-regulatory account of student engagement: theoretical foundations and applications. In: Handbook of Research on Student Engagement. New York: Springer; 2012:237-57.
38. **Cleary TJ, Zimmerman BJ, Keating T.** Training physical education students to self-regulate during basketball free throw practice. Res Q Exercise Sport. 2006;77.2:251-62.
39. **Cleary TJ, Platten P.** Examining the correspondence between self-regulated learning and academic achievement: a case study analysis. Educ Res Int 2013;2013: article ID 272560.
40. **Sandars J.** Technology and the delivery of the curriculum of the future: opportunities and challenges. Med Teach. 2012;34.7:534-8.
41. **Cendan J, Lok B.** The use of virtual patients in medical school curricula. Adv Physiol Educ. 2012;36:48–53.
42. **Fors UG, Muntean V, Botezatu M, Zary N.** Cross-cultural use and development of virtual patients. Med Teach. 2009;31:732–8.
43. Electronic Virtual Patients. Available at: http://www.virtualpatients.eu/. Accessed 5 July 2014.
44. **Cook DA, Triola MM.** Virtual patients: a critical literature review and proposed next steps. Med Educ. 2009;43:303–11.
45. **Triola M, Feldman H, Kalet AL, Zabar S, Kachur EK, Gillespie C, et al.** A randomized trial of teaching clinical skills using virtual and live standardized patients. J Gen Intern Med. 2006;21:424-9.
46. **Edelbring S1, Broström O, Henriksson P, Vassiliou D, Spaak J, Dahlgren LO, et al.** Integrating virtual patients into courses: follow-up seminars and perceived benefit. Med Educ. 2012;46:417-25.
47. **Schumacher DJ, Englander R, Carraccio C.** Developing the master learner: applying learning theory to the learner, the teacher, and the learning environment. Acad Med. 2013;88:1635-45.
48. **Kolb D.** Experiential Learning: Experience as the Source of Learning and Development. Englewood Cliffs, NJ: Prentice-Hall; 1984:231–41.
49. **Orr KK.** Integrating virtual patients into a self-care course. Am J Pharm Educ. 2007;71:30.

50. **Salminen H, Zary N, Björklund K, Toth-Pal E, Leanderson C.** Virtual patients in primary care: developing a reusable model that fosters reflective practice and clinical reasoning. J Med Internet Res. 2014;16:e3.
51. **Michigan State University College of Osteopathic Medicine.** Experiential clinic idea EVOLVES to help students integrate basic and clinical sciences. Available at: http://com.msu.edu/Events%20and%20News/Archived%20News/2013/09September/Experiential%20clinic%20idea%20EVOLVES%20to%20help%20students%20integrate%20basic%20and%20clinical%20sciences%20.htm. Accessed on 5 April 2014.
52. **Round J**, **Conradi E, Poulton T.** Improving assessment with VPs. Med Teac. 2009;31:75963.

> **訳者コメント**
>
> **学習者の指導とマネジメント・コントロール**
>
> 前章で改善についての考察がなされたが，マネジメント・コントロールの観点から付け加えたい。診断に限らず，研修医ができるレベルの業務とできないレベルの業務が存在する。これは学年によって規定されるのではなく，各人のもつその時点での臨床的到達度による。その到達度に焦点を当てて，業務の自由度を設定するのがオーダーメイド的な教育といえるだろう。行動コントロール（action control）と結果コントロール（result control）という2つのコントロールにおけるビジネス領域の人材マネジメントでよくもち出される概念がある。行動コントロールはすべての業務を細かいルールやプロトコールで規定し，業務の成果を均一化することを目的とした業務マネジメントの方法である。一方，結果コントロールは業務プロセスの細かいところには介入を行わず，極端にいえば結果を出せばよいというマネジメントである。この2つのコントロールをケースバイケースで使い分けて各学習者または研修医のマネジメントを意識的に行うことで，彼らに適切な負荷と自由度を与えながら成長をサポートできることが期待される。たとえば，診断では以下のようにコントロールを効かせればよい。不明熱の診断であれば，経験値の少ない学習者の場合，いわゆる不明熱診断のアルゴリズムをていねいに学習者に提示しながら診断を進めていってもらう。一方，すでに経験のある学習者の場合，アルゴリズムでがんじがらめに学習者を縛るのではなく，プロセスはどうあれ，的確な診断という結果を出すことを期待する。その中間の学習者には，トライアンドエラーで行動 vs. 結果コントロールのバランスを調整するというのがよいだろう〔コントロールについては訳者の著作『愛され指導医になろうぜ』[1]に詳しい〕。

1) 志水太郎の愛され指導医になろうぜ：最高の現場リーダーをつくる．日本医事新報社，2014年．

11 臨床推論を教える
：ここからどこへ向かうのか？

Steven J. Durning, MD, PhD, FACP · Joseph J. Rencic, MD, FACP ·
Robert L. Trowbridge Jr., MD, FACP · Lambert Schuwirth, MD, PhD

　臨床推論は臨床医の業務の中心に位置していますが，それを効果的に指導することは，医学教育における「聖杯の探索(至高の目標)」であるといえます。誰もが臨床推論に関する専門的技術における知識の重要性を認識していますが，臨床推論に関する専門的技術を構成している範囲は並外れているため，どうすれば最も効果的に指導，学習，および評価できるかについての議論を巻き起こしています。実際，**臨床推論**という用語は広範にわたっており，事実上，臨床医が最終的に診断(診断推論)または患者特異的な計画(治療推論)に到達するために使用する，あらゆる思考形式を指すのに使用される可能性があります。

　本書では，診断推論に特に重点をおいているため，全編にわたり**診断推論**と**臨床推論**という用語を同じ意味で使用しています。このような推論の範囲には，よく考えられた仮説演繹的推論のプロセスが含まれています。たとえば，3桁の掛け算を暗算で解くときに細心の注意を要するプロセスのように，積み上げられた一連の臨床問題をつなげて分析する必要があります。臨床推論には，問題を全体的にとらえる非分析的プロセスも含まれます。これは，たとえばドアをドアだと認識しているときなど，何かを2回考える必要がない場合や，さまざまな形態や形式のドアでもいかに対処すればよいか即座にわかる場合などに使用します。さらに臨床推論には，患者と環境因子，およびモチベーションや感情の状態などの要素も含まれます，これらはすべて意識的にあるいは無意識に臨床医の思考を形成しあるいは変化させるので，同じような臨床状況においても，結果として，臨床医のパフォーマンスは多岐にわたることとなります。

　このように臨床推論は広範な概念を含んでいることや，臨床推論に対するアプローチの方法には多数の異なる見方があるため，臨床推論を指導するのは不可能なのではないかと考える人もいるかもしれません。しかし私たちはそうではないと信じています。たとえば，語彙が多く複雑な文法を有する言語の学習は簡単なことではありませんが，ゆっくりではあるものの確実にそれを習得する2歳児は数えきれないほどいるでしょう。同様に，臨床推論の指導および学習にも有効なアプローチはあり，また臨床推論について以前よりも多くのことが知られ，共有されてきています。

　私たちの臨床推論についての理解は，さまざまな分野から得た理論的および概念的洞察に基づく最近の知見によって裏づけられてきました。臨床推論の研究は，診断エラー，意思決定，および判断などに関する研究と共通している特徴があり，それも最近の発展から恩恵を受けています。本書で注目すべき重要な点の1つとして，臨床推論の解釈および定義は認識論的理論とともに発展してきたものであるということが挙げられます。歴史的には，臨床推論は臨床医の頭脳に焦点を当てていました(「臨床医の頭のなかにある世界」)が，現在は患者や環境因子まで含まれるほど，その範囲は拡大しています(「臨床医の頭は世界のなかにある」)[1]。私たちは臨床推論の定義は発展し続けると信じていて，それは臨床推論

が新たな理論的視点が組み込まれ，さらなる情報をもとに変換される複雑な構成概念だからです．本書では，私たちは「医療の専門家が，患者のデータを収集し，理解し，措置の利点とリスクを比較検討し，患者の嗜好を把握して診断と，患者のためのケアの計画を決定するために，意識的または無意識に患者および環境と相互に作用する認知的および非認知的プロセス」という仮の定義を使用しています．

臨床推論が多面的かつ発展的な構成概念であることを考慮し，本書の編集者は，推論が知識および態度やモチベーションといった非認知的特性と切り分けることができる単独の技術的能力であるという誤解を避け，臨床推論を「スキル」と称することがないよう注意しました．文献では，臨床推論における専門家のパフォーマンスは標準化されず，十分に整理された知識でも明確に説明し分けることは難しいと繰り返し述べられています．実際に本書では，ある専門家が同じ主訴，病歴および身体診察所見(ほとんど同一の)を有する2人の患者について，2つの異なる診断を行ったことを示す文献について言及しています．これは背景特異性という現象として知られています．臨床推論の最近の研究でも，臨床推論が優れていることは「特性」ではなく「状態」であり，臨床推論能力は状況特異的で，特定のリソースを伴う特定の状況におかれているある特定の患者，および患者と環境双方との相互作用に依存することが強調されています．

本書は臨床推論の指導に関する洞察を，医学教育に関する文献，および心理学，教育，専門的技術，およびシステム分析の分野から取り入れて総合的に扱っています．そのなかで指導，および対象となる理論，評価，カリキュラム，改善，およびファカルティ・ディヴェロップメントに関連のあるトピックを取り入れました．この本の目的は，臨床推論の指導に対する最善のアプローチについて多くが未知であるという認識をもちながら，この分野がどこを起点とし，現在どの段階にあるかについて，「全貌」を提供することです．こうした考え方を念頭におき，本書で注目すべき点をレビューし，臨床推論の指導における将来の方向性について考察しました．

上記のとおり，臨床推論の研究にはさまざまな分野の研究成果および理論的視点が組み込まれています．私たちはまずこれらの概念のレビューから始めました．このような研究は発表され続けていて，私たちは社会的認知理論は特に重要な進化を遂げると考えています．なぜなら社会的認知理論は，前述の状況特異性という現象のような現場でのパフォーマンスにおける多様性を探究する意義を提供しているためです．

次に，臨床推論ではなぜ長期的で統合されたカリキュラムが必要なのかについて概説しました．多くの医科大学においてそのカリキュラムの「サイロ化」は臨床推論をカリキュラム全体の焦点ではなく，「孤立した」トピックにしてしまっています．私たちの経験から，病理生理学のコースでは依然として症状ベースではなく疾患ベースの考え方を重視しており，患者が未知の疾患の症状および所見を呈した場合は，学習を臨床現場に変換することがより困難になることが示唆されています．幸運なことに最近は医科大学に臨床推論のコースを設立する傾向がみられていますが，それも大規模なカリキュラムに統合されなければ，別のサイロ化を生み出すことになりかねません．理論的・経験的洞察により，臨床推論のカリキュラムのなかで指導されるさまざまな内容が得られます．私たちは，あら

ゆる臨床推論カリキュラムの中核には，よくみられる疾患の典型的な症状から，よくみられる疾患および稀な疾患の非定型的な症状まで，網羅する疾患についての知識が含まれるべきだと考えています。

次に，臨床推論を理解するために継続的に重要な役割を果たし続けている診断エラーに関する文献がカリキュラムの設計にどのように組み込まれているかを考察しました。非分析的および分析的推論双方に対する支援を提供することと同様にエラーの機序や認知の傾向性の理解が重要であることを強調することを通し，診断エラー研究の領域は診断推論の分野における進捗を俯瞰する有意義な視点を提供しています。認知エラーは経験を積んだ臨床医および初学者の双方に共通であるという認識が重要で，臨床医のプロセスがどのように機能し，それがどのように脱線する可能性があるかについての理解を深めることは，指導者にも学習者にも同様に有益となるでしょう。

臨床推論がどのように指導され，またどのように学習されるかについて考えるなかで，医療全体を通して臨床推論ほど指導と学習という概念の相互作用の難しさを示す科目はほとんどないことが明らかになってきています。幸運なことに，私たちの指導には不十分な点があるにもかかわらず臨床推論は学習されています。この分野での明示的な指示（たとえば指導）は困難で，指導者の内省が得られないときがあります。そのため，指導者を支援する目的で他のさまざまな分野から複数の訓練および教育的技術について概説しましたが，私たちの実践をより精錬されたものにするためにはさらなる研究が明らかに必要です。

臨床推論の評価も同様に困難です。前述のとおり臨床推論は多くの能力を抱合する複雑な構成概念です。そのため，臨床推論の能力を判断するための黄金律はありません。評価および改善について述べた章では，信頼性の高い臨床推論の評価を支援する複数のツールおよび大規模なサンプルの必要性を強調しました。臨床推論の構成概念の複雑性を考慮すると，学習者はフォローされ，どの分野のパフォーマンスに対処すべきかを指導され，そして改善の機会を与えられる必要があります。これは，学部生および大学院生に対する医学教育，そしてその先の段階へと進んでいくにつれて，教室から臨床現場へと移行していく学習者にとっては特に重要です。これらの章はまた，臨床推論の発展的であり，線形ではない性質に率直な注意を向け，評価と改善の実践を向上させるための方法例を提供しています。一案として，従来どおりの非認知的側面（たとえば，モチベーション）を含む中間の段階の評価の実施と実践のなかで起こる相互作用を含む枠組みの使用などがあります。

ファカルティ・ディヴェロップメントに関する章では，臨床推論に対して特に焦点を当てているファカルティ・ディヴェロップメントプログラムはほとんど存在せず，私たちのコミュニティーにはファカルティ・ディヴェロップメントの取り組みを研究，発表，および普及させることに対する大きな需要があることを指摘しました。このことについては，読者は情報を得るために補助的な定量的データを参照するよう促されますが，まださらなるデータが必要となるでしょう。

私たちは，指導者／臨床医がどのように生涯にわたる推論改善の「プログラム」に着手していけばよいかについての提案も行いました。医療にとって有意義と思われるベッドサイドでの質の高い訓練における理論の原則を用いて，多忙な臨床医がどのようにして臨床推論の能力を日常的な業務の一部として向上させる

かについて，具体的な推奨を行いました。

　最終章では，臨床推論の指導，評価，そして改善に関する将来の方向性についていくつかの考え方を提示しました。複数の技術について，それらが今後の臨床推論の指導および学習を向上させる刺激的で革新的な開発のなかのほんの一部であることを認識しながら詳述しました。仮想シミュレーションによる学習は，臨床推論指導の将来にとって重大な役割を果たす可能性が高いことも認識しました。

　まとめとして，臨床推論分野の学識をどのように深めるかを示す推奨事項をいくつか提示します。そのなかで，この議題を分類するためにボイヤー（Boyer）による枠組みも用いることとしました[2]。

発見についての議題

　推奨事項：症例および状況特異性に根差している多様性を説明しうる根拠の探求を続けましょう。社会認知理論では，さらなる調査を要する状況特異性について深く調べるうえで有力となりうる視点が得られます。

　推奨事項：臨床推論における臨床医の能力開発に関する研究をいっそう重視しましょう。実際に，明確になっている開発の段階はさらに進化させる必要があり，「特に臨床推論に焦点を当てている既存の『各教育トピック』プログラムはほとんど存在していない」および「研究し普及させる必要がある」という記述は，全章にわたって何度も繰り返されています。可能な場合，患者のアウトカムに対するプログラムの効果に関する研究も必要です。

統合についての議題

　推奨事項：臨床推論の構成概念を理解するために用いる視点（たとえば，情報処理，状況性など）を認識し，臨床推論を説明しうるモデルの有効性を強化するであろう新しい方法および理論を探求し続け，新しい技術の開発を指導し，評価対象としましょう。

　推奨事項：診断推論（たとえば，認知的心理学）と治療推論（たとえば，医学的な意思決定）の統合と両分野に共通の概念の活用をさらに進めましょう。

適用についての議題

　推奨事項：臨床推論の指導および学習を，医学生の医学教育における「基礎医学」のレベルに到達させましょう。臨床推論をカリキュラム全体に浸透させ，医学教育の初期の段階から組み込む必要があります。

　推奨事項：よくある疾患の典型的な症状，よくある疾患の非定型的な症状，稀な疾患の典型的な症状，および稀な疾患の非定型的な症状に関する質の高い訓練の機会を提供する仮想の症例を組み込んだ国内（または国際的な）のカリキュラムの必要性が大きいことを認識しましょう。学習者に対して，症状の多様性を強調する疾患の豊富な例が提示される必要があります。私たちのもつ電子的リソースを用いてデータベースを構築するうえでの明らかな制約は唯一，共同のネット

ワークの開発であり，その困難が懸念されるかもしれません。

推奨事項：経験の程度が異なる学習者の臨床推論能力を評価する手段を構築するために，現行の評価の手段を組み合わせる最適な方法を探りましょう。臨床推論の評価において特に悩ましいのは非分析的推論ですが，この分野では臨床推論の評価のための生物学的な測定法に関する最近の開発に期待がかかっています。

推奨事項：臨床医に対し，患者のアウトカムに関する積極的なフィードバックシステムを用いて電子カルテを構築することにより，その診断のパフォーマンスに対する定期的で広範なフィードバックを提供しましょう。

推奨事項：臨床推論の指導に特化したファカルティ・ディヴェロップメントプログラムを構築し普及させる必要があります。このようなプログラムへの参加は，ファカルティ自体の臨床推論能力にとっても有益な効果をもたらす可能性が高いでしょう。最近では実際に，臨床推論の教育は臨床推論に関する質の高い訓練であると認識されてきています。

文献

1. **Durning SJ, Artino AR.** Situativity theory: a perspective on how participants and the environment can interact: AMEE Guide no. 52. Med Teach. 2011;33:188-99.
2. **Boyer E.** Scholarship Reconsidered: Priorities of the Professoriate. San Francisco: Jossey-Bass; 1990.

用語集

後知恵バイアス　hindsight bias：事象を後から振り返った場合や結果がすでに知られている場合に，それが予測可能であったとする傾向。たとえば，患者の転帰が悪かったのは治療のせいだとわかっている場合は，診察者が行われた加療に批判的になりやすい。

アンカリング　anchoring：診断仮説を裏づけるために患者の提示する症状に狭く焦点を当ててしまう。たとえ同時にみられるほかの特徴や，のちに得られる患者の情報により診断の仮説が覆ったとしても，焦点を狭めてしまうこと。あるいは，矛盾した情報があるにもかかわらず，特定の診断に集中してしまうこと，とも記述されてきた。

因果推論　causal reasoning：診断仮説を展開もしくは確証するために，臨床医が基礎科学（医学）的概念（病態生理学，解剖学，生化学）を用いる推論アプローチ

演繹的推論　deductive reasoning：「仮説演繹的推論」を参照。

オッズから確率への変換式　odds to probability conversion equation：オッズ/オッズ+1。

改善/補習　remediation：苦手領域において，学習者のパフォーマンスを改善もしくは治療するプロセス。

確証バイアス　confirmation bias：疑っている診断を支持しやすい所見をみつけ出し，矛盾しうるものを避ける傾向。

仮説演繹的推論　hypothetico-deductive reasoning：分析的思考の方法で，答えを位置づけて（仮説を立てて），個々の答えが観察された症状や所見，その他のあらゆる検査結果を十分に説明しているかどうかを調査するプロセス。それが十分に説明されている場合，仮説は確証を得たことになる。たとえば，呼吸困難や胸膜性の胸痛の原因として肺塞栓症が考えられる場合，医師は，造影CTで陽性所見が得られると確認したうえで検査をオーダーし，その結果，肺塞栓症が確認される，といった例。

カプセル化　encapsulation：1つの概念（例：症候群）について複数の事実を1つの用語または語句にまとめることで，作業記憶が1つの情報（例：うっ血性心不全とは，心機能不全や起坐呼吸，発作性夜間呼吸困難，頸静脈圧上昇，肺の水泡音，下肢の浮腫を特徴とする症候群をカプセル化したもの）として扱えるようにすること。カプセル化により認知負荷が減る可能性がある。

感情バイアス（本能的バイアス）　affective bias（visceral bias）：医師が担当する患者について，彼らへの感情に駆られてしまうことにより非合理的な選好を行ってしまうこと。このことが認知エラーを起こしうる。正の感情と負の感情がこのバイアスにつながることがある。

帰納的推論　inductive reasoning：症状や観察した内容から始め，それらを一般化して説明するより大きな枠組みにまとめる思考アプローチ。たとえば診断推論では，臨床医は臨床的所見やリスク因子，自然経過や基礎医学の知識を用いて，それらを十分に説明できる仮説を展開する。

最近接発達領域（または発達の最近接領域）　zone of proximal development：学習者が自分の力では習得できないものの，指導者の導きによる助けを借りれば得られる知識またはスキル（例：学習訓練の教育的足がかり）。

サマリー記述　summary statement：重要な情報のみを含み，不適切で紛らわしい要素を排除した臨床データ（病歴，身体所見，検査，画像）を短く総括したもの。スクリプト理論のプロブレムの提示とも概観できる。

自己調整学習理論　self-regulated learning theory：重要なタスクや課題の準備，自己モニタリングを同時に行いながらのパフォーマンス，そして事後の自己反省とパフォーマンスの批評という3つの重要段階を述べた学習の構成概念。

システム1思考　system 1 thinking：「非分析的推論」を参照。

システム2思考　system 2 thinking：「分析的推論」を参照。

疾患のスクリプト　illness script：疾患を臨床的所見やリスク因子，病態生理学，自然経過によって分類するスキーマ（メンタルモデル）で，それぞれの臨床医が疾患の知識や経験に基づいて独自に展開するもの。

質の高い訓練　deliberate practice：ある活動の構成部分に一貫して従事することで，エキスパートのパフォーマンスを獲得する目的で学習者のパフォーマンスに実質的なフィードバックを与える指導者（少なくともはじめのうちは）の指示のもと行うことが通常である。

状況的学習　situated learning：学習は，個人がコミュニティー内（現場のコミュニティー）で有意義に参加することによって生じると主張する理論。

状況的認知　situated cognition：思考は与えられた状況の特定の内容により定まるものなので，環境や参加者との相互作用によって形づくられ，生じるものだと主張する理論。

状況理論　situativity theory：参加者や環境，そしてそれらの相互作用を組み込んだ一連の社会認知理論。

情報処理理論　information processing theory：ヒトがいかにコンピューター処理などを利用して知識を獲得して，それを体系化していくかということを示す一連の理論〔77ページの「情報処理理論」のなかの重要理論を参照（例：二重プロセス理論，認知負荷理論）〕。

診断エラー　diagnostic error：
1. 既存の情報をもとに早い段階で正しい診断が得られたはずの機会を逃した場合，または，少なくとも，既存の情報を考慮してさらに深い評価を行うべきであったという場合に起こる，診断プロセスにおいて機会を逸すること。
2. 臨床医が診断に必要な情報をすべてもっていたにもかかわらず，診断が遅れたり（診断の遅れ），異なっていたり（誤診），診断をし損ねた（診断がつかなかった）状況。

診断推論　diagnostic reasoning：原因を特定するために，患者の症状や徴候，検査結果や放射線所見を集めて分析する認知プロセスや作業をはじめとした臨床推論の1つの局面。

診断の信頼性　diagnostic reliability：臨床医が選択する段階で十分なデータがあるものと仮定して，正しい診断が一貫して得られること。

診断モメンタム　diagnostic momentum：複数の仲介者（患者，医師，看護師，その他のチームメンバーなど）を通して，時間とともに診断ラベルが伝わっていく傾向。可能性のある「仮の診断」として始まったものが「確定診断」となること。

スキーマ（概要）　schema：情報をまとめ，解釈するのに役立つ認知的な枠組み。

スクリプト理論　script theory：疾患のスクリプトをどのように展開していくかについての理論（「疾患のスクリプト」を参照）。

セマンティック・クオリファイアー　semantic qualifier：患者の問題をできるだけ明確かつ特異的に定義する目的で，症状や所見の意味を特定する言葉または語句（例：急性，片側）。

セマンティック・コンピテンシー　semantic competence：複数の異なる背景において，幅広い症状や所見についてセマンティック・クオリファイアーを正しくかつ適切に使用する能力。

早期閉鎖　premature closure：完全に確証が得られる前，または，診断に必要なデータが考察される前に最終診断を行うこと。多くのタイプの認知バイアスが早期閉鎖に帰結する。

チャンキング（チャンキングの形である「カプセル化」も参照）　chunking(encapsulation, a form of chunking)：細々とした情報をまとめ関連づける認知プロセス。認知的に負荷がかかりすぎることを予防する情報処理方法である。チャンク（情報）は大きさも構造も大きく異なり，現在進行で知識が増えていくことや経験していくことに影響される。

統制価値理論　control value theory：学術的な環境のなかでモチベーションや感情とパフォーマンスの関連性をみる統合的枠組みを提供する理論。

内容特異性　content specificity：特定の症例の内容が診断精度に大きく影響するという実験的観察。

二重プロセス理論　dual process theory：非分析的アプローチ（速くて潜在意識下のシステム1）と分析的アプローチ（時間をかけた意識的なシステム2）の2つの推論アプローチの相互作用として，認知プロセスを説明した理論。

認知バイアス　cognitive bias：潜在的に判断や決断を左右する認知上の性質または嗜好。例として，利用可能性バイアスや確証バイアスが挙げられる。

認知負荷理論　cognitive load theory：ヒトの作業記憶の限界について示す理論で，情報量は7±2（または4±2）としている。

背景特異性　context specificity：特定の患者の状態（例：診療所に訪れた70歳男性の痛風）に対する個人のパフォーマンスが，背景は違いながらも同じ状態（例：翌日診療所に訪れた70歳の男性または救急部に痛風で訪れた70歳男性）に対するパフォーマンスと弱く相関してい

るという観察。つまり，パフォーマンスが特異的な背景によって変わるということ。

非分析的推論（システム 1 思考）　nonanalytic reasoning（system 1 thinking）：典型的には，速く努力を要さず潜在意識下で行われる認知プロセス（例：パターン認識）。

ヒューリスティクス　heuristics：状況や問題にアプローチするうえで無意識下に行われる，頭の中で行う近道または経験則。

病態生理学的推論　pathophysiologic reasoning：「因果推論」を参照。

フレーミング効果　framing effect：どのように問題が述べられたか，誰によって問題が述べられたか，さらには問題が発生した環境によっても，診断医は偏った影響を受けやすいということ。

分散認知　distributed cognition：グループにおいて思考を捉えること。すなわち，思考はグループの各個人の頭の中だけに「存在」するのではないという理論（例：船員が船をどのようにナビゲートするか）。

分析的推論（システム 2 思考，遅い思考）　analytic reasoning（system 2 thinking, slow thinking）：時間のかかる，意識的で努力を要する思考。例として，因果推論や仮説演繹的推論などが挙げられる。

ベイズ推論　bayesian reasoning：事象の検査後オッズは，事象の検査前オッズに，検査結果の尤度比（likelihood ratio：LR）を乗じた値に等しいというベイズの定理を強調した臨床推論の分析の形式。たとえば，ウェルズ（Wells）スコアに基づいた肺塞栓症の検査前オッズが 1：3（25％の確率）で，D-ダイマーの結果が LR 0.1 でネガティブな場合，検査後オッズは 1：30 である。したがって，検査後の確率は 3％（確率は 1：30 のオッズと同等）となる。

本能的バイアス　visceral bias：「感情バイアス」を参照。

メタ認知　metacognition：結論や行動に影響を与えうる要因を含め，ヒトの思考過程や感情を検証するプロセス。つまり「ヒトの思考について考える」ということ。

盲従　blind obedience：明確な根拠がない，または矛盾するデータがある場合でさえ，権力機関や直属の上司，もしくは「エキスパートの」コンサルタントからの推奨に対して不適切に従ってしまうこと。

問題描写／プロブレムの提示　problem representation：病歴，身体所見，検査結果や画像で得られた重要な判別因子を含む，臨床医が臨床状況として重要とみなした局面を統合したもので，サマリー記述とよく表現される。

利用可能性バイアス　availability bias：即座に思いついた診断がより可能性が高いか，もしくはより一般的であると考えてしまう傾向。最近したばかりの経験や，印象が強かった経験の結果，生じる可能性がある。

臨床推論　clinical reasoning：患者の情報を集めて翻訳するため，医療行為の利益とリスクを検討するため，また患者の健康改善を目的とした診断・治療のプランを決めるうえでの患者の選好を理解するために，医療従事者が患者や環境と意識的・無意識的に交流することによる認知プロセス。

索引

※ページ数にtが付いているものは表内,fが付いているものは図内,bが付いているページ数はBOX内,Gが付いているものは用語集に掲載されている。

和文索引

●あ・い

足がかり,教育的→「教育的足がかり」参照
アセスメント／評価,臨床推論の　111〜136
　——,形成的な　112
　——　指導者に対する考察　120〜123
　——,推論としての　118
　——,総括的な　112
　——の原理　115
　——の挑戦　118〜123
　——の方法→「方法,臨床推論の評価」参照
　——の方法の妥当性　115〜117
　——の目標　111, 112
　——の歴史　113, 114
　——,ファカルティ・ディヴェロップメントの内容　157〜161
　——,臨床現場に基づいた→「臨床現場に基づいた評価,臨床推論の」参照
　——,臨床的不確実性と　118
後知恵バイアス　52, 55t, 245G
アンカリング／バイアス　55t, 57, 101, 245G

意味のある学習と機械的学習の比較　220
因果推論　81, 245G

●え・お

エキスパートの専門家　183
　——,質の高い診療と　187, 188
　——とシミュレーション　186, 187
　——とフィードバック　185, 186
　——とポイント・オブ・ケアの学習　183〜185
　——の生涯学習へのアプローチ　189t
　——のスキルパフォーマンスの経路　182f
エラー
　——,診断的→「診断エラー」参照
　——,認知的→「認知エラー」参照
　——,バイアスと　61b, 89, 90
演繹的推論→「仮説演繹的推論」参照

遅い思考→「分析的思考／推論」参照

●か

改善,臨床推論の　161, 195〜214, 245G
　——,集中的リーディングと　201, 202
　——に関する挑戦　196〜199
　——,認定機関と　196t
　——のケーススタディー　205〜214
　——の戦略　199〜204
　——の段階　205t
　——のデザイン　201
　——の評価,学習者の　204
　——の目標　201
　——のモニタリング,学習者の　204
　——問題の範囲　195, 196
　——,臨床的意思決定のレビューと　202
改善技法,認知エラーの　64〜69
　記憶への依存を減らす　68
　システム認識およびエラー分析　68, 69
　疾患スクリプトの構築および強化　64, 65
　非分析的思考／推論　67, 68
　ミスを認める　69
　メタ認知　65〜67
概念マップ／マッピング　91, 131, 132, 202, 219〜221f, 224
　——と形成的な評価　224
　——,認知主義と　220
　——の構造　221, 222
　——の指示性の高い概念マップ　222, 223f, 223t
　——の指示性の低い概念マップ　223t
　——の使用　222, 223
　——の定義　219, 220
　——の臨床推論における役割　222〜224
開発のステップ,ファカルティ・ディヴェロップメントプログラムの　152〜174, 153t
　——の学習目標　157
　——の教育的戦略　161〜166, 163t, 165t, 167t
　——のニーズのアセスメント　154〜157
　——のファカルティ・ディヴェロップメントプログラムの内容　157, 158, 159t
　——のプログラムの実施　166〜172
　——のプログラムの評価　172〜174
　——の目標の設定　157

── の問題の特定　153, 154
科学的根拠に基づいた医療（EBM）　101
学習環境, 臨床推論の指導への挑戦としての　75
学習者
　　──, 熟練の／ほぼ熟練の臨床医／診断医の　104, 105, 105b
　　──, 上級の　62, 63
　　──, 初学者および上級の初学者　102, 103b
　　──, 中級　103, 104, 104b
　　── と概念マッピング→「概念マップ／マッピング」参照
　　── と仮想の患者パネル　230〜233
　　── の迅速な振り返りに対する疑問　89b
　　── の推論スキル　102
　　── の知識構造　199, 200b, 221
　　── の不確実性の表明を奨励する活動　203
　　── のミス　60
　　── の臨床推論の補正→「改善, 臨床推論の」参照
　　── のレベルに特有的な可能性のある問題　61〜64
　　──, 臨床実習前→「臨床実習前の医学生の臨床推論の指導」参照
確証バイアス　55t, 59, 245G
拡大したマッチングアイテム（EMI）　114, 129
カークパトリックの階層構造　172〜174, 173f
仮説演繹的推論　102, 239, 245G
仮説演繹法　80
仮想の患者のオンラインリポジトリ（eViP）　230
仮想の患者パネル　219, 230〜233
合併症・死亡症例（M&M）検討会　96
カプセル化　22, 23, 24t, 245G →「チャンキング」も参照
カリキュラム
　　── 工学（エンジニアリング）　35
　　── 作成の難しさ　38, 39, 39t
　　── に対する行動主義者的なアプローチ　35
　　── の構成および内容　40〜48
　　── の定義　34
　　── のデザイン　36, 37
　　── の内容　157, 158
　　── の評価の難しさ　47, 48
　　── の目標　34
　　── への系統的アプローチ　35
　　── への人文主義的アプローチ　35
　　──, 臨床医学教育における　43〜48, 45b
　　──, 臨床実習前医学教育における　40〜44, 43b
カルテを利用した思い出し法　134

患者管理の問題　16, 113
患者の満足度, 診断エラーと　6
感情と認知プロセス　57
感情バイアス　55t, 57, 100, 245G
カーンの6段階モデル, カリキュラム作成の　36b
鑑別診断のための記憶術　211t

●き
記憶術, 鑑別診断のための　211t
機械的学習と意味のある学習の比較　220
帰納的推論　245
キーフィーチャー（重要な特徴）についての試験（KFE）　114, 128, 129
客観的指導訓練（OSTE）　163, 174
客観的臨床能力試験（OSCE）　132, 133
教育的足がかり　91〜94
　　CODIERS（Character, Onset, Duration, Intensity, Exacerbating and Relieving factors, other Symptoms）　92
　　IDEA（Interpretive summary, Differential of diagnoses with commitment to which is most likely, Explanation of rationale, Alternatives）　92
　　SNAPPS（Summarize, Narrow, Analyze, Probe, Plan, Select）　93, 93b, 134, 135, 166
　　1分間指導法（OMP）　93, 94, 95b, 134
　　疾患スクリプトを伴うサマリー記述　92
　　診断のスキーマ　92, 93
教育的戦略, ファカルティ・ディヴェロップメントのための　161, 163t, 165t, 167t
強制的な認知戦略　90

●く・け
クロスリンク, 概念マップ　222

形成的評価　112
　　──, 概念マップと　224
系統的アプローチ, カリキュラムへの　35
ケイン, M.
　　── の臨床推論の妥当性の論証　116, 116t

●こ
構成概念主義的理論, 概念マッピングと　220, 221
構成概念としての臨床推論　120
口頭試験, 臨床推論の評価のための　132
行動主義者的なアプローチ, カリキュラムに対する　34, 35

和文索引

後方推論　80

●さ

最近接発達領域　91, 245G
再現性の高いシミュレーション　95, 133, 134
最良の根拠に基づく医学教育（BEME）のファカルティ・ディヴェロップメントに関するシステマティック・レビュー　152
サマリー記述　83, 83b, 84, 85t, 245
　──, 疾患スクリプトについての　92
参加者, ファカルティ・ディヴェロップメントプログラム　169, 170

●し

時期, ファカルティ・ディヴェロップメントの実施と　168
自己調整学習（SRL）　78, 79, 79b, 89, 89b, 219, 224～230, 245
　── と社会的認知アプローチ　225, 226
　── と臨床推論の評価　225
　── のアセスメント→「自己調整学習（SRL）マイクロ分析」参照
　── のツィマーマンの3相モデル　227, 227f
　── マイクロ分析　228～230
自己調整力向上プログラム　231
自信過剰　55t, 57
システム1思考→「非分析的思考／推論」参照
システム2思考→「分析的思考／推論」参照
疾患スクリプト　23, 24, 24t, 38, 44, 77, 130, 245G
　──, 熟練者と　65
　──, 上級学習者と　62, 63
　── に整理する, 疾患に関する知識を　80b
　── に対するプロブレムリスト　88t
　── の重要性　58
　──, 臨床実習前の医学生と　61, 62
　── を伴うサマリー記述　92
実践のコミュニティー　170
質の高い診療理論　18～21, 20t, 77, 78, 88, 246G
指導, 臨床推論の
　── に対する挑戦・障壁　75, 76, 76t
　── の概念的枠組み　77～79
　── の秘訣　159t
　── の方策→「方策, 臨床推論の指導の」参照
　── の方法・ツール→「ツール／方法, 臨床推論の指導の」参照
　── ファカルティ・ディヴェロップメントの内容　157, 158, 159t
　── への理論の適用　90t
指導医　171, 172

指導者, 臨床推論の指導における挑戦としての　75, 76
指導法, ファカルティ・ディヴェロップメントプログラムにおける　162～164, 163t
　── シミュレーション　186, 187
　──, 熟練の専門家と　186, 187
　──, 臨床推論指導ツールとしての　94, 95
社会的認知理論　225～228
上級医学生／学習者と疾患スクリプト　62, 63
状況的学習　26, 246G
状況的認知　17, 18, 26, 231, 246G
状況の意識　27
状況理論　17, 18, 20t, 26, 27, 47, 246G
　── と情報処理理論の比較　26t
情報源, ニーズアセスメントに関する　154t
情報処理理論　17, 77, 78, 246G→「認知負荷理論」,「二重プロセス理論」も参照
　──, 状況理論に対する　26t
　── のカリキュラムデザイン　37
　──, 臨床推論を指導する方策としての　79, 80
症例ベースの指導　95, 96
症例報告, オンラインの　188t
初学者の推論スキル　102, 103b
ショート・アンサー・エッセイ　130, 131
診断エラー　2, 5～9, 33, 34, 246G
　──, 回避, 臨床推論における専門的パフォーマンスと　8, 9
　── と患者の満足度　6
　── による医療システムへの影響　6
　── の確率　51
　── の経済的影響　7
　── の原因　7, 8
　── の定義　5, 6
　── の分析　68, 69
診断推論　31, 61, 62, 77, 83, 246G→「臨床推論」も参照
診断の信頼性　11, 246G
診断のスキーマ　92, 93→「スキーマ」も参照
診断プロセス　3, 4, 58～60
　── データ収集, 不十分・不適切な　59
　── の医学的知識と疾患スクリプト　58, 59
　── 不適切な統合　59, 60
診断モメンタム　55t, 56, 57, 246G
人文主義的アプローチ, カリキュラムに対する　35
診療疑問点　203

●す
推論としての臨床推論評価 118
スキーマ 23, 24t, 80, 246G →「診断のスキーマ」も参照
　──の導入 80
スクリプト一致度テスト 130
スクリプトの活性化 23, 24
スクリプト理論 20t, 23, 24, 246G

●せ
精密な知識, 学習者の知識構造 199, 200b
セマンティック・クオリファイアー 22, 23, 24t, 246G
セマンティック・コンピテンシー 22, 23, 246G
セマンティック・ネットワーク 115
漸次的問題解決 63, 67
専門技術
　──, 専門家のパフォーマンスと臨床推論的 17〜20
　──, 臨床推論的 17, 18

●そ
総括的評価 112
早期閉鎖 55, 55t, 246G
総仕上げコース 97

●た
大規模オンライン公開コース (MOOC) 162
体験的学習の定義 161
多肢選択式問題, 臨床推論の評価についての 123〜128
妥当性
　──, 個別試験の 117, 117b
　──, 臨床推論の道具の 115〜117
多発性関節炎を起こす疾患 81t
短縮版臨床評価試験 (Mini-CEX) 122, 135

●ち
知識構造
　──, 学習者の 199, 200b
　──と概念マップ, 学習者の 221, 222
知識の減少, 学習者の知識構造 200b
知識の体系化/整理 20t, 79
　──, 疾患に関して疾患スクリプトへの 80b
　──という専門技術, 疾患に関して疾患スクリプトへの 17
チャンキング 22, 78, 115, 246G →「カプセル化」も参照
　──, 異なるレベルの 24t

●つ・て・と
中級学習者 103, 104, 104b

ツィマーマンの3相モデル, 自己調整学習 227, 227f
ツール/方法, 臨床推論の指導の 91〜102
　概念マッピング 91
　科学的根拠に基づいた医療 101
　教育的足がかり 91, 92
　シミュレーション 94〜102

データ収集と診断プロセス 59

統制価値理論 20t, 25, 26, 246G

●な
内容
　──, ファカルティ・ディヴェロップメントプログラム/ワークショップの 157, 158, 159t
　──, 臨床推論の指導への挑戦としての 75
内容特異性 16, 114, 246G
ナラティブな医療 203

●に
二重プロセス理論 20t, 21, 22, 53, 77, 77t, 198, 246G →「情報処理理論」も参照
　──指導 37, 38
　──についての意識 65
ニーズアセスメント 154〜157
　──に関する情報源 154t
　──, ファカルティ自身の臨床推理能力と 154〜156
　──, ファカルティの指導的役割と 155
認知エラー 51
　──が起こりうるステップ, 診断プロセスの 58〜60, 58f
　──におけるバイアスの役割→「バイアス」参照
　──の改善技法→「改善技法, 認知エラー」参照
　──の特定 52, 53
　──の特定, 学習者の過ちの 60〜64
　──の分析 68, 69
　──を回避する指導テクニック 70b
認知主義と概念マップ 220, 221
認知的剖検 63
認知バイアス 53, 246G
　──についての意識 65
　──のリスクをスクリーニング 65b

認知負荷理論　20t, 22, 78, 246G →「情報処理理論」も参照
認定機関と改善　196t

●は
バイアス
　後知恵　52, 55t, 59
　アンカリング　55, 55t, 101
　確証　55t, 59, 245G
　感情　55t, 57, 100
　自信過剰　55t, 57
　―― とエラー　89, 90
　認知エラーにおける役割　53〜58
　―― のエラーへの関与　61b
　盲従　55t, 57, 247G
　利用可能性　55t, 56
背景特異性　17, 18, 24, 25, 115, 246G
　―― と臨床推論アセスメント　119, 120
パターン認識　21, 79, 204
速い思考→「非分析的思考/推論」参照

●ひ
ピア・コーチング　163
批判的吟味のトピック（CAT）　202
非分析的思考/推論　21, 37, 38, 53, 67, 68, 78, 115, 247G
非分析的スキル構築の方策　79, 80
ヒューリスティクス　21, 53, 247G
標準化された試験, 臨床推論の評価についての　123〜134
　概念マップ/マッピング　131, 132
　拡大したマッチングアイテム（EMI）　129
　客観的臨床能力試験（OSCE）　132, 133
　キーフィーチャーについての試験　128, 129
　口頭試験　132
　再現性の高いシミュレーション　133, 134
　ショート・アンサー・エッセイ　130, 131
　スクリプト一致度テスト　130
　多肢選択式問題　123〜128
　臨床推論の問題　140
病態生理学的推論→「因果推論」参照

●ふ
ファカルティ・ディヴェロップメント　149〜175, 153t
　―― と臨床推論のアセスメント　158〜161
　―― の指導法　162〜164, 163t
　―― の段階→「開発のステップ, ファカルティ・ディヴェロップメントプログラムの」参照
　―― の定義　151
　―― の特徴　162
　―― の目標　152
　―― の理論的根拠　151, 152
　―― のワークショップ, 臨床推論に関する　165t
フィッシュボーン・チャート　53, 54f, 69
フィードバック, 専門的パフォーマンスと　185, 186
不確実性, 学習者が表現することを奨励する活動　203
フレーミング効果　55t, 56, 57, 247G
プロブレム（問題）
　―― の提示　83, 84, 85t, 247G
　―― ベースの学習　97
　―― リスト　82, 83
　―― から疾患スクリプトへ　87
　――, 疾患スクリプトのスキーマに対する　88t
　―― の特徴　82b
分散型, 学習者の知識構造/体系化　199, 200b
分散認知　26, 247G
分析的思考/推論　21, 37, 38, 53, 77t, 78, 115, 247G
　――, ロールモデルの　100
　―― を構築する方策　80
分類, 臨床推論の　197, 198, 198t

●へ・ほ
ベイズ推論　78, 85〜87, 247G
編纂型, 学習者の知識構造　200b

ポイント・オブ・ケアの学習　183〜185
包括的評価, 臨床推論の　136
方策, 臨床推論の指導の　79〜90
　情報処理　79〜88
　知識の体系化　79
　非分析的スキル構築　79, 80
　プロブレム（問題）の提示・サマリ記述　83, 83b, 84
　プロブレム（問題）リスト　82, 82b, 83
　分析的スキル構築　80
方法, 臨床推論の評価　123〜136, 124t〜127t, 128b
　―― についてのリソースの強度　128b
　―― の標準化された試験　123〜134 →「標準化された試験, 臨床推論の評価についての」も参照
本能的バイアス→「感情バイアス」参照

●ま・み・め
マイクロスキル→「1分間指導法(OMP)」参照
マイクロティーチング　162
マップ,概念→「概念マップ/マッピング」参照

ミラーの三角形　114

メタ認知　65〜67, 247G

●も・ゆ
盲従バイアス　55t, 57, 247G
モーニングレポート,症例ベースの指導としての　96
問題解決と臨床推論　16
問題の特定,ファカルティ・ディヴェロップメントプログラムの開発ステップとしての　153, 154

尤度比(LR)　85, 85t, 86

●り・ろ
リソース,ファカルティ・ディヴェロップメントプログラム実施の　167, 168
リッカート尺度　130
利用可能性バイアス　55, 55t, 56, 247G
理論,臨床推論
　── 適用,臨床推論の指導への　90t
　カプセル化　22, 23
　自己調整学習→「自己調整学習(SRL)」参照
　質の高い診療理論　18〜21, 78, 88, 246G
　社会認知性　225〜228
　状況性　26, 27
　状況の意識　27
　スキーマ　23, 24
　スクリプト理論　23, 24
　セマンティック・コンピテンシー　22, 23
　統制価値理論　25, 26, 246G
　二重プロセス理論　21, 22, 245G
　認知負荷理論　22, 78
　背景特異性　24, 25
臨床現場での口頭試験,臨床推論を評価するための　113
臨床現場に基づいた評価,臨床推論の　134〜136
　カルテを利用した思い出し法　134
　口頭でのケースプレゼンテーション　134, 135
　包括的評価　136
　臨床スキル・手技スキルの直接的観察　135, 136
臨床実習前の医学生の臨床推論の指導　40〜44,

41b
　── と疾患スクリプト　61, 62
　── の実践的なコツ　43b
臨床推論　31, 247 →「診断推論」も参照
　──,構成概念としての　120
　── 指導→「指導,臨床推論の」参照
　── 専門的技術　17, 18
　──,専門的パフォーマンスと　8, 9, 18〜21
　── と問題解決　16
　── に対する障壁　9, 10
　── についてのファカルティ・ディヴェロップメントのワークショップ　165t
　── のアセスメント/評価→「アセスメント/評価,臨床推論の」参照
　── の改善　161, 195〜214, 245G
　── のカリキュラム→「カリキュラム」参照
　── の指導
　── の指導における指導テーマのシフト　46t
　── の重要性　3, 4
　── の定義　239
　── の評価とMini-CEX(Mini-Clinical Evaluation Exercise)　122, 135
　── の分類　197, 198, 198t
　── の明確な表現　99
　── の歴史的概要　15〜18
　──,背景特異的な現象としての　119
　── 理論→「理論,臨床推論」参照
臨床的不確実性と臨床推論アセスメント　119

ロールモデルの分析的推論　100〜102

●数字索引
I型/システム1思考→「非分析的思考/推論」参照
1行記述　59
1分間指導法(OMP)(マイクロスキルモデル)　93, 94, 95b, 134, 135
II型/システム2思考→「分析的思考/推論」参照

欧文索引

●A
affective bias　245G
analytic thinking / reasoning　247G
anchoring bias　245G
availability bias　247G

●B
Bayesian reasoning　247G
Best Evidence in Medical Education (BEME)　152
bias, confirmation　245G

●C
causal reasoning　245G
chunking　246G →"encapsulations"も参照
clinical reasoning　247G →"diagnostic reasoning"も参照
CODIERS (Character, Onset, Duration, Intensity, Exacerbating and Relieving factors, other Symptoms)　92
cognitive bias　246G
cognitive load theory　246G →"information-processing theory"も参照
confirmation bias　55t, 59, 245G
content specificity　246G
context specificity　246G
control value theory　246G
critically appraised topic (CAT)　202

●D
deliberate practice theory　246G
diagnostic errors　246G
diagnostic reasoning　246G →"clinical reasoning"も参照
diagnostic reliability　246G
distributed cognition　26, 247G
dual process theory　246G

●E・F
encapsulations　245G →"chunking"も参照
evolve clinic　232, 233
extended matching items (EMI)　114

framing effect　247G

●H・I・K
heuristics　247G

IDEA (Interpretive summary, Differential of diagnoses with commitment to which is most likely, Explanation of rationale, Alternatives)　92
information-processing theory　246G →"cognitive load theory", "dual process theory"も参照

Kane, M.
　on validity of clinical reasoning instruments　116, 116t
Kern's 6-Step Model, curriculum development　36b
key features exam (KFE)　114, 128, 129
Kirkpatrick's hierarchy　172〜174, 173f

●L・M・N
likelihood ratio (LR)　85, 85t, 86
Likert scale　130

massive online open course (MOOC)　162
Miller's triangle　114
Mini-Clinical Evaluation Exercise (Mini-CEX)　122, 135
　臨床推論の評価と——　122, 135
morbidity and mortality (M&M) conferences　96

nonanalytic reasoning　247G

●O・P・R
objective structured clinical examinations (OSCE)　132, 133
objective structured teaching encounters (OSTE)　163, 174
One-Minute Preceptor (OMP)　93, 94, 95b, 134, 135

Patient Management Problems　16, 113
peer coaching　163
point-of-care learning　183〜185
practice inquiry　203
premature closure　246G
problem representations　247G

remediation, clinical reasoning　245G

●S・T
self-regulated learning (SRL)　219, 245
　——マイクロ分析　228〜230 →"self-regulated learning (SRL)"も参照

医学教育に適用される―― 228, 229, 229t
　　　――の目的　228
　　　――の利用　228
Self-Regulation Empowerment Program　231
semantic competence　246G
semantic qualifiers　246G
situated cognition　246G
situated learning　246G
situativity theory　246G
SNAPPS(Summarize, Narrow, Analyze, Probe, Plan, Select)　93

theories, clinical reasoning
　　control value theory　246G
　　deliberate practice theory　246G
　　dual process theory　245G

- 表紙装丁：福富 優子（ORIGINAL POINT）
- イラスト：ソルティフロッグ デザインスタジオ（サトウヒロシ）

診断推論のバックステージ
ワンランクアップのための診断推論教育 11 の要点

定価：本体 4,600 円＋税

2016 年 11 月 17 日発行　第 1 版第 1 刷 ©

編　者	ロバート L. トローブリッジ, Jr., ジョセフ J. レンシック, スティーブン J. ダーニング
訳　者	志水 太郎（しみず たろう）
発行者	株式会社 メディカル・サイエンス・インターナショナル 代表取締役　金子 浩平 東京都文京区本郷 1-28-36 郵便番号 113-0033　電話（03）5804-6050

印刷：日本制作センター

ISBN 978-4-89592-868-7　C 3047

本書の複製権・翻訳権・上映権・譲渡権・公衆送信権（送信可能化権を含む）は（株）メディカル・サイエンス・インターナショナルが保有します。
本書を無断で複製する行為（複写，スキャン，デジタルデータ化など）は，「私的使用のための複製」など著作権法上の限られた例外を除き禁じられています。大学，病院，診療所，企業などにおいて，業務上使用する目的（診療，研究活動を含む）で上記の行為を行うことは，その使用範囲が内部的であっても，私的使用には該当せず，違法です。また私的使用に該当する場合であっても，代行業者等の第三者に依頼して上記の行為を行うことは違法となります。

JCOPY 〈(社)出版者著作権管理機構 委託出版物〉
本書の無断複写は著作権法上での例外を除き禁じられています。複写される場合は，そのつど事前に，(社)出版者著作権管理機構（電話 03-3513-6969，FAX 03-3513-6979，info@jcopy.or.jp）の許諾を得てください。